リハビリテーションからみた介護技術

山永裕明 監修
野尻晋一 著

中央法規

監修のことば

　介護保険制度が発足して6年が経過し、介護サービスを受ける人は増えつづけています。介護サービスに求められるものは、要介護状態になってもできるかぎり悪化を防ぎ、自立してしかも充実した生活を送れるようにすることです。そのために、介護にもリハビリテーションの考え方が取り入れられ、リハビリテーション・ケアと呼ばれています。

　私の恩師であり本邦リハビリテーションのパイオニアである服部一郎先生（元長尾病院院長）と細川忠義先生（元長尾病院主任理学療法士）の共著に『図説脳卒中のリハビリテーション』があります。この本は脳卒中のリハビリテーションのバイブルとも云われる不朽の名著です。お二人が臨床の現場で試行錯誤しながら最良のリハビリテーションの方法を検討されて生まれたものです。その本の巻頭に日本で初めて人体解剖を行い、実証医学の草分けとなった山脇東洋の次の有名な漢文が紹介されています。

　　　　理を先にして物を後にすれば
　　　　則ち上智も失う無きに能はず
　　　　物を試みて言を其上に載すれば
　　　　則ち庸人も立つ所ある也

　野尻晋一君は、将にこの言葉通りのことを実践して本書を完成させました。彼とは、20年来、リハビリテーションと介護の現場で一緒に仕事をしてきました。彼は介護の対象となる方をリハビリテーションの視点のみでなく、生活者の視点から実に鋭い観察を行います。介護の現場で普通なら見逃すような細かい配慮すべき点を次から次へと指摘します。読者は介護とはここまで細かく配慮して行うものかと、介護の奥深さに改めて驚かれることと思います。また彼は豊富な事例の検討を通じて、各々状況に応じた介護に対する理に適った効率的で効果的なアプローチ法を追求します。本書は図解が中心となっており、とても分かり易いものとなっています。

　本書は直ぐ役に立つ介護のマニュアル本として用いることができますが、更に介護に対するアプローチの基本的な考え方を学ぶことができ、新しい事例に対して自分で考えながらより良いアプローチができるようになります。これこそが本書の役割ではないでしょうか。

本書が介護福祉士・訪問介護員・看護師・介護支援専門員・社会福祉士・理学療法士・作業療法士・医師等の介護に関わる全ての人のみならず、介護を受けている人のバイブルになることを祈念します。

監修者

はじめに

　本書の趣旨は、リハビリテーションの視点から介護技術を解説することです。安全・安楽・安心を基軸とする従来の介護技術の中にリハビリテーションの理念と技術を取り入れ、日常生活において『できない』、『しない』ことを補う介護から、可能な限り主体的で自立した生活が営めるよう支援する具体的方法を示していきます。

　ともするとリハビリテーションに関わる専門職の技術は医療系の技術で、介護技術は福祉系の技術ととらえられ、現場では乖離しがちです。しかし、これらは決してバラバラではなく、どちらも最終目標はノーマライゼーションであり、これを達成するための戦略を立てる基本が国際生活機能分類（後述）の考え方であり、設計図がリハビリテーションプログラムやケアプランです。そしてこれを具現化する手法の一つがリハビリテーション技術や介護技術だと筆者は考えます。

　本書では、まずリハビリテーションや国際生活機能分類に関わる基本的な事項を整理した後に、『できない・しないを支える介護技術』から『できるようになる・するようになる介護技術』への変換のためのヒントを紹介していきます。筆者が急性期、回復期の医療機関で経験したリハビリテーションや介護老人保健施設、訪問リハビリテーションなど維持期リハビリテーションで実践してきたことを整理してあります。本書は老人保健施設入所から在宅復帰までの流れにそってリハビリテーション・ケアを解説してあります。もちろんご紹介する内容は老人保健施設に限らず、急性期・回復期の医療機関から維持期の施設、在宅まで幅広い領域で利用できる視点や技術です。

　本書を作成するにあたり多大なるご支援をいただきました、医療法人社団寿量会熊本機能病院理事長　米満弘之先生ならびに寿量会総合リハビリテーションセンター副センター長　中西亮二先生に深く感謝いたします。また、事例提示や図表作成にあたりご協力いただいた、寿量会総合リハビリテーションセンタースタッフ、介護老人保健施設清雅苑スタッフの皆様に深謝いたします。最後になりましたが、リハビリやケアの現場を通じてさまざまなヒントをいただいた介護老人保健施設清雅苑、訪問看護ステーション清雅苑の御利用者の皆様に心より感謝申し上げます。

著者

リハビリテーションからみた介護技術

目次

監修のことば
はじめに

第1章 介護現場におけるリハビリテーション 001

Ⅰ リハビリテーションとは 002
Ⅱ 介護老人保健施設におけるリハビリテーションの位置付け 003
Ⅲ 介護老人保健施設におけるリハビリテーションの流れ 004
- 在宅復帰に向けた支援 006
Ⅳ スタッフ間の連携 007
(1) 連携のための共通認識 007
　①国際生活機能分類(ICF) 007　②生活機能低下とは 008
　③生活機能低下改善に対する支援 008
(2) 連携のための協働 012
　● 施設におけるリハビリテーション 012
Ⅴ 維持期における生活リハビリテーション 015

第2章 居室の環境整備 017

Ⅰ できるだけ早く実施する環境整備 019
(1) 居室環境のレイアウト 019
(2) ベッド 022
　①高さ調整 022　②背上げ調整 022
(3) マットレス 024
(4) ベッド柵、移動用バー 025
(5) ポータブルトイレ 025
(6) 家具類の配置と日常生活用品の収納 026
(7) ナースコール 027
(8) 居室内の掲示物 027
Ⅱ ある程度の期間、生活をみて実施する環境整備 028
(1) 杖を置く位置 028
(2) 孫の手の役割 029
(3) 何気なく置かれている"袋" 030

i

Ⅲ 事例にみる居室の環境整備 ... 031
(1) 夜間転倒を繰り返す利用者 031
(2) 転倒カンファレンス 031
(3) 「ナースコールタオル」の作製 032

Ⅳ 居室環境整備の支援対象 ... 036
(1) ベッド周囲を彩る生活用品類 036
(2) 施設の居室における環境整備の必要性 039

第3章 起居動作とその介助 041

Ⅰ 自立を促す介護10か条 ... 042

Ⅱ ベッド上での起居動作 ... 045
(1) 寝返り 045
(2) ベッド上の移動 047
　①力源と摩擦を抑えること 047　②体を上にずらす方法 048
　③介助者や道具の力を借りる 049　④側臥位の移動 051
(3) 起き上がり 052
　①自力での起き上がり 052　②一部介助による起き上がり 054　③全面的な介助による起き上がり 055

Ⅲ パーキンソン病患者の介助方法 ... 056
(1) パーキンソン病とは 056
(2) ベッド周辺動作の介助方法 057
　①寝返り・起き上がり 057　②ベッドからの立ち上がり 057　③ベッドへのアプローチ 059

Ⅳ 事例にみる起居動作 ... 062
(1) 起き上がり 062
(2) マットレスの変更 064
(3) ALS上肢型 065

第4章 移乗の介助 067

Ⅰ いったん立ち上がっての移乗（部分的な介助の場合） ... 069
(1) 立ち上がりのポイント 069
(2) 車椅子の着け方と介助方法 070
　○誘導・声かけ・体重の支持 072
(3) 立ち上がりの介助 072
(4) ベッドに座るときの介助 073

Ⅱ 座位での移乗 ... 074

Ⅲ 全介助による移乗 ... 077

Ⅳ 事例にみる移乗介助 ... 080
(1) 立位移乗の例 080
　①現在の方法は適切？ 080　②身体機能の確認 080　③問題点の整理 081
　④車椅子からベッドへの移乗方法 083　⑤ベッドから車椅子への移乗方法 084
(2) 座位移乗の例 085
　①検討 リフトとプッシュアップ台 085　②検討 スライディングシートによる移乗 086
　③検討結果 ベッド⇔車椅子 087

第5章　移動の介助 089

Ⅰ 車椅子による移動と介助 091
(1) 車椅子の種類と各部の名称 091
(2) 車椅子各部の基礎知識 092
　①座面 092　②背もたれ 094　③肘掛けとフットレスト 094
　④車輪 094
(3) 車椅子による移動方法 096
　①手こぎ 096　②足こぎ 097　③片手片足こぎ 098
(4) 車椅子の介助方法 099

Ⅱ 事例にみる車椅子の適合 101
(1) 使用している車椅子 101
　●車椅子との適合状態の確認 102
(2) 車椅子の調整 103
　●車椅子の変更 103
(3) 標準型車椅子での工夫 105
(4) 車椅子と人、生活との関係性 106

Ⅲ 歩行による移動の介助 107
(1) 杖による歩行 108
　①杖の高さ 108　②杖歩行の方法 108　③杖歩行の介助 108
　④応用歩行の介助 110
　●階段昇降 110　●溝をまたぐ 110
(2) 特殊な歩行障害の介助 112

Ⅳ 事例にみる歩行介助 113
　①ビデオ撮影し、一緒に検討 114
　②歩行訓練の環境を改善し、在宅復帰 115

Ⅴ 転倒 117

第6章　食事の介助 119

Ⅰ 食事に関わるさまざまな環境 121
(1) 食事の環境づくり(食堂、ホール) 121
　①食事環境の調査 121　②調査対象と方法 122
(2) 食事の道具、人に関する環境 128
　①食事姿勢 128
　●ベッド上での食事 128　●車椅子・椅子に座っての食事 129
　②食事姿勢への具体的対応例 131
　●片麻痺への対応 131　●パーキンソン病への対応 133
　③食事に関わる福祉用具 134

第7章　移動面からみた排泄と入浴の介助 137

Ⅰ 排泄の介助に伴う環境・動作 139
(1) トイレ環境の整備 139
(2) 排泄動作の介助 141

Ⅱ 入浴介助に伴う動作（一般浴槽での介助） 145
　　(1) 浴槽への出入り 145
　　(2) 浴槽内での安定 148
　　(3) 体を洗う 148
　　(4) 衣服の着脱 149

第8章　機能訓練のあり方　151

Ⅰ 廃用症候群とは 153
　　(1) 筋力の低下 153
　　(2) 骨の劣化 153
　　(3) 関節拘縮 154
　　(4) 心肺機能の低下 154
　　(5) 脳機能の低下 154

Ⅱ 機能障害に対する機能訓練 155
　　(1) 熱発から機能低下した事例 155
　　(2) 廃用への気付きを養う 155

Ⅲ 体操の中の機能訓練 157

第9章　レクリエーションの援助　161

Ⅰ レクリエーションと機能訓練 162
　　(1) レクリエーション 162
　　(2) 地域との連携で可能性を広げよう 162
　　(3) グループ活動 163
　　(4) 運動負荷量を測り目的やリスクを明確に 163
　　(5) 人手不足を補うグループ活動にならないように 166

第10章　在宅復帰への支援　167

Ⅰ 在宅復帰への支援をつくる 168
　　(1) 在宅支援への流れ 168
　　(2) 在宅復帰準備の流れとポイント 169
　　　　①本人・家族の要望の確認 169　②在宅生活ニーズの確認 170　③評価(アセスメント) 170
　　　　④在宅生活の基本方針決定 170
　　(3) 具体的プランの検討・作成 171
　　　　①支援箇所、支援量、頻度の検討 171　②支援方法の検討 172　③プランの選択 172
　　　　④プランの実行 172　⑤フォローアップ(モニタリング) 172　⑥考察 172

Ⅱ 福祉用具と住宅改修 173
　　(1) 福祉用具と住宅改修導入のポイント 173
　　　　①福祉用具に関する基本事項 173　②住宅改修・環境整備に関する基本事項 176

Ⅲ 在宅での生活環境への支援 178
　　(1) 玄関への支援(段差解消の方法) 178
　　　　①歩行可能な場合 178　②車椅子の場合 180

(2) 排泄環境への支援 183
　　　　①トイレでの排泄（3つのゾーン）183
　　　　　●居室ゾーン 184　●廊下・部屋ゾーン 185　●トイレゾーン 185
　　　　②トイレ以外での排泄 187
　　　　　●ポータブルトイレによる排泄とチェックポイント 189
　　　　　●ポータブルトイレとベッドの位置関係 190　●ポータブルトイレの選択 190
　Ⅳ 在宅における入浴支援 194
　　　(1) 着替えの準備 195
　　　(2) 浴室までの移動 196
　　　(3) 脱衣所 197
　　　(4) 浴室出入り口 197
　　　　①ドア 197　②段差 197
　　　(5) 浴槽への出入り 198
　　　(6) 湯船につかる 198
　　　(7) 体を洗う、洗髪 198
　　　(8) 衣服の着脱 199
　Ⅴ 在宅復帰に向けたチームアプローチ 200
　　　(1) 早期の自宅訪問による課題抽出と対応事例 200
　　　　①Ⅰ期（入所1・53日目）201
　　　　②Ⅱ期（入所54〜84日目）203
　　　　③退所（入所85日目。退所時訪問）204

第11章　出かけよう！　207

Ⅰ 車への移乗 209
　　　(1) 立つことが可能な方の車への移乗 210
　　　　①車椅子から助手席への介助 210　②助手席から車椅子への介助 212
　　　(2) 立つことが困難な方の車への移乗 214

第12章　楽しみながら観察力を向上させよう　217

Ⅰ スタッフの創造力を高める工夫 218

索　　引 223

おわりに 229

第1章 介護現場におけるリハビリテーション

入所

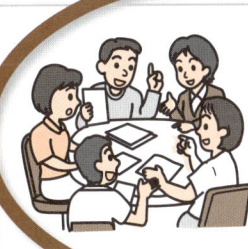
評価
カンファレンス
目標設定
ケアプラン作成
チームケア実施

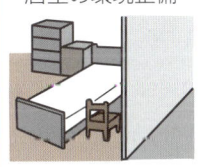
居室の環境整備

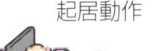
起居動作

移乗

食事
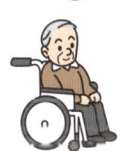

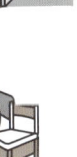

移動　歩行　車椅子

整容

機能訓練
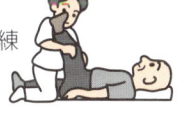

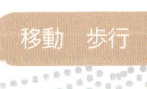

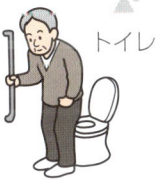 トイレ
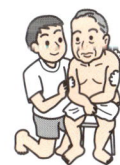 入浴
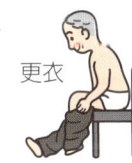 更衣
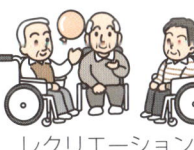 レクリエーション
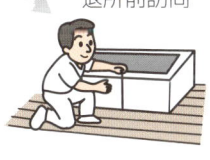 退所前訪問

退所　　通所　　外出
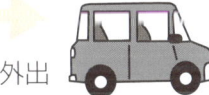

在宅

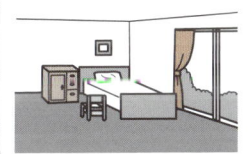 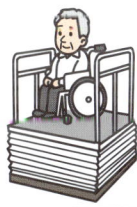 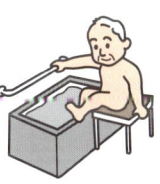 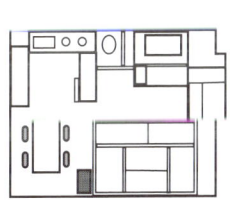 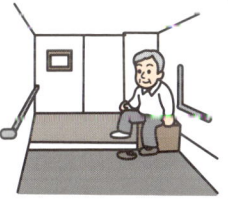

リハビリテーションとは

　リハビリテーション（rehabilitation）の語源をたどると、re（再び）、habile（適する、人間にふさわしい）、ation（～の状態にすること）から成り立っていることがわかります。これは人としての尊厳、権利、名誉を再び取り戻すといった大きな意味をもっています。

　一方では通所リハビリテーション、訪問リハビリテーションといったサービスの総称として、制度的、行政的意味合いで用いられる場合もあります。

　また、病院や施設で日常的に「リハビリしましょう」と使われているリハビリテーションは、理学療法士（PT）、作業療法士（OT）、言語聴覚士（ST）等のいわゆるリハビリテーション専門職によって行われている訓練など、技術的な意味のリハビリテーションを表現する場合が多いようです。

　平成9年度「維持期のリハビリテーションのあり方に関する検討委員会報告書」では、リハビリテーションの概念を表1-1のように整理しています。

表1-1　リハビリテーションの概念整理

1	リハビリテーション	理念としてのリハビリテーション（WHOやCBRの定義も理念を全面に提示）
2	リハビリテーション・サービス	医学的・教育的・職業的・社会的リハビリテーション・サービスの総称
3	医学的リハビリテーション・サービス	上記のリハビリテーション・サービスの中の一種であり、リハビリテーション医学に基づいたサービスを指す。リハビリテーション医療サービスと同義語
4	リハビリテーション・プログラム	リハビリテーション技術を含む具体的なサービス内容を指す

平成9年度「維持期のリハビリテーションのあり方に関する検討委員会報告書」（日本公衆衛生協会）

第1章　介護現場におけるリハビリテーション

II 介護老人保健施設における リハビリテーションの位置付け

　現在、医療におけるリハビリテーションのサービス（表1−1の3）は、リハビリテーションの時間的経過を意味する区分として急性期・回復期・維持期の3つに区分されています（図1−1）。

　この中で介護老人保健施設（以下、老健）では「維持期リハビリテーション」を担っています。"維持期"と聞くと、何となく体の機能を維持するだけの時期ととらえられがちですが、積極的に生活の再建をすすめていくダイナミックな時期です。この時期にあたるところを、老健では、表1−2に示す理念と5つの役割をもって支援しています。

図1-1　リハビリテーション医療の流れ

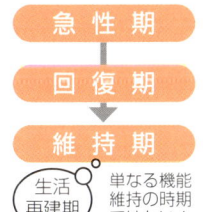

急性期
回復期
疾患・リスク管理に重点を置きつつ、発症後可能な限り早期から二次的合併症を防止し、円滑な自宅復帰が可能となるように、能動的な機能回復訓練を中心とした各種のリハビリテーション医療サービス

維持期（生活再建期　単なる機能維持の時期ではない！）
急性期・回復期のリハビリテーションに引き続き、高齢者の体力や機能の維持もしくは改善、生活環境の整備、社会参加の促進、介護負担の軽減などに努め、高齢者の自立生活を支援することを目的としたリハビリテーション・サービス

表1-2　介護老人保健施設の理念と役割

介護老人保健施設は、利用者の尊厳を守り、安全に配慮しながら、生活機能の維持・向上をめざし総合的に援助します。また、家族や地域の人びと・機関と協力し、安心して自立した在宅生活が続けられるよう支援します。

1.	包括的ケアサービス施設	利用者の意思を尊重し、望ましい在宅または施設生活が過ごせるようチームで支援します。そのため、利用者に応じた目標と支援計画を立て、必要な医療、看護や介護、リハビリテーションを提供します。
2.	リハビリテーション施設	体力や基本動作能力の獲得、活動や参加の促進、家庭環境の調整など生活機能向上を目的に、集中的な維持期リハビリテーションを行います。
3.	在宅復帰施設	脳卒中、廃用症候群、認知症等による個々の状態像に応じて、多職種からなるチームケアを行い、早期の在宅復帰に努めます。
4.	在宅生活支援施設	自立した在宅生活が継続できるよう、介護予防に努め、入所や通所・訪問リハビリテーションなどのサービスを提供するとともに、他サービス機関と連携して総合的に支援し、家族の介護負担の軽減に努めます。
5.	地域に根ざした施設	家族や地域住民と交流し情報提供を行い、さまざまなケアの相談に対応します。市町村自治体や各種事業者、保健・医療・福祉機関などと連携し、地域と一体となったケアを積極的に担います。また、評価・情報公開を積極的に行い、サービスの向上に努めます。

（全国老人保健施設協会）

III 介護老人保健施設における リハビリテーションの流れ

　老健でのリハビリテーションは図1-2の流れに沿って実施されます。老健では、ケアプランに基づくケアマネジメントの仕組みをサービス提供の中軸としつつ、その車の両輪として、リハビリテーション・マネジメントと栄養ケア・マネジメントの仕組みが導入されています。

　介護老人保健施設清雅苑（以下、清雅苑）では、入所前から心身機能や生活状況に関する情報を収集し、入所直後から生活状況を注意深く把握し、各職種でアセスメントを行います。居室環境の整備は、入所された当日に実施し、その日のうちに整備をほぼ終了します。

　その後カンファレンスが開催されるまでのおよそ2週間は、暫定的なケアプラン、リハビリプラン、栄養ケアプランの内容を、申し送りや簡易なカンファレンスを通じて調整をしながら、リハビリテーション、ケアの提供を行います。

　暫定プランによるサービスを実行しながら、各職種はアセスメントを継続します。ケアプランは施設によってさまざまなアセスメントツールが利用されていますが、清雅苑ではMDS-HCを使用しています。

　PT・OT・STは、専門的なアセスメントを実施し、リハビリテーション実施計画書（総合的なリハビリテーション計画）を作成します。管理栄養士は栄養アセスメントにより栄養ケアプランを立案します。それぞれのサービスがバラバラに提供されては困ります。カンファレンスを通じてそれらの整合性をとります。ケアプラン、リハビリプラン、栄養ケアプランそれぞれが、すべてのスタッフの関与で作成され、各サービスが本人及び家族への説明と同意のもとで実施されます。

　また、老健の最も大きな理念の一つである「在宅復帰」を実現するために、訪問による在宅生活のアセスメントと生活指導を、居宅担当のケアマネジャーやサービス提供者と連携しながら実施します。

図 1-2 清雅苑におけるリハビリテーションの流れ

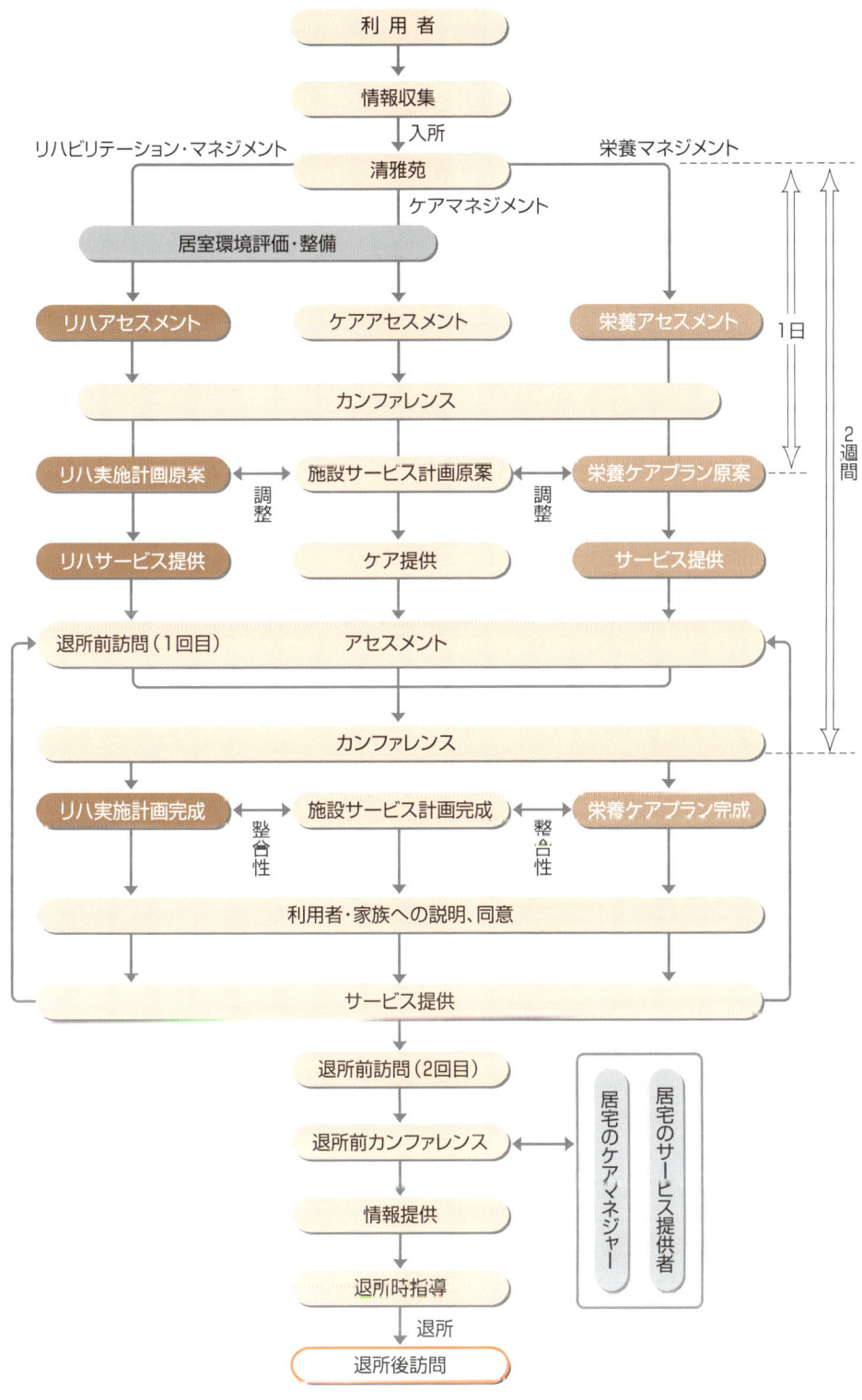

🌀 在宅復帰に向けた支援（図1-3）

　在宅から入所される方については、事前に家屋構造の図面や写真など詳細な情報を、家族や在宅に関わっていたスタッフより入手します。情報がない場合は、入所されてから早い時期に訪問を実施し、居室内環境設定やケアの現場に取り入れます。

　カンファレンスを通じて在宅復帰へ向けた目標達成度を確認しながら、退所の時期がほぼ決定すると、退所前訪問を実施します。訪問の前には、事前にスタッフ間で訪問にあたっての検討事項を確認します。

　訪問時は、これまで練習してきた生活動作や介護の方法を自宅で確認し、福祉用具や住宅改修、今後の在宅サービスの利用等について施設スタッフと本人、家族、居宅のケアマネジャーや建築士、福祉用具貸与事業者等と検討を行います。

　訪問後も図面や写真、ビデオなどを利用しながらできるだけ多くのスタッフでカンファレンスを実施し、退所に向けての最終調整を行います。

　そうすることで、経験の差や知識不足からくるミスを未然に防ぐようにしています。

　清雅苑はテクノエイドセンター（福祉用具のセンター）機能をもっています。福祉用具の情報提供、選定、適合、指導、スタッフの教育、用具の開発等を実施し、在宅復帰の際に、福祉用具の支援が的確にできる体制を整えているのです（詳細は第10章を参照）。

図1-3　在宅復帰に向けた退所前後訪問の流れ

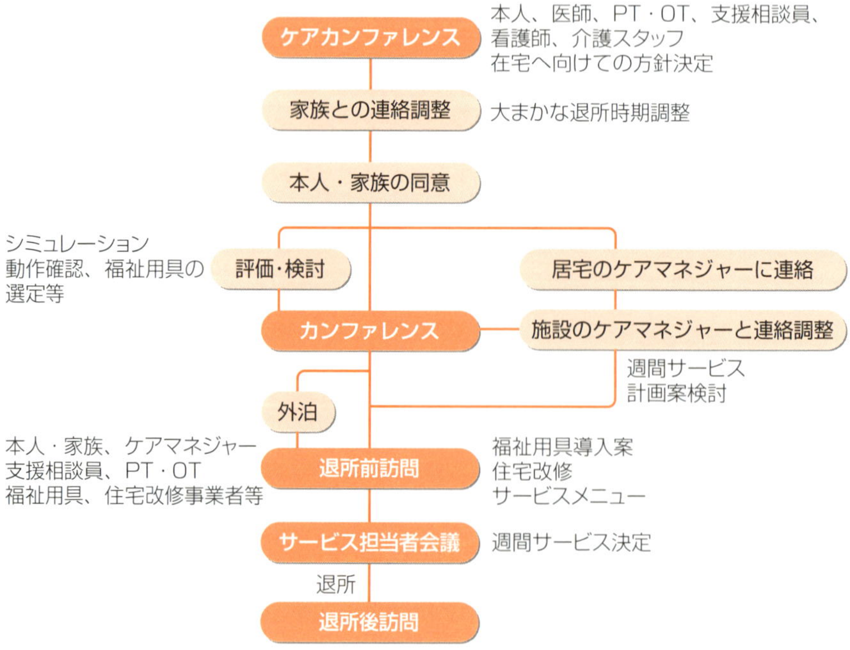

- **ケアカンファレンス**　本人、医師、PT・OT、支援相談員、看護師、介護スタッフ／在宅へ向けての方針決定
- **家族との連絡調整**　大まかな退所時期調整
- **本人・家族の同意**
- **評価・検討**（シミュレーション、動作確認、福祉用具の選定等）／**居宅のケアマネジャーに連絡**
- **カンファレンス**／**施設のケアマネジャーと連絡調整**　週間サービス計画案検討
- **外泊**
- **退所前訪問**（本人・家族、ケアマネジャー、支援相談員、PT・OT、福祉用具、住宅改修事業者等）　福祉用具導入案／住宅改修／サービスメニュー
- **サービス担当者会議**　週間サービス決定
- 退所
- **退所後訪問**

IV スタッフ間の連携

(1) 連携のための共通認識

　在宅復帰の流れがうまくいくためには、職種間の連携が不可欠です。連携は「永遠のテーマ」といわれるくらい、古今東西議論されています。それくらい難しいともいえますし、常に新しい形の連携が求められているともいえます。連携が少しでもうまくいくためには、対象者を導く共通の目標とそのための課題を共通認識し、役割分担をしていくことが重要となります。

　目標の大前提はノーマライゼーションです。できるだけ人としての「普通の暮らし」に近づけることです。そして、その戦略を立てるための考え方を整理するうえで国際生活機能分類（ICF）は有用です。

①国際生活機能分類（ICF）

　国際生活機能分類ができるまで、保健、医療、福祉の分野では1980年にWHOが発表した国際障害分類（ICIDH）が用いられてきました。これは疾病や事故の結果として起こってくる障害を、身体、個人、社会の3つの視点からそれぞれ機能障害、能力障害、社会的不利に分けたものでした。

　しかし健康な生活を妨げる要素は、単に心身機能の障害が日常生活を妨げ、その結果として社会生活への適応を阻害するといったものではなく、さまざまな因子が相互に関わりあっていること、また障害というマイナス面だけでなく生活におけるプラスの面も含めて考える必要があるという観点から、国際障害分類が改定されました。名前も国際生活機能分類へと改められました。その名のとおり、障害をみる視点から生活をみる視点へ変更されたのです。

　図1-4に国際生活機能分類の各構成要素の相互作用を示しました。この図の

図1-4　国際生活機能分類(ICF)構成要素間の相互作用

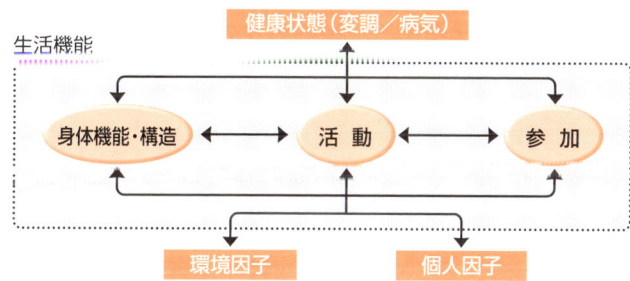

中心には活動があり、相互に影響を与える因子として「健康状態」「身体機能・構造」「背景因子（個人因子と環境因子）」「参加」の要素が取り囲んでいます。このうち国際生活機能分類では、身体機能、活動、参加を生活機能としてとらえています。人の生活機能と障害は、健康状態と背景因子のダイナミックな相互作用としてとらえられているのです。またこれらの各構成要素に含まれる内容は、コード化され詳細に分類されています。

　国際生活機能分類は分類であり、生活機能や障害の過程をモデル化するものではないとされています。しかし図1-4の構成要素の相互作用を、リハビリテーションやケアのさまざまな課題に応用することにより、押さえるべきポイントが明確になります。

②生活機能低下とは

　生活機能が低下する仕組みを、国際生活機能分類の健康の構成要素を示す図（図1-4）をもとに筆者が改変し立体的に示したものが図1-5です。円形の物干しを想像してみてください。物干しに各構成要素がバランスよくぶら下がっていて、天井からスプリングで吊るしてあるイメージです。

　図の左側は健康で生活機能が保たれている状態です。右側は背景因子と参加の部分に問題が生じ（問題点が蓄積し重くなったイメージ）、バランスを崩してスプリングが伸びて物干しの位置が下がった状態です。これは居住環境や人的環境などの要因で自宅に閉じこもったケースを表現しています。閉じこもりが心身機能や活動性の低下を引き起こし、生活機能や健康的な生活が低下した状況をイメージしたものです。同様に、ぶら下がっている各構成要素のどの部分のバランスが崩れても、生活機能や健康が損なわれるという構図が容易に理解できると思います。

③生活機能低下改善に対する支援

　ではもう少し具体的に、ケアの現場に当てはめてみましょう。図1-6をみてください。ベッド上でヘルパーの介護を受け食事を摂られている利用者がいます。一見、安全、安楽、安心で何も問題がないようにもみえます。ただ、一般の方が食事をする風景とはかなり異なります。

　この方がこの場所でこのような方法で食事を摂るには、それなりの理由があるはずです。口から食事を摂る練習を始められたばかりかもしれません。さまざまな支援を試みた結果、やむを得ずこの状態が継続しているのかもしれません。いずれにせよ皆さんはノーマライゼーションの観点から、少なくとも図1-7のような環境で普通に食事が摂れないかと考えたはずです。この際どのような戦略を

第1章 介護現場におけるリハビリテーション

図 1-5 生活機能が低下する仕組み

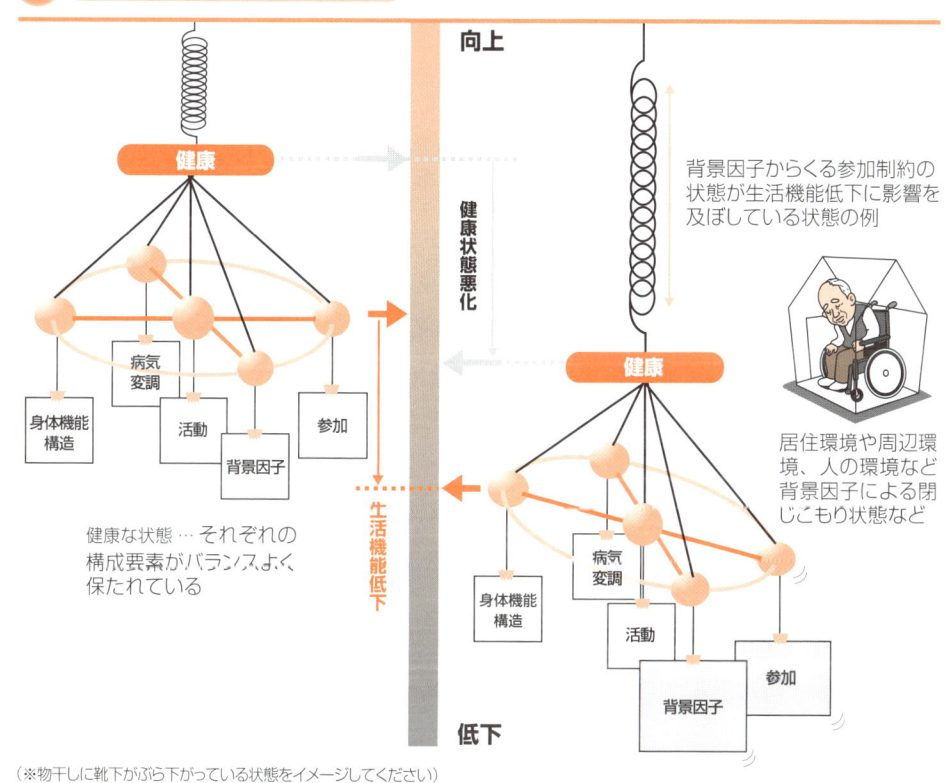

（※物干しに靴下がぶら下がっている状態をイメージしてください）

図 1-6 ベッドを背上げにして、介助にて食事を摂っている利用者

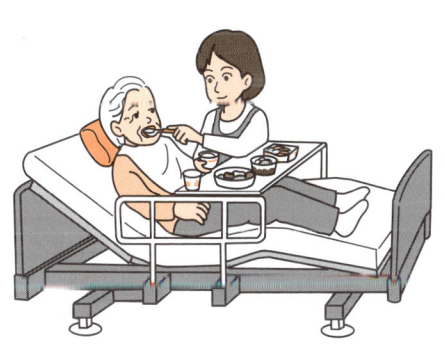

図 1-7 車椅子に座り、家族とともに食堂で食事を摂っている利用者

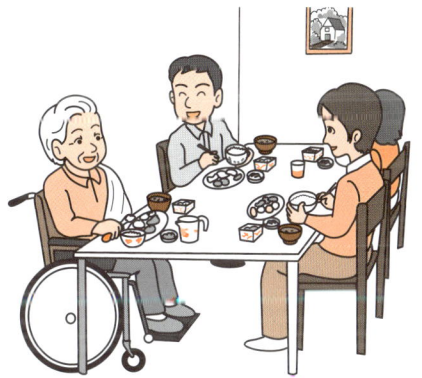

立て、取り組むあるいは取り組んだのでしょう。前述した健康の構成要素の構造（図1-4）を思い出してください。図1-6の状況から、この方が車椅子に乗って移動し、食堂で家族、あるいは仲間と食事を摂るまでの過程をイメージし、図1-4の構成要素の項目に当てはめて検討してみましょう（図1-8）。

健康状態：この利用者の場合、車椅子上で食事をすることが疾病を悪化させたり、健康状態に極めて悪影響を与える要因があるでしょうか。もしあるとしたらそれは、治療の可能性があるでしょうか。

身体機能・構造：車椅子上での食事ができない摂食・嚥下機能の問題でしょうか。車椅子座位が不可能な身体機能の状況でしょうか。そうだとしても、訓練や環境によっては車椅子上の食事が可能になるでしょうか。

活　　動：自分で口まで食事を運べない状態でしょうか。車椅子への移乗は無理でしょうか。すべてを介助する必要があるでしょうか。車椅子での移動はどうでしょう。

参　　加：食事を誰かと楽しめる場がありますか。対人関係には問題ありませんか。楽しめる場の提供を模索しましたか。

背景因子：食器やスプーンなどの自助具をはじめ、テーブルや椅子、使用している車椅子を配慮しましたか。食事の場所、その場所までの動線、食事を摂る相手など食事環境は配慮されていますか。

他にもたくさんの因子が挙げられると思いますが、各構成要素に関する"できる能力"と実際の実行状況を検討して、少しでも普通の食事（個人差はありますが、その人らしい食事スタイル）に近づくよう、各要素に対してリハビリテーションプログラムやケアプランを作成し実行していくのです。

繰り返しますが、リハビリテーション・ケアはできる限りその人らしい普通の生活を目標とし、現状を分析（ここでは国際生活機能分類を基に説明しました）して課題を整理し、専門職種や地域の人々とチームを組んで支援しつづけていくプロセスなのです。

第1章 介護現場におけるリハビリテーション

図 1-8 ICF構成要素に当てはめて考える

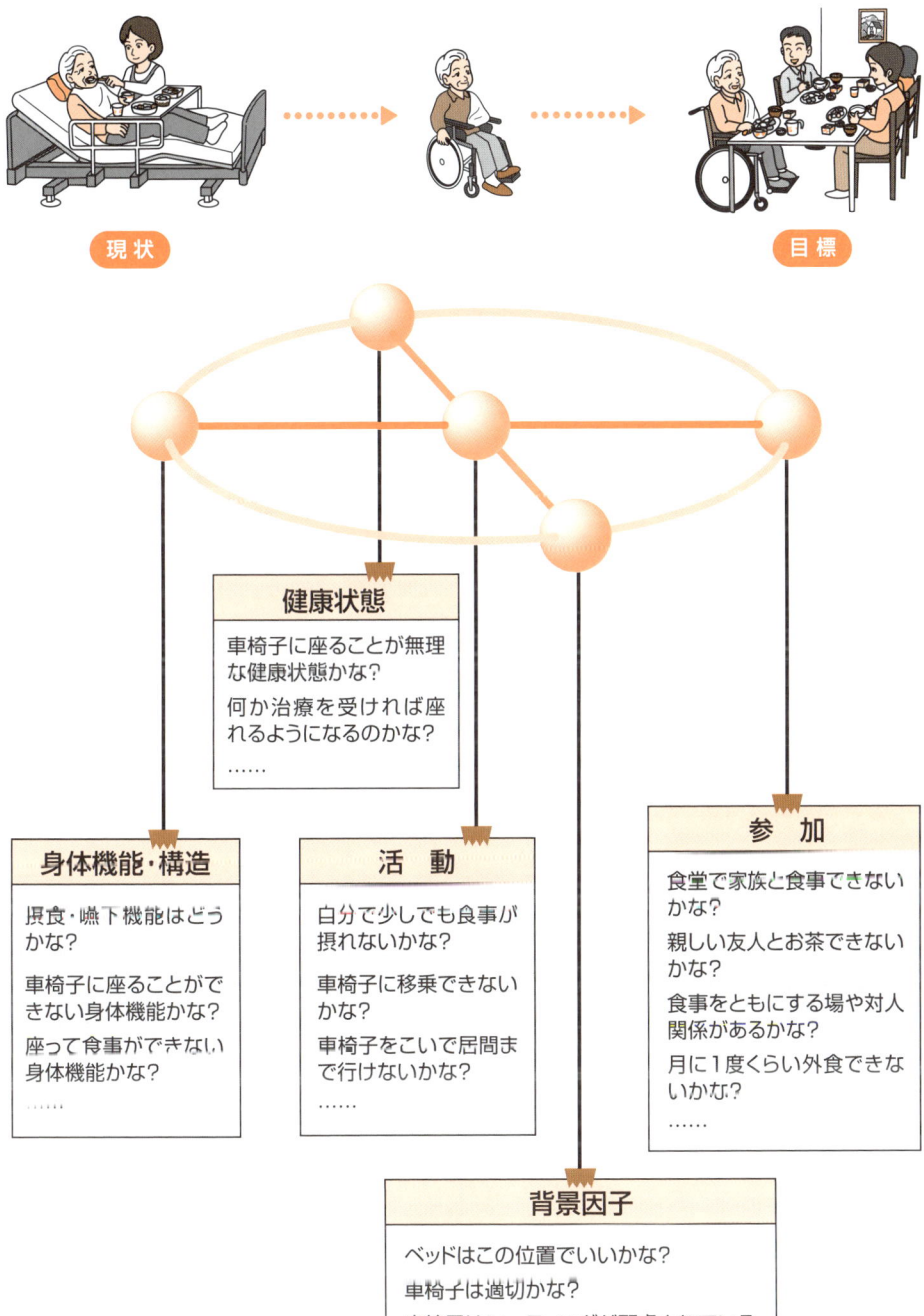

（2）連携のための協働

チームが共通の認識をもちそれぞれの専門性で役割分担していくには、前述したICFのような共通言語をもつことと、同じ現場で関わることが重要です。例えばセラピストは訓練室で移乗訓練を、介護スタッフは居室で移乗の介助をするというのではなく、実生活での現場で一緒に関わり、それぞれの専門的視点で評価し、協力して課題に取り組む姿勢が大切です。

施設におけるリハビリテーション

図1-9は清雅苑でのリハビリテーションスケジュールです。入所者の心身の状況、利用目的、入所期間に応じて16種類のリハビリメニューの組み合わせがあります。特徴は、原則として機能訓練室を使わずに居室やその他の療養環境でリハビリを行っていることです。

できるだけ利用者の生活リズムを壊さないよう、PT・OTが入居者の居室を回ります。訪問した際、趣味活動をされていたり、面会の方と熱心に話をされている場合は、「リハビリですよ」との声はかけずに、挨拶だけして後の時間帯に回

図1-9　清雅苑におけるリハビリテーションの週間スケジュール

		月	火	水	木	金	土
短期集中リハビリ（入所後1〜3か月）		個別	個別	個別	個別	個別	選抜個別
		個別	個別	個別	個別	UPる	選抜個別
短期集中リハビリと認知リハビリ		個別＋認知	個別	個別＋認知	個別	個別＋認知	選抜個別
		個別＋認知	個別	個別＋認知	個別	UPる＋認知	選抜個別
清雅苑入所期間3か月以上	利用目的 在宅復帰	個別	自主トレ	個別	個別	自主トレ	選抜個別
		UPる	個別	リハ体操	個別	UPる	選抜個別
		UPる	個別	リハ体操	個別	自主トレ	選抜個別
		自主トレ	個別	リハ体操	個別	UPる	選抜個別
		自主トレ	個別	リハ体操	個別	自主トレ	選抜個別
		自主トレ	自主トレ	個別	リハ体操	個別	選抜個別
	利用目的 長期療養	個別	自主トレ	リハ体操	リハ体操	自主トレ	選抜個別
		自主トレ	自主トレ	リハ体操	リハ体操	個別	選抜個別
		UPる	自主トレ	個別	リハ体操	自主トレ	選抜個別
		自主トレ	自主トレ	リハ体操	個別	自主トレ	選抜個別
		UPる	自主トレ	リハ体操	個別	自主トレ	選抜個別
		UPる	自主トレ	個別	リハ体操	UPる	選抜個別
失語症、構音障害				STグループ			選抜個別

個別：PT、OTによる1体1の訓練
認知：日常生活指導、脳ドリルなど
選抜個別：時期、心身機能の変化に応じて選抜的に実施
UPる：体力向上を目的としたグループ訓練および個別指導
STグループ：失語症、構音障害者へのSTによるグループ訓練

すようにしています。リハビリが趣味活動を中断させたり、面会者が帰る理由にならないように気をつけています。

　機能訓練室といった特別な環境ではなく、居室環境という共通のフィールドにさまざまな専門職種が関わることで、カンファレンスがスムーズに運び、連携のとれたサービス提供がより行いやすくなります。

　チーム間の連携には、申し送りやカンファレンス、リスクマネジメント委員会や身体拘束廃止委員会などの委員会組織も大切ですが、実際の生活場面にチームとしてどのように関わっていくかが非常に重要なポイントになります。

　排泄行為を例にとってみてみましょう。図1-10をみてください。中央のイラスト周囲のサークルには、1回の排泄行為が完結するための項目を順に並べてあります。このサークルの中で、薄いグレーの項目は一般にPT・OTが関与することが多い項目で、赤い部分は介護・看護スタッフの関与が多い項目です。

　またこの排泄行為のサークルは、日勤帯、夜勤帯を問わず、異なった空間で、さまざまな人の介助によって行われます。つまり利用者の排泄行為の自立支援には、心身機能の要素に加え、時間的要素、空間的要素、人的要素が複雑に関与してきます。

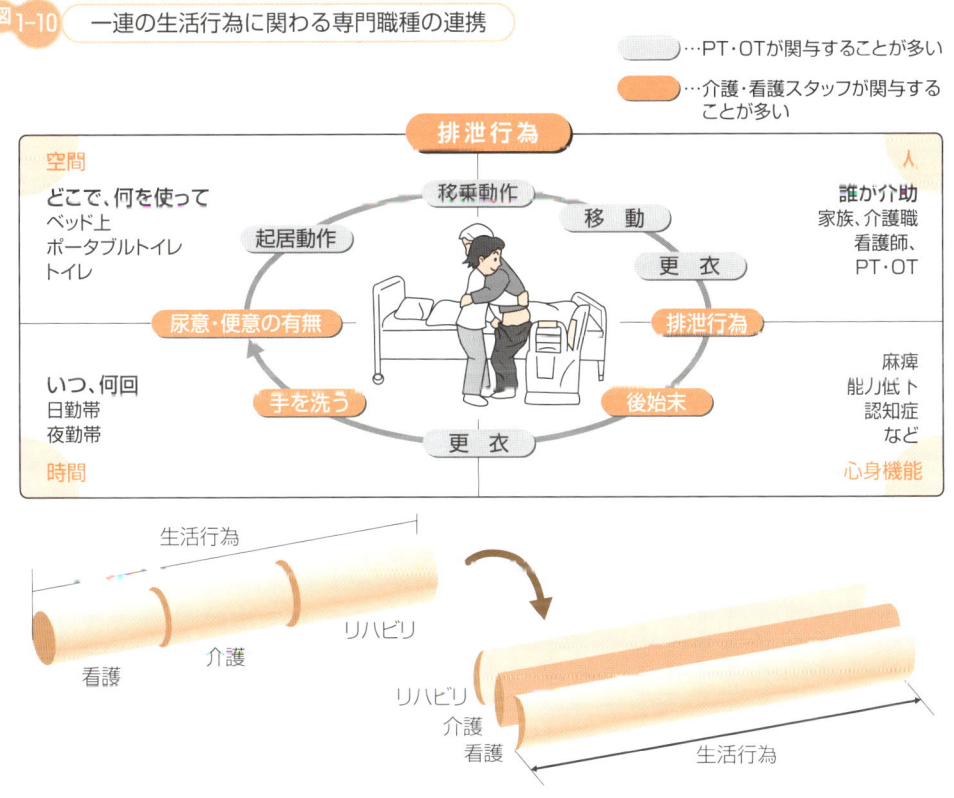

図1-10　一連の生活行為に関わる専門職種の連携

職種による得意なパートや視点があるとは思いますが、一つの行為を得意なパートに分けて分担するのではなく、図1-10のようにその行為の流れ全体を、それぞれの専門職種の視点で関わり支援していくことが重要です。

　例えば清雅苑では、機能訓練中に利用者が「トイレに行きたい」と言えば、当然、療法士が排泄の介助を行います。

　すぐに看護・介護スタッフが手伝いに入ってきてくれますが、そのときにおむつやパッド類の種類、固定の仕方またその理由、あるいは介助するときの姿勢、手すりを使う位置等それぞれの専門的視点で検討することができます。

V 維持期における生活リハビリテーション

　維持期リハビリテーションにおいて解決すべき課題は「生活障害」です。疾病や障害をかかえた状態で、その人らしい生活をいかに支援していくのかが重要です。

　老健で行うリハビリテーションは、「生活リハビリテーション」とも表現されます。冒頭で述べたように、リハビリテーションは人としての尊厳、権利、名誉を再び取り戻すという大きな意味をもちます。わざわざ「生活」を頭につけなくても個人の生活へ関わるのは当然です。ですがあえて「生活」という言葉が前についているのは、これまでの技術としてのリハビリテーションが心身機能の回復のみにとらわれ、「人の生活」に対してあまり目を向けてこなかったことへの示唆が込められているのかも知れません。

　ではこの「生活」をどうとらえていけばよいのでしょうか？

　「『生活リハビリテーション』という言葉からどのようなことを思い浮かべますか」と質問すると、「日常生活の中で排泄や食事などの練習をすることだと思います」といった回答がよく返ってきます。

　もちろん食事、入浴、排泄、整容、更衣のいわゆるセルフケア5大項目は生活の基本的な一部です。しかし特に障害のない方々が、1日の中でセルフケアに費やしている時間は、起床から就寝までの時間の20％以下です。在宅で寝たきり状態の方でも30％前後です（図1-11）。残り約80％の時間は、IADLや移動、コミュニケーション、趣味や仕事といったことに費やされています。

　「普段どんな生活を送っていますか」と質問されたとき、セルフケアの5大項目だけを答える方はいらっしゃらないでしょう。おそらく仕事や趣味、家事や育児のことなど、何となく"その人らしさ"が伝わってくる答えが返ってくるはずです。

　高齢になろうと、障害があろうと、"その人らしさ"をチームで支援していくことが生活リハビリテーションであり、これはリハビリテーションにかかわる全メンバーが持ち続けていなければならない視点です。

図1-11　要介護度別にみた、セルフケアに費やす時間が起床から就寝までに占める割合

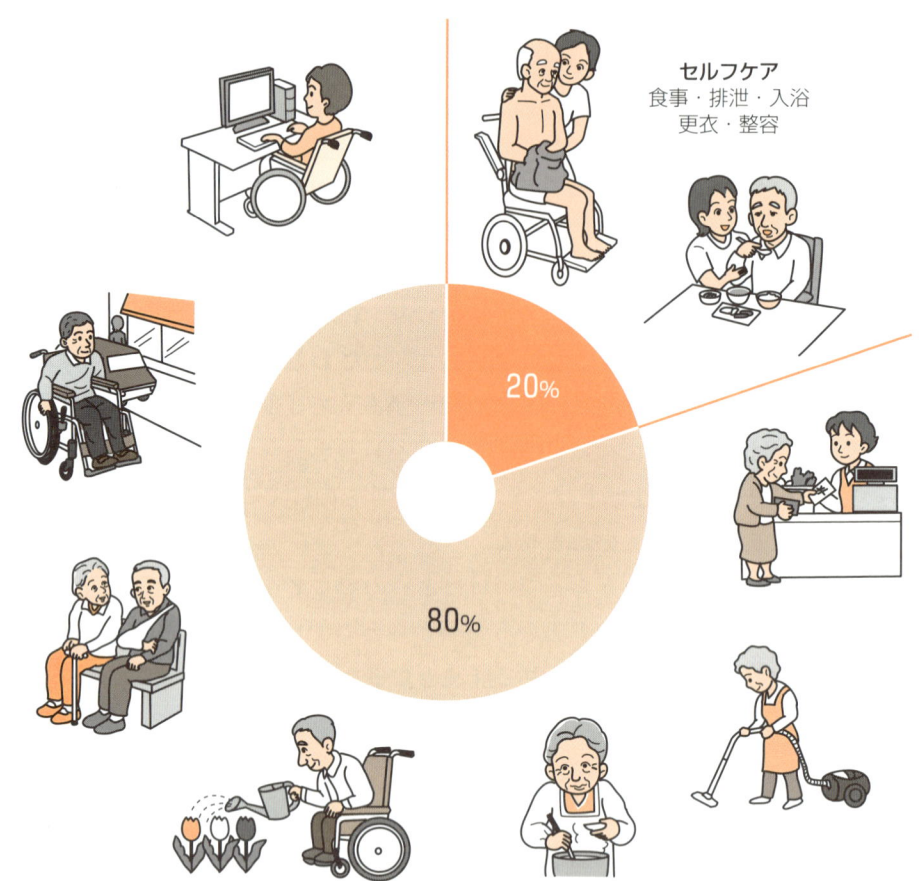

セルフケア
食事・排泄・入浴
更衣・整容

20%
80%

	食事	排泄(日中)	入浴	更衣	整容 歯磨き	整容 洗面	合計
要支援	9.8	2.5	2.3	1.2	1.3	1	18.1
要介護1	7.3	4.1	1.6	1.9	1.1	1	17
要介護2	9.1	5	2	2	1	0.8	19.9
要介護3	9.1	6.8	1.7	1.7	1.4	1	21.7
要介護4	10.6	3.8	1.3	1.8	1.1	0.8	19.4
要介護5	19.5	3.5	1	1.3	1.1	0.7	27.1

清雅苑訪問リハビリテーション利用者400例の調査（単位：%）

第2章 居室の環境整備

入所

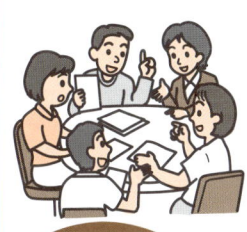

評価
カンファレンス
目標設定
ケアプラン作成
チームケア実施

居室の環境整備

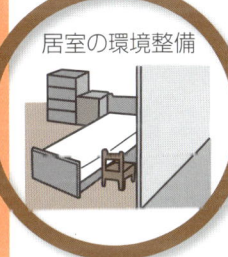 起居動作

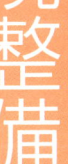

移乗

食事

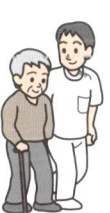

移動　歩行　車椅子

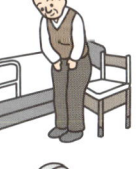

整容

機能訓練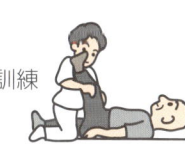

トイレ 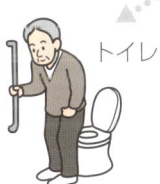　入浴 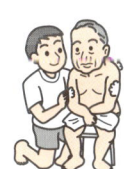　更衣 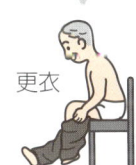　レクリエーション 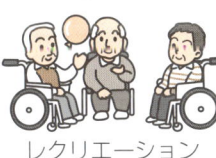　退所前訪問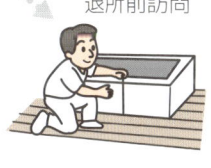

退所　　通所　　外出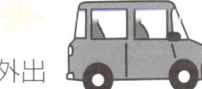

在宅

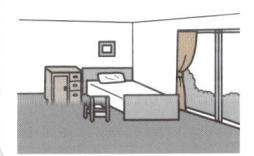 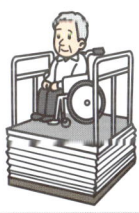 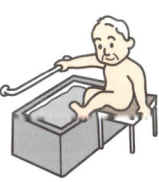 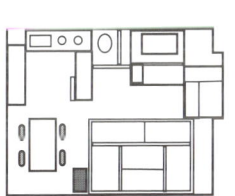 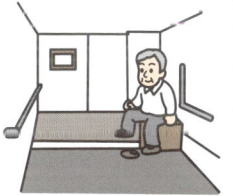

第2章からは、老健における入所生活から在宅復帰までの過程（図2-1）に沿って、リハビリテーションの視点と具体的な技術について解説していきます。

図 2-1　入所生活の流れ（リハ評価、技術支援の対象となる主な項目）

1日の生活の流れ	リハ評価、支援の対象となる項目	
	生活行為等	環境・用具
起床 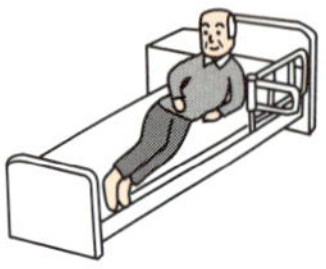	●寝返り、起き上がり、起立動作 ●布団の操作 ●座位姿勢の保持 ●ナースコールの操作	●ベッドの種類、位置、高さ ●布団、マットレスの種類 ●ベッド柵の種類、位置 ●ナイトテーブルの位置、物品の配置 ●ナースコールのタイプ、位置
更衣	●衣服の選択 ●衣服の取り出し ●更衣動作	●衣服の収納場所 ●衣服の種類 ●自助具・装具
移乗 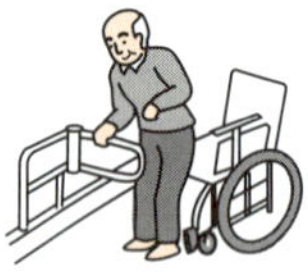	●移乗動作（ベッド⇔車椅子等） ●座位・立位バランス	●ベッド柵の種類、位置 ●移動用バーの種類、位置 ●車椅子のタイプ、設置位置 ●トランスファーボード、床走行リフト等 ●手順・注意を促す掲示物
移動	●歩行 ●車椅子駆動 ●段差昇降 ●這う	●杖、歩行器、装具 ●車椅子のタイプ・シーティング ●手すりタイプ
トイレ 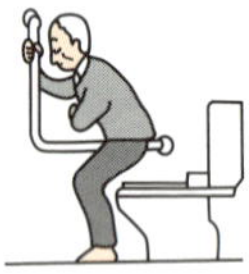	●トイレ動作 ●失禁のタイプ	●トイレまでの動線 ●トイレの出入り口、表示 ●便座の高さ、ポータブルトイレの位置、タイプ ●採尿器、便器、パッド、おむつの種類等
洗面・歯磨き 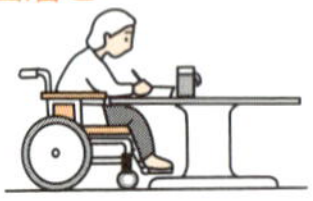	●整容動作 ●口腔ケア ●化粧	●歯ブラシ、舌ブラシ、義歯の洗浄ブラシ、コップ等のタイプ ●洗面台、蛇口 ●くし、口紅等
朝食	●食事動作 ●摂食・嚥下	●箸、スプーン、食器、滑り止め等 ●テーブル、椅子の位置、高さ ●車椅子の背もたれ、クッション
余暇時間 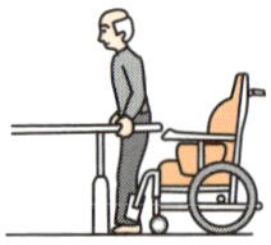	●興味、関心事 ●作業姿勢	●用具、環境等
機能訓練 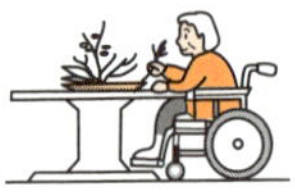	●廃用予防、在宅でのADL、IADLのシミュレーション ●帰宅前訓練	●退所前訪問による環境調査 ●居宅環境の調査
昼食 文化活動 レクリエーション	●姿勢・動作指導 ●種目選定 ●リスク管理 ●グループ構成	●テーブル、椅子、自助具、文化活動の道具、レクリエーション用具
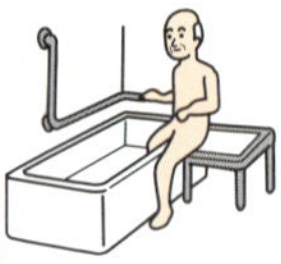 入浴	●浴槽への出入り ●洗髪、体を洗う動作 ●更衣動作	●手すり、シャワー椅子等 ●自助具
夕食 余暇時間 移乗 就寝		

1 できるだけ早く実施する環境整備

　居室環境は、入所されて早い時期に整備しなければなりません。清雅苑では、図2-2（次頁）のチェック表を用いて、入所された日に、大まかな環境整備をPTやOT、看護師、介護職と協働して実施します。
　全室個室の施設も増えてきていますが、ここでは4人部屋を例に居室環境のあり方を考えてみましょう。

(1) 居室環境のレイアウト

　居室の決定は、部屋の空き状況や性別による違い、利用者の相性やスタッフルームからの距離など、ハード面や管理運営上の問題が多く、利用者の心身機能面だけを考慮して決定することはなかなか困難です。しかし制限がある中でも、できる限り利用者の状態に配慮した居室環境づくりが重要です。
　入所生活1日の始まりは、居室のベッド上からだと思います。利用者の専有スペースは居室、とくにベッド周辺です。利用者の身体状況によっては、睡眠にとどまらず、セルフケアの大半がこのベッド上およびその周辺で行われる場合もあります。
　まずはベッドのレイアウトを考えてみましょう。整然と同じ向きに並んでいる必要はありません（図2-3、写真2-1）。
　利用者の歩行状態、麻痺側、認知機能などの心身機能や使用している福祉用具、在宅に帰った場合の居室状況を想定し、それに合わせて、できる限り入所された初日から適切な居室環境整備を行う必要があります。生活に慣れてきた段階で、あれこれとベッドの配置やポータブルトイレの位置を変更すると事故につながりやすくなるからです。

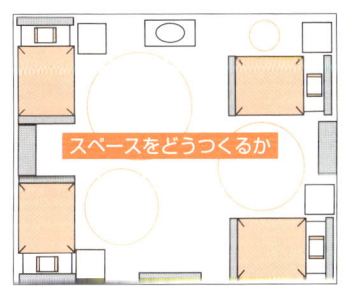

図2-3 居室内レイアウト

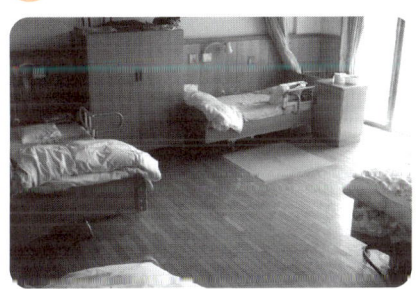

写真2-1 居室レイアウト

図 2-2　居室環境チェック表

ナイトテーブルからの物品の出し入れ

ナイトテーブル上
□安定　□やや不安定　□不安定　□不可
姿勢［□立位　□座位　□臥位
（□支持なし　□何かにつかまって）］

ナイトテーブル上部引き出し
□安定　□やや不安定　□不安定　□不可
姿勢［□立位　□座位　□臥位
（□支持なし　□何かにつかまって）］

ナイトテーブル開き戸開閉
□安定　□やや不安定　□不安定　□不可
姿勢［□立位　□座位　□臥位
（□支持なし　□何かにつかまって）］

ナイトテーブル開き戸上段
□安定　□やや不安定　□不安定　□不可
姿勢［□立位　□座位　□臥位
（□支持なし　□何かにつかまって）］

ナイトテーブル開き戸下段
□安定　□やや不安定　□不安定　□不可
姿勢［□立位　□座位　□臥位
（□支持なし　□何かにつかまって）］

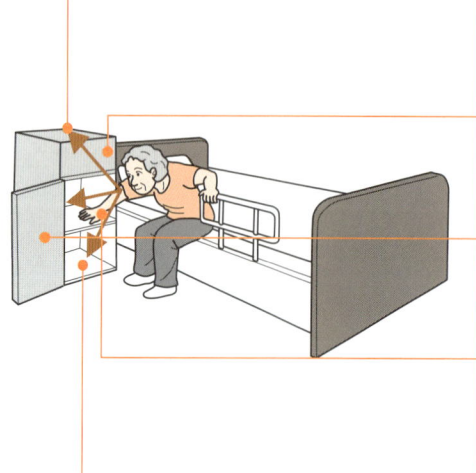

タンスからの物品の出し入れ

タンスの開き戸開閉
□安定　□やや不安定　□不安定　□不可
姿勢［□立位　□座位　□臥位
（□支持なし　□何かにつかまって）］

タンスからの衣服の取り出し収納
□安定　□やや不安定　□不安定　□不可
姿勢［□立位　□座位　□臥位
（□支持なし　□何かにつかまって）］

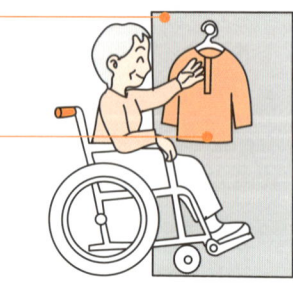

ポータブルトイレの操作

起き上がり
□安定　□やや不安定　□不安定　□不可
姿勢［□立位　□座位　□臥位
（□支持なし　□何かにつかまって）］

ポータブルトイレの蓋の開閉
□安定　□やや不安定　□不安定　□不可
姿勢［□立位　□座位　□臥位
（□支持なし　□何かにつかまって）］

ポータブルトイレへの移乗
□安定　□やや不安定　□不安定　□不可
姿勢［□立位　□座位　□臥位
（□支持なし　□何かにつかまって）］

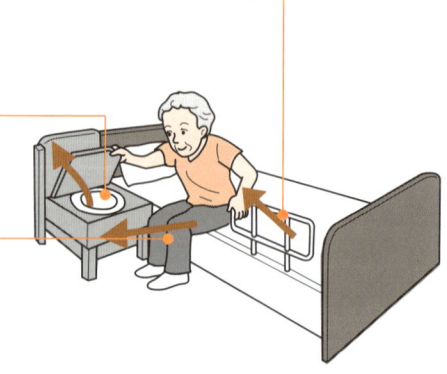

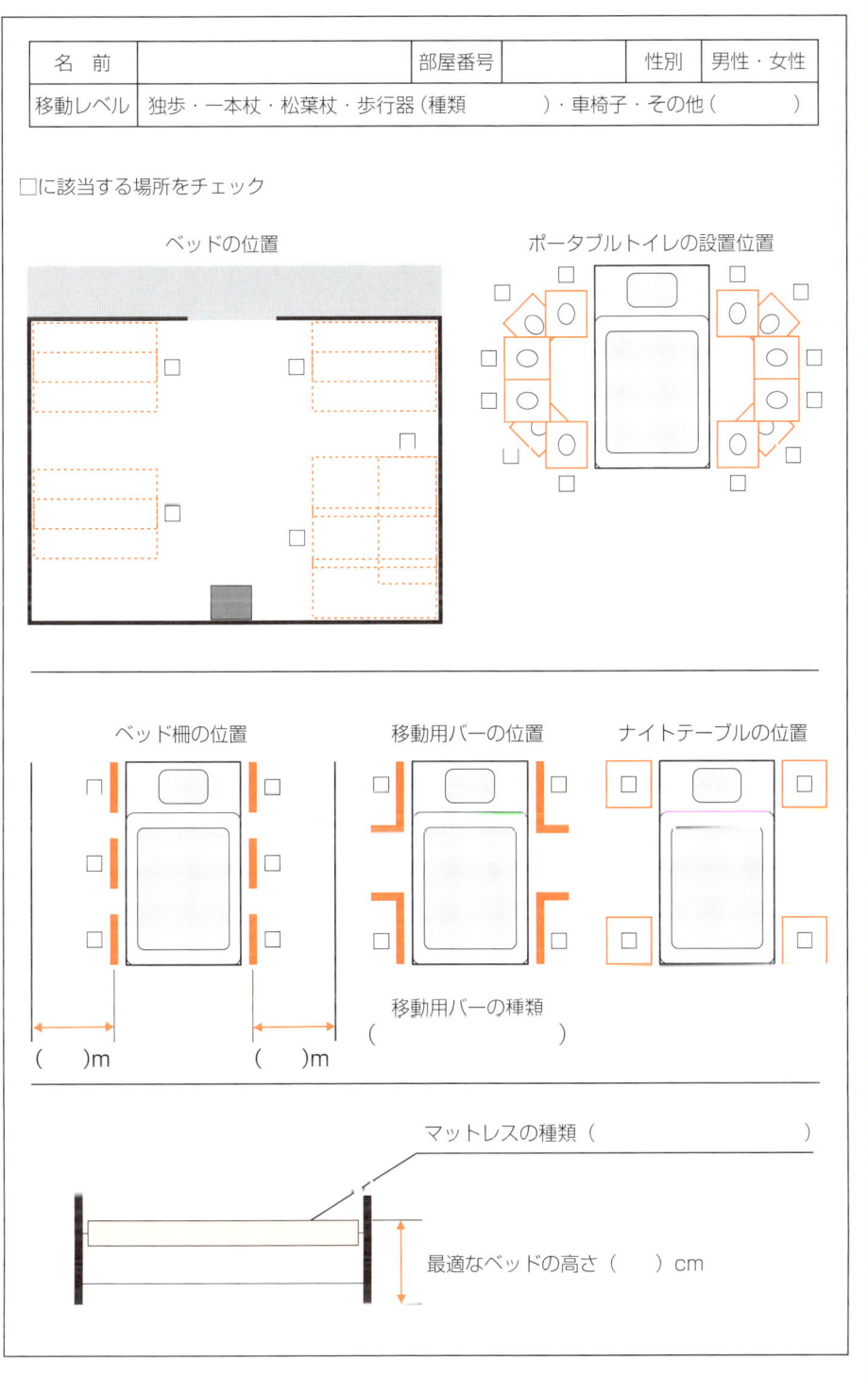

ベッドの配置が決定したら、ベッドの機能、周辺の家具、福祉用具、掲示物など、利用者の意思確認と動作確認を併せて検討し、調整していきます（図2-4）。

(2) ベッド

　背上げ、足上げ、高さ調整、体位変換機能などさまざまな機能を備えたベッドがあります。施設で用意できる種類には限界があると思います。必要な方に必要な機能を備えたベッドが提供されているかチェックが必要です。マットレス、ベッド柵なども含めて、心身の状況と提供されているベッドやマットレスなどの管理台帳を作成しておくと、（できるだけ）体に合ったものを調整しやすくなります。

①高さ調整

　高さ調整機能をもったベッドを使用する場合は、ケアの目的に応じてその都度調整可能です。電動ベッドでは高さがリモコンに表示されるものや、設定した高さを記憶できるものなどがあります。そのような機能がない場合は、適切な高さを設定した後に、高さの目印となる印を壁につけたり、五円玉のような錘になるものを紐の先につけて、高さの目安を設定しておくとよいでしょう。

　高さ調節時にベッドが振り子運動する機種の場合は、壁との距離にも注意が必要です。またベッドの高さ調整時には、ベッド高が高いときに床に置いていた杖、下肢装具などをベッド高を下げるときに破損したり、ナースコールのコードを断線するなどの事故も多いので注意が必要です。

　一般にベッドの高さは下腿長の長さと言われています。最初に安定した座位のとれる高さを設定し、徐々に高さを上げ、立ち上がりやすさと座位の安定性の確保のしやすさの両方ともに納得のいく位置で設定するのがコツです。このときマットレスの弾性も考慮します（図2-5）。

②背上げ調整

　背上げの機能はベッドによってさまざまです。最近では高性能な背上げ機能をもち、体に負担が少ないものがあります。施設では、3～5枚ボトムの蝶番の動きによる背上げ機能のベッドが多く利用されているようです。人間の脊柱の動きはドアの蝶番のように単純なものではありません。機械的な動きを体にきっちり合わせることは困難です。どうしても多少のずれが生じ、さまざまな身体への影響を与えます。背上げ時にはそのようなことへの配慮が必要です。

第2章 居室の環境整備

図 2-4 居室環境整備

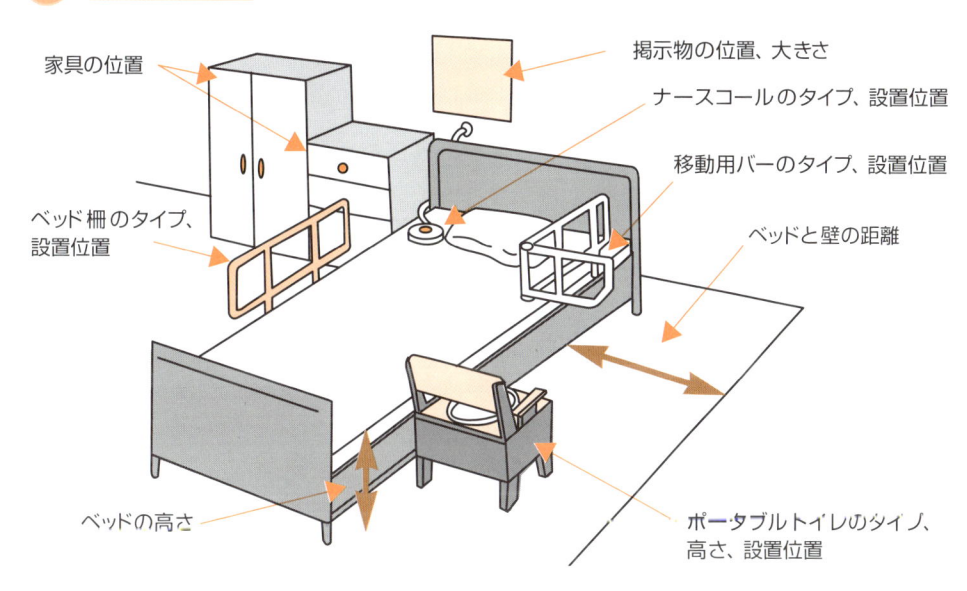

- 家具の位置
- 掲示物の位置、大きさ
- ナースコールのタイプ、設置位置
- 移動用バーのタイプ、設置位置
- ベッド柵のタイプ、設置位置
- ベッドと壁の距離
- ベッドの高さ
- ポータブルトイレのタイプ、高さ、設置位置

図 2-5 ベッドの高さの決め方

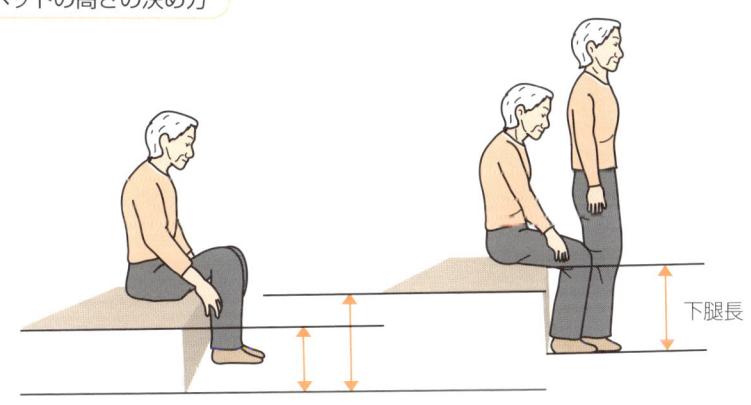

足底がしっかり床に着く高さ　　立ち上がりが容易な高さ　　下腿長

徐々に高さを上げ、適切な高さを決める
（一般的には下腿長の高さ）

(3) マットレス

　マットレスの選定は褥瘡予防だけでなく、快眠や腰痛対策、ベッド上での起居動作（人間が日常営む動作）などに非常に重要な要素です。繊維性、ウレタン性、エア、ゲル、ウォーターあるいはこれらを組み合わせたハイブリッドタイプなど多数あり、特徴もさまざまです。

　選定については、動きやすさ、通気性、体圧分散効果など、利用者の状況を考慮します。簡単なチェックポイントを図2-6に示します。

　エアマットは褥瘡のケアに有用なマットですが、安易に導入すると、座位の安定性を奪い、自立を阻害する場合もあります。セラピストと看護・介護スタッフで、動作面、皮膚の状態などを十分検討して、タイプや使用期間を決定します。導入した場合は、エアマットのコンプレッサーの体重設定や背上げをしたときに底づき（臀部が寝具等についてしまう）していないかなどをチェックすることが重要です。

図2-6　マットレスのチェック

ベッドとの相性
大きさや背上げ時のずれなどをチェックします。

弾力性
あまり沈み込むものは座位バランスやベッド上の動作を阻害します。
硬すぎて動作がしにくくなる場合もあります。

体圧分散効果
さまざまなグレードのものがあります。褥瘡予防なのか治療用なのか、治療用の場合でも褥瘡の程度によって使い分けが必要です。また背上げ時や端座位の底づき、エアーマットの圧調整などチェックが必要です。

通気性・通水性・保温性
快適な睡眠に影響する要素です。素材や季節によってかなり違いがあります。

メンテナンス
耐久性や衛生管理、経済性も重要な要素です。

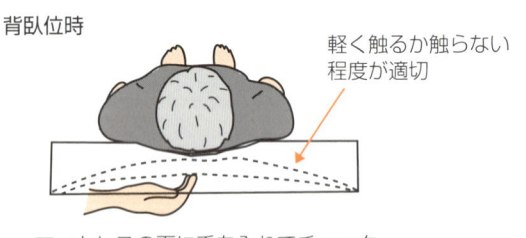

背臥位時
軽く触るか触らない程度が適切
マットレスの下に手を入れてチェック

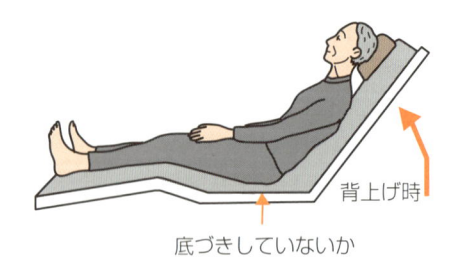

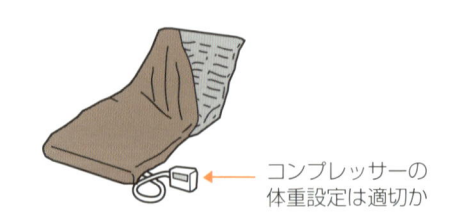

背上げ時
底づきしていないか

コンプレッサーの体重設定は適切か

（4）ベッド柵、移動用バー

　ベッド柵は睡眠時の転落防止、起き上がり補助、座位保持の補助、移乗動作の補助のほか、杖を立てかけたり、ナースコールやティッシュなどを固定したりと、さまざまな目的で利用されます。目的に応じてタイプ、設置位置、設置本数などを決定します。

　移動用バーは、移乗動作をより安全に支援する用具として有用です。全ベッドに取り付けている施設もあります（本来ベッド柵は転落防止柵であり、移乗や移動の手すりとしての使用はしないのが原則です）。

　移動用バーの握り位置の高さ、ベッドの高さ調整による影響、取り付け方法などタイプによって異なります。短期入所者の場合は、自宅で使用しているものとできるだけ同タイプのものを準備し、同じ位置に設置します。

（5）ポータブルトイレ

　やむを得ず居室内でポータブルトイレを使用する場合は、高さ、肘掛けのタイプ、便座の形状、設置位置などを検討する必要があります。

　高さは移乗動作を考慮してベッドの高さと同じにします。移乗動作の能力に応じて移乗側の肘掛けが取り外せるものを選びます。高さの調整ができない場合は、補高台を作製するのも方法です（写真2-2）。

　一口にポータブルトイレといっても、材質や便座のホールの形状などさまざまです。施設にいくつかタイプがあれば、それぞれの特徴について十分把握しておく必要があります。女性で円背が強いケースには、背もたれからホールの位置までの距離が短いタイプを選ぶと、排尿時にトイレへうまく排泄できない場合があります。

写真2-2　ポータブルトイレの補高台

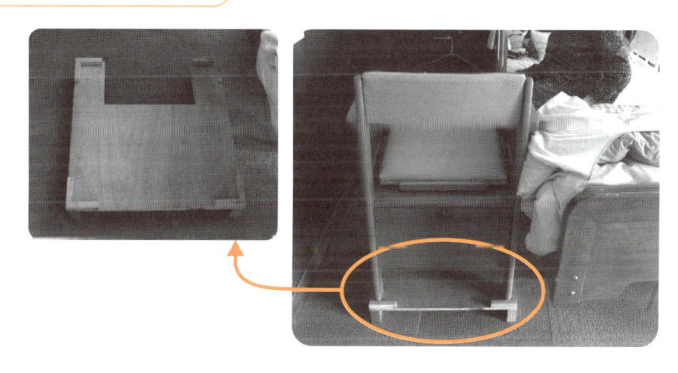

ポータブルトイレを夜間のみ設置して使用するケースでは、どのスタッフが設置しても適切な場所に配置できるよう、床に目印をつけておくとよいでしょう。わずか数センチのずれが自立を阻害したり、事故につながる場合があります。

　ポータブルトイレの蓋は、折れ式の2枚蓋、蝶番式の1枚蓋、あるいは後方へ落とし込むものがあります。どのタイプも蓋を閉めるとき、蓋を自然に落下させると、約80デシベルの音が出るので、同室者から音に対する苦情が出ることもあります。衝撃吸収材（薄いスポンジのようなものでよい）をポータブルトイレの蓋が当たる部分に取り付けると軽減できます。

(6) 家具類の配置と日常生活用品の収納

　ベッドの配置などの設定がおおむね終了したら、ナイトテーブルやタンスなどの位置を決定し、衣類や日常生活用品の収納を行います。このとき利用者が、どの姿勢で、どの位置までであれば安全に品物を出し入れできるかを確認し、よく使うものとそうでないものを分類して配置することが重要です。危険な範囲はマークなどをして、「こちらの品物を出し入れされる場合は、恐れ入りますがスタッフをお呼びください」などの掲示をするとよいでしょう。

　車椅子使用者の場合、タンスに"けこみ"（フットレストが当たらないようなスペース）が設けていない場合は、距離が遠くなり自分で衣服の出し入れをすることが難しくなったりします。棒の先にフックをつけてハンガーをとりやすくする自助具を作製したり、収納するバーの位置を工夫したり、自分で出し入れできるよう検討します。

　このような配慮をすることで自立を高めることができ、転倒事故を未然に防止する一助となります（図2-7）。

図2-7　自分で取り出しやすい環境への配慮

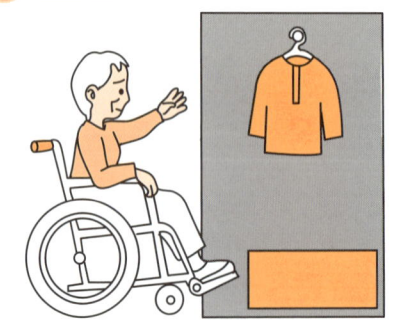

下に物が置いてあり、中まで入っていけない。加えてハンガー掛けが中央にあり取りづらい

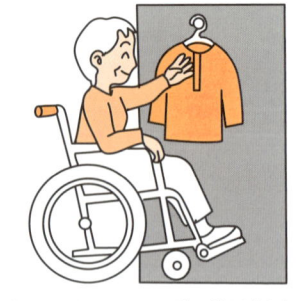

物をなくし、ハンガー掛けを近くにすることで容易に取り出せる

(7) ナースコール

　ナースコールは、押しやすいタイプを選定し、認識しやすい工夫をして、本人が操作しやすい位置に設置します。ケースによっては独自に作製する場合もあります。またナースコールは工夫によって、センサーマットなどへの利用も可能です。

(8) 居室内の掲示物

　居室内の掲示物は、本人の視線の高さ、視力、視野、認知能力に応じて設置場所や表示角度、表示の大きさ、色など個々に検討する必要があります。
　紙を三つ折にして三角柱を作り表示角度を変えたり、台紙の色や形を工夫して注意を促すなど、さまざまな工夫が考えられます。

2 ある程度の期間、生活をみて実施する環境整備

　環境整備には、前述したように早さが要求されるものもあれば、生活状況を観察しながら調整していくものもあります。入所者が居室での生活に慣れてきたころに居室を見渡すと、実に多くの支援対象があります。シーツ交換のときでもかまいません。利用者のベッド周辺をよく観察してください。日常のケアのなかで、居室環境への新たな支援対象が見つかるはずです。以下に具体的な観察の例を紹介します。

(1) 杖を置く位置

　図2-8をご覧ください。よく見かける光景かもしれません。ベッドAのベッド柵にはT字杖が引っかけてあります。どうやら杖歩行の方のようです。これを見て、皆さんは何を考え、どのような想像をめぐらせますか？
　まずこの方にとって、なぜベッド柵のこの位置に杖を置く必要があるのでしょうか。杖が置いてある側に起き上がり、立ち上がって歩くときに杖がすぐ取れるためにだと思います。そうだとすれば、体の左側に何らかの障害がある方です。しかし、杖はベッド柵に立てかけてあるだけです。ちょっとベッド柵に触ったりすると、杖は容易に床に倒れてしまいそうです。その杖を拾おうとして転倒される可能性も予測されます。

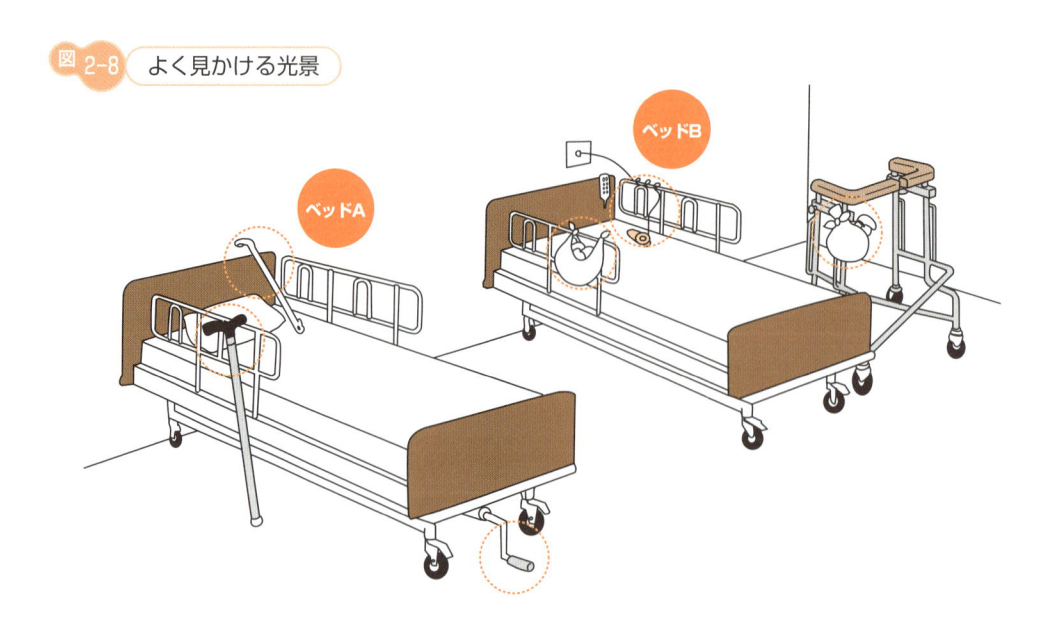

図 2-8　よく見かける光景

つまり、杖を安定してこの場に置ける支援が必要です。フックなどを取り付ける方法もありますが、ベッド柵は何かと体が触れる場所なので、金属性のものや大きく出っ張るものは危険です。そこで、飲料水の紙パックを利用して杖フォルダーを作製すると便利です（図2-9）。柵に既成の杖フォルダーを取り付ける方法もあります。

（2）孫の手の役割

さらにベッドAには、頭の部分に孫の手が置いてあります。孫の手はベッドサイドでよく見かけるものですが、使用目的としては、背中をかくこと以外に使われていることが多いようです。物を引き寄せるため、カーテンの開閉、届かないスイッチを押すためといった場合もあります。上肢や体幹の動きに問題がある方の場合、使用目的によってはリーチャーなどの自助具を作製する必要があります。簡易なものは、虫取りの網を利用するとすぐに作製できます（図2-10）。

ベッドAのような手動式の背上げ、足上げ、高さ調整機能をもつベッドを採用している施設では、調節用のバーが立ったままになっていないかつねに注意が必要です。

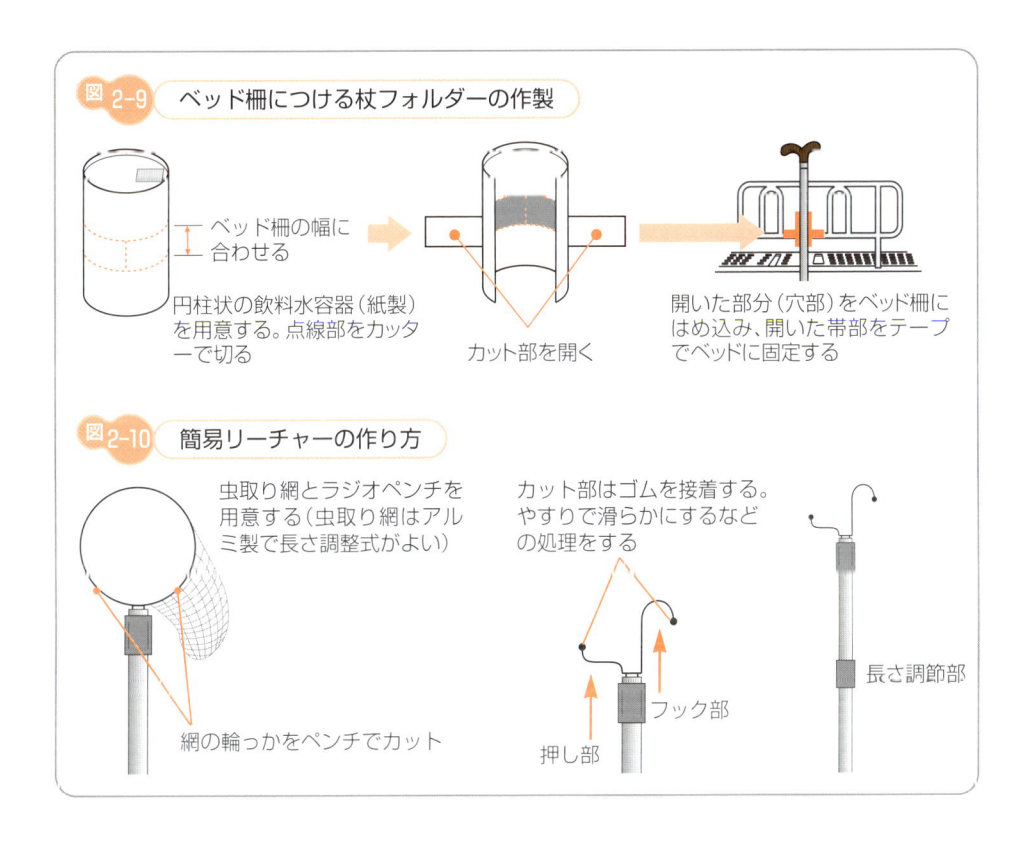

図2-9　ベッド柵につける杖フォルダーの作製

円柱状の飲料水容器（紙製）を用意する。点線部をカッターで切る

ベッド柵の幅に合わせる

カット部を開く

開いた部分（穴部）をベッド柵にはめ込み、開いた帯部をテープでベッドに固定する

図2-10　簡易リーチャーの作り方

虫取り網とラジオペンチを用意する（虫取り網はアルミ製で長さ調整式がよい）

網の輪っかをペンチでカット

カット部はゴムを接着する。やすりで滑らかにするなどの処理をする

押し部　フック部　長さ調節部

(3) 何気なく置かれている"袋"

　次に図2-8のベッドBを見てみましょう。歩行器を使われている方です。歩行器に袋が結びつけてあります。これもよく見かける光景です。袋の中には、施設の売店で買ってきた物が入っていたり、洗濯物が入っていたりとさまざま。人の移動には、自分が動くだけでなく、物を運ぶことを求められることがあります。この歩行器には物を運ぶ機能が備わっていないため、この袋があるわけです。片側だけに物が下がっていると、歩行器の操作性が悪くなる場合があります。かごなどの物を入れる場所を用意することが必要になります。

　同じように、ベッド柵にも袋が結びつけてあります。袋の中には、身近になくては困るものが入っている場合もあれば、ゴミ袋として結んである場合もあります。目的を確認して、ベッド柵にボックスを設置したり（キャンプ用のものなどで、ベッド柵にしっかり固定できるものがあります）、ゴミ箱の高さや位置の工夫が必要となります。

　また、ナースコールはベッドの柵に巻きつけてあります。ナースコールに付いている既存のフックではすぐに外れて不安なため、落ちないように巻きつけてあることもあれば、大きく位置が変わると押せなくなるので固定してある場合もあります。ナースコールの位置をテープやプレートでしっかり固定する、コールのスイッチタイプを変更する、独自にナースコールを作製するなどの対応をします。

　このように、ベッド周囲や歩行器、車椅子に何気なく置かれているもの、取り付けられているものには、そこになければ本人にとって困るという必然性があります。利用者本人の工夫で解決している場合、私たちが勉強になるくらい工夫されている場合もあれば、工夫しているつもりがむしろ動きを阻害し、リスクを増している場合もあります。自立性を高め、事故を未然に防ぐ居室の環境整備を実施するためには、「そのものが、その場所にある必然性」に対して考え、プロとしての視点と技術で関わることが重要です。

III 事例にみる居室の環境整備

(1) 夜間転倒を繰り返す利用者

　事例の利用者はAさん、84歳の女性です。要介護度は3。障害老人の日常生活自立度はB2、認知症高齢者の日常生活自立度はⅢと判定されています。平成10年9月、11年9月と脳梗塞を2回発症されていて、左側の不全麻痺があります。また12年1月には転倒で左大腿骨頚部を骨折され、骨接合術をされています。セルフケアは食事を除いてすべてに介助を必要とします。移動には車椅子を使用されていますが、スピードが遅くて実用性はありません。ベッドと車椅子間の移乗は、移動用バーを用いれば、日中は軽く支える程度の介助で可能です。

　Aさんは12年3月、清雅苑に入所され、その後入退所を繰り返していました。14年5月の入所時にはADLが低下し、立位も不安定となっており、日中は傾眠傾向が強い状態でした。入所後に夜間と起床時に続けて2回転倒がありました。いずれも、自分でトイレに行こうとしてベッドから立ち上がった際の転倒でした。

(2) 転倒カンファレンス

　すぐにヒヤリハット報告書と転倒報告書をもとに、Aさんに対する転倒カンファレンスを開きました。入所当初、Aさんの夜間排泄介助は、21時の消灯後3時間おきにポータブルトイレ（夜間のみ設置）へ誘導となっていました。
　カンファレンスの結果、

> ①夜間に覚醒状態が良くないときは、立位バランスが著しく悪くなる
> ②尿意が一部残存しているため、尿意を感じたときは、自分で起き上がりポータブルトイレへ移乗しようとされるが、バランスが悪いことを認識していない。またそのとき、スタッフへのコールを促しても行ってくれない
> ③定時の誘導では排尿のタイミングが合っていない
> ④ポータブルトイレの設置位置が不適切

といった問題点が挙がりました。
　動作確認後、まずPTがポータブルトイレの適切な設置位置を決定しました。介護スタッフは1時間ごとの排尿チェック表を作成して、夜間のポータブルトイレ誘導を試みました。誘導の時間だけでなく、Aさんの部屋の前を通る際には、

全スタッフが状況を確認することにしました。しかし効果はなく、その後も夜間の転倒は続きました。

再度カンファレンスを実施した結果、うまくいかなかった原因として、

> ①排尿パターンがバラバラで排尿チェック表からはパターンが把握できず、タイミングの合わない誘導が本人の睡眠の阻害になっている
> ②スタッフによってポータブルトイレ設置位置に微妙なズレがある
> ③ポータブルトイレへの動作パターンの習得が十分できていない

などが挙げられました。これらの対応策として、ナースコールマット（清雅苑では、ベニヤ板とアルミホイールを利用して、自作でナースコールマットを作製しています：作製方法→図2-11、設置例→写真2-3参照）を設置することにしました。ナースコールマットは床に置くことで利用者がベッドから起き上がり、マット上に足を置いたときナースコールが鳴る仕組みです。これにより転倒のリスク管理をしつつ、尿意で本人が排泄しようとするタイミングに、介護スタッフが即座に対応できるようにしました。

同時にリハビリで移乗動作の練習や転倒予防の機能訓練を実施するとともに、再度移乗しやすいポータブルトイレの位置をPTと看護、介護スタッフで決定し、夜間誰が設置しても同じ位置に設置できるよう、床にマーキングをしました。また夜間はベッドランプを常時点灯させておくこととしました。

(3)「ナースコールタオル」の作製

しかしAさんの場合、写真2-3のマットタイプでは、コールが鳴ってスタッフが駆けつけたときにはすでに立ち上がっていることが多く、未然に転倒が防止できないとの意見が、次のカンファレンスで挙げられました。そこでPTが、Aさんの起き上がりパターンを詳細に分析し、介護スタッフの協力を得て別タイプのセンサーを作製しました。通称「ナースコールタオル」と呼んでいます。

ナースコールタオルは、既存のナースコールとタオル、カットしたダンボール、洗濯バサミ（物干し竿を挟めるタイプ）、プラスチックのCDケースを加工したもの、ガムテープを利用して作製します（図2-12）。ナースコールはベッドのサイドボードに固定し、タオルはベッド柵に結びつけます。そしてタオルの一方（CDケースを切り取ったものを取り付けたもの）を洗濯バサミで挟みます。この際、タオルの垂れ具合を、起き上がりパターンを観察して決定します。

これにより、Aさんが起き上がろうと足を床に下ろす際にタオルが引っ張られ、

第2章 居室の環境整備

図 2-11 ナースコールマットの作り方

① 対象者が足を置く位置に合わせてベニヤ板をカットする（通常50×60cm程度）
② ①と同じものを2枚（足を乗せる上板と、床に敷く下板）用意する
③ 上下の板が合わさったとき板が回転しないように、凹凸部を作るための板を切る
④ ③の板で上の板に凸部を、下の板に凹部を作る
⑤ 上下の板の合わさる側の全面にアルミホイルを貼る（スティックのりで付く）
⑥ 下の板に、スポンジをカットしたものを貼る
⑦ 上下の板のアルミに、テープでコードを取り付ける
⑧ 上板と下板のスポンジ部を接着する
⑨ 滑り止めマットを、足を乗せる部分に取り付ける
⑩ 滑り止めマットを下板の裏面に貼るか、ナースコールマットを置く床に敷く

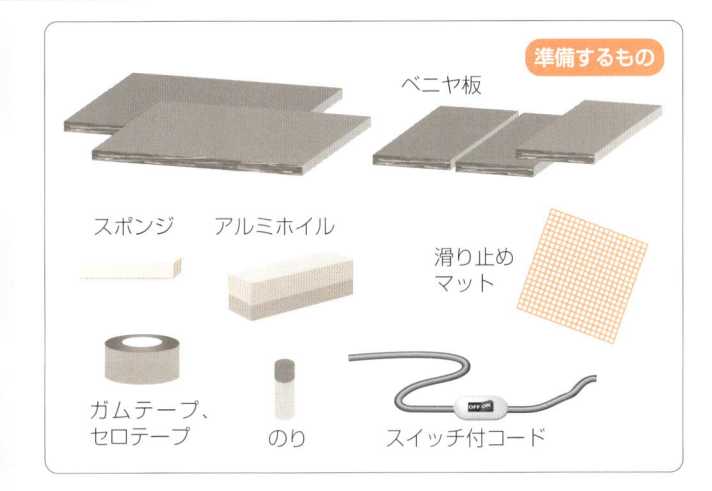

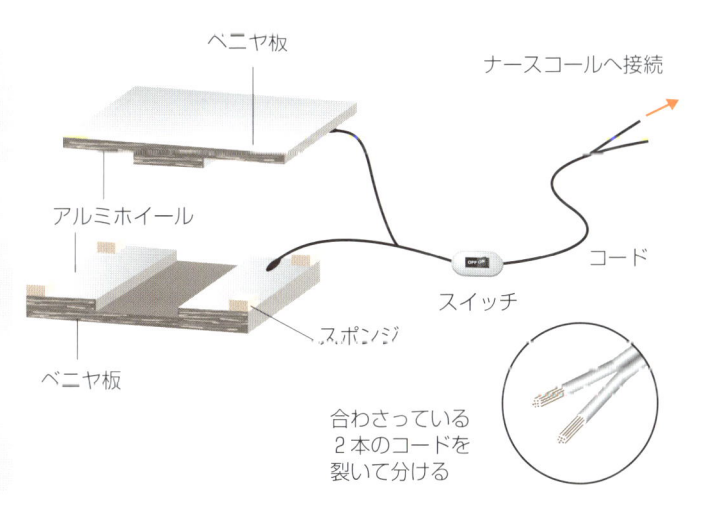

準備するもの：ベニヤ板、スポンジ、アルミホイル、滑り止めマット、ガムテープ、セロテープ、のり、スイッチ付コード

ナースコールへ接続
コード
スイッチ
アルミホイール
ベニヤ板
スポンジ
合わさっている2本のコードを裂いて分ける

写真 2-3 ナースコールマットの設置例

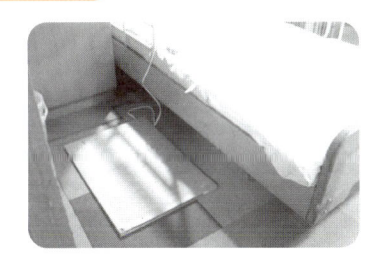

033

図 2-12 ナースコールタオルの作り方

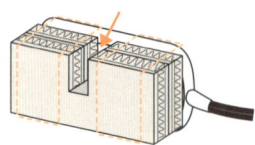

準備するもの
- タオル
- ナースコール
- ガムテープ
- プラスチック製CDケース
- ダンボールをナースコールサイズに合わせて2枚カットしたもの
- 洗濯バサミ 物干し竿が挟めるタイプのもの

①ナースコールに合わせてカットしたダンボールを、ガムテープで固定する

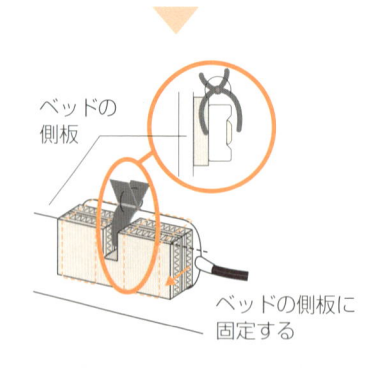

②洗濯バサミを固定し、ベッドの側板にガムテープで固定する

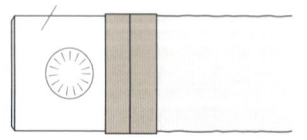

③CDケースをカットしたものを、ガムテープでしっかりとタオルに固定する

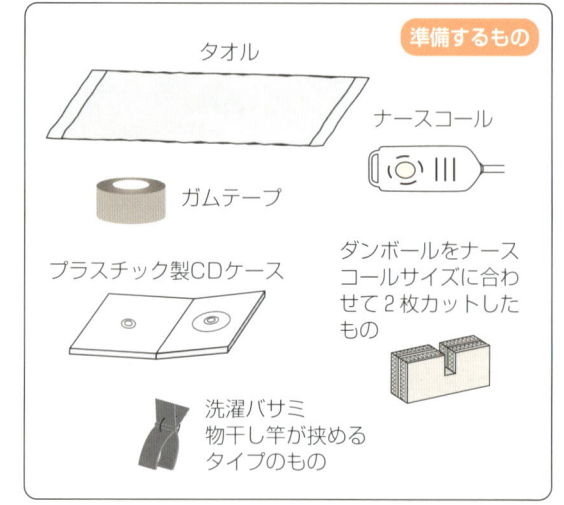

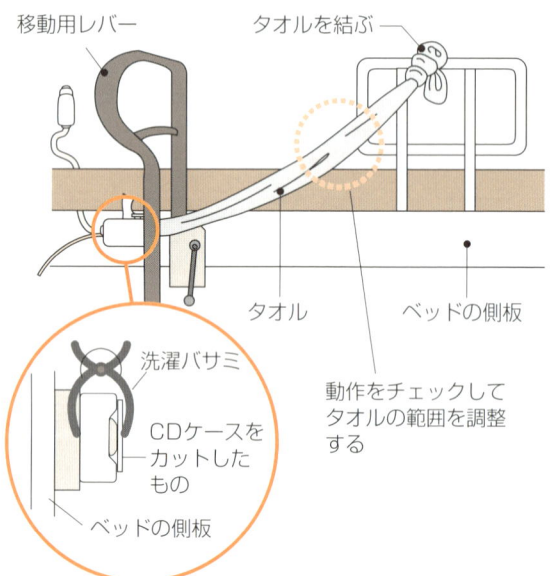

動作をチェックしてタオルの範囲を調整する

図 2-13 ナースコールタオルの使用例

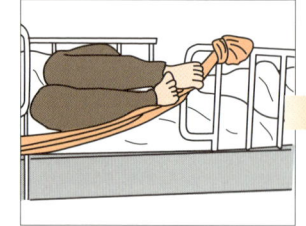

起き上がろうとベッド柵から足を下ろす

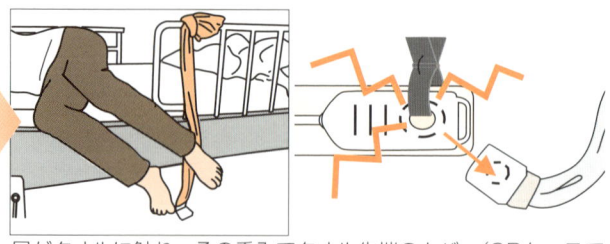

足がタオルに触れ、その重みでタオル先端のカバー（CDケースで作製した部分）が外れ、洗濯バサミがナースコールを押す

ナースコールに止めてあったタオルが外れ、洗濯バサミに挟まれてコールが鳴る仕組みです（図2-13）。CDケースの滑りと洗濯バサミの固定力で微妙な固定が得られ、布団操作時の誤作動も少なく、足にまとわりついて転倒につながる危険性も見られませんでした。

この結果、設置前8回あった転倒（いずれも外傷はなし）が3回（この3回はいずれも、ナースコールタオル設置が決まった初期に、タオル固定をミスしたことによるもの）に減少しました。その後のカンファレンスにより、ナースコールタオルの設定方法を確認し統一することで、6か月経過した現在、転倒回数はゼロとなっています。

また、夜間にスタッフの声かけで排尿誘導されることなく、本人の意志で起きられることが多くなったため、睡眠のリズムが良くなり、日中の傾眠傾向が減少しました。

夜間転倒に対してナースコールを工夫した事例を、環境整備という側面から解説しました。施設によってはコールのタイプが違いますし、既成の離床センサーも何種類か販売されています。またこの事例では、ナースコールタオルを設置することだけで転倒がなくなったのではありません。ケアスタッフとリハビリスタッフが協働して、環境整備を含めて総合的に、利用者の夜間の排泄と転倒対策に取り組んだ結果です。

整備された環境やすぐれた福祉用具も、本人や関わるスタッフがどう使っていくのかを検討・工夫し、トレーニングしていかなければ、生きた環境整備、生きた福祉用具にはなりません。

Ⅳ 居室環境整備の支援対象

(1) ベッド周囲を彩る生活用品類

　これまで紹介した居室内の環境整備対象は、利用者を取り巻く生活環境のごく一部です。実際のケアの場では、ベッド周辺を見渡したけで実に多くの生活用品が置かれています。

　以下に居室環境整備のまとめの意味を含めて、清雅苑での調査結果を報告します。前項でベッド周囲や歩行器、車椅子に何気なく置かれているもの、取り付けられているものなど、「そのものがその場所にある必然性」に対して考え、プロとしての視点と技術で関わることの必要性を解説しました。利用者の生活拠点である居室のベッド周囲には、実にたくさんの物があふれており、それらはすべて何らかの支援対象になりうる可能性があります。

　そこで、利用者の居室にはいったいどれだけの物があって、どのように配置されているのか、介護スタッフに調査してもらいました。対象となった方は、平成16年3月時点で清雅苑に入所されていた利用者のうち、調査許可が得られた72名です。利用者の内訳は女性58名、男性14名で、平均要介護度は2.7です。ベッド周囲とナイトテーブルは図2-14のようになっています（ベッドとナイトテーブルの位置関係は個々の利用者で異なります）。

　調査場所は、ベッド周囲を①ベッド頭側、②利用者が寝たときのベッド右側、③ベッド左側、④ベッド足側、⑤ナイトテーブルの上、⑥ナイトテーブル引き出し、⑦ナイトテーブル開き戸の収納部上段、⑧収納部下段の8つの領域に分け、それぞれにどのようなものが置いてあるのか調査しました。

　結果は、ベッド周囲だけで一人平均27種類（最小8、最大52）の物品があり、全利用者でみると1914個、206種類にも及びます。

　その中で、置かれている全物品のベスト5は図2-15のとおりです。汗やよだれを拭き取るタオル、鼻をかんだり汚れを拭き取ったり、ときには物を包んだりと用途の多いティッシュペーパー、水分摂取のためのコップ、間食用のお菓子、置き時計といったものがベッド周囲に多く置かれています。つまり、飲食に関わるものと体から出てくるものの処理に使われるもの、そして情報を得るものであり、生活の中でも最も重要な要素である食事、排泄、コミュニケーションの縮図がベッド周囲にあるといえます。

第2章 居室の環境整備

図 2-14 ベッド周囲の場所別物品（上位5品目）

ナイトテーブル引き出し
- ペン
- メガネ
- くし
- ハサミ
- お菓子

(0, 10, 20, 30, 40)

ベッド頭側
- ナースコール
- 衣類
- タオル
- ティッシュ
- 枕

(0, 20, 40, 60, 80)

ナイトテーブルの上
- ティッシュ
- 楽のみ器
- テレビ
- 時計
- コップ

(0, 20, 40, 60, 80)

ベッド左側
- 毛布
- カバー
- ふとん
- ナースコール
- タオル

(0, 2, 4, 6, 8, 10)

ナイトテーブル収納部上段
- ティッシュ
- タオル
- 衣類
- お菓子
- おむつ

(0, 10, 20, 30)

ベッド右側
- イヤホン
- カバー
- ヘッドランプ
- ナースコール
- タオル

(0, 10, 20, 30, 40, 50)

ナイトテーブル収納部下段
- 化粧品
- タオル
- 衣類
- お菓子
- おむつ

(0, 5, 10, 15, 20, 25)

ベッド足側
- クッション
- タオルケット
- マット
- 毛布
- 布団

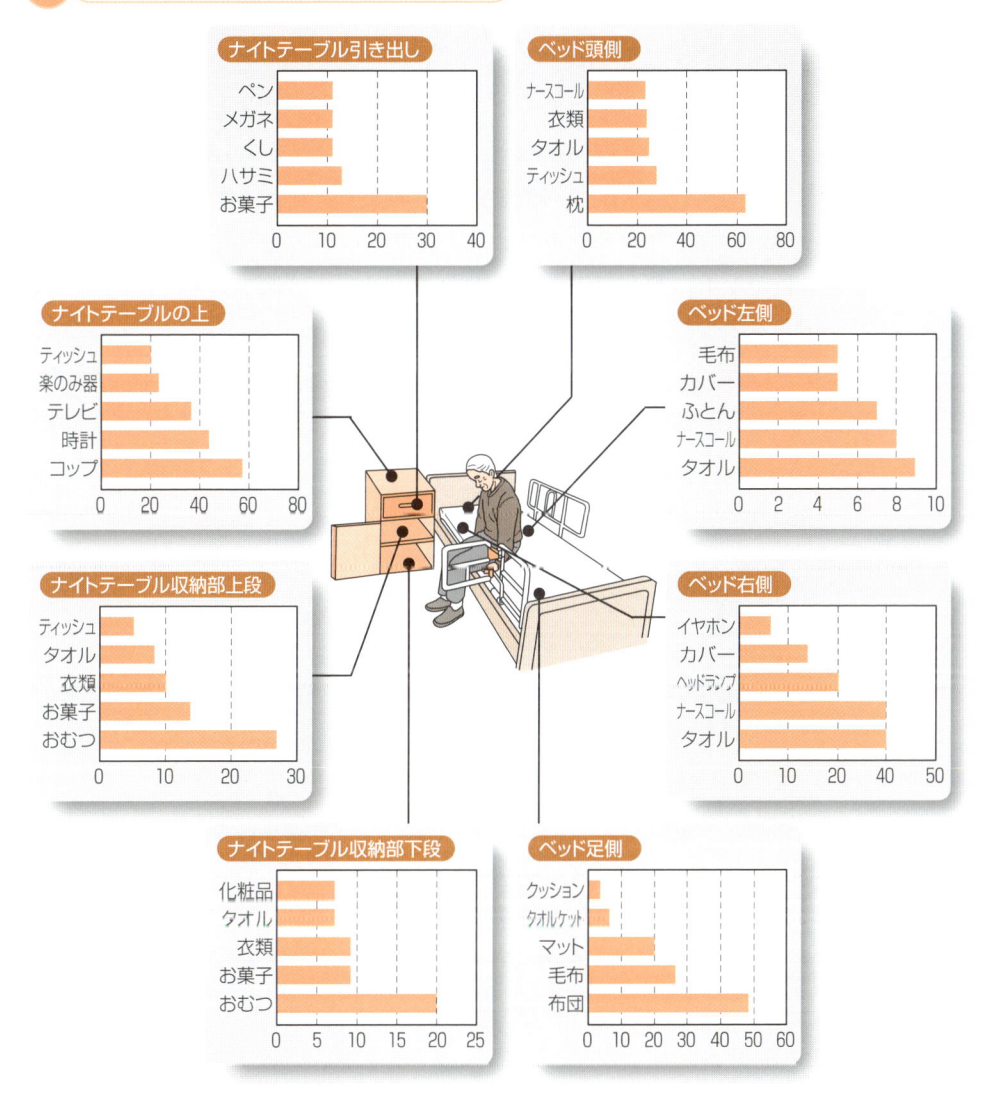

(0, 10, 20, 30, 40, 50, 60)

図 2-15 ベッド周囲の物品（上位5品目）

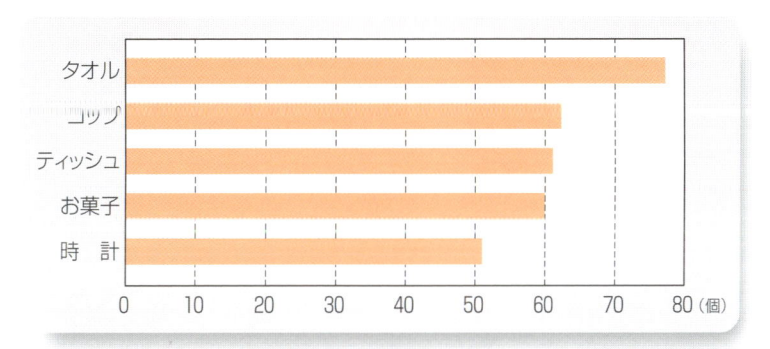

- タオル
- コップ
- ティッシュ
- お菓子
- 時計

(0, 10, 20, 30, 40, 50, 60, 70, 80（個）)

生活の自立度が低下すると、ベッド周囲に置かれる物品数が減少する？

　物品を8つの領域別にみると、ナイトテーブルの上と引き出しに置かれている物品が最も多く、次にベッド頭側となっています（図2-16）。また、図2-14には、物品の内容を場所別に上位5品目を示しています。ナイトテーブルの上はコップや湯呑みといった水分摂取の道具と、テレビや時計の情報系物品、引き出しには文具、食品が多く、最も身近なベッド頭側では、ナースコールや衣類にやはりティッシュ、タオル類となっています。

　ベッドの左右にはナースコールやタオル、ベッドランプやイヤホンなどが、ベッド柵にさまざまな方法で固定され、落ちないように配置されていました。物品数は、左側より利き手の右側に多い傾向があります。ナイトテーブルの上下段は、スタッフが出し入れをする物やよく使うものの買い置きが多いようです。ベッド足側は寝具や挙上マット、クッションなどが大半でした。

　図2-17は、物品の種類の平均値を要介護度別に示したものです。ここでは興味深い結果が得られました。要介護度が上がるにつれて、物品の種類が減少しています。生活の自立度が低下すると、ベッド周囲に置かれる物品数が減少するともいえそうです。

　また、これまでの中でベスト5に出てくる物品は、生活上なくてはならない物品ばかりです。次に、直接的に生活には関わりませんが、趣味や娯楽用品、装飾品など、楽しみの要素に関わる物品の上位5品目を調べたものが図2-18です。主流を占めているものがテレビや本です。

図2-16　ベッド周囲、場所別の物品数

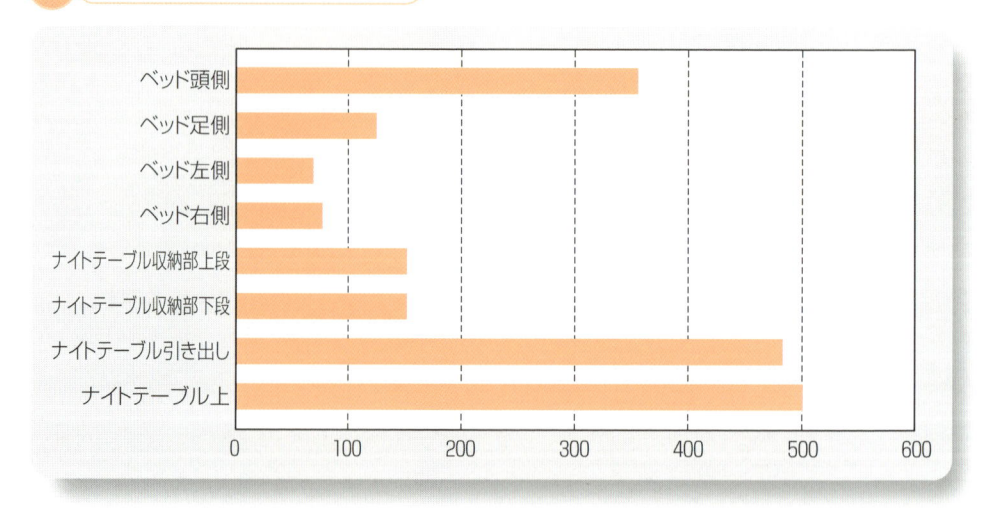

図 2-17 ベッド周囲の物品数（要介護度別）

図 2-18 趣味、娯楽品の上位5品目

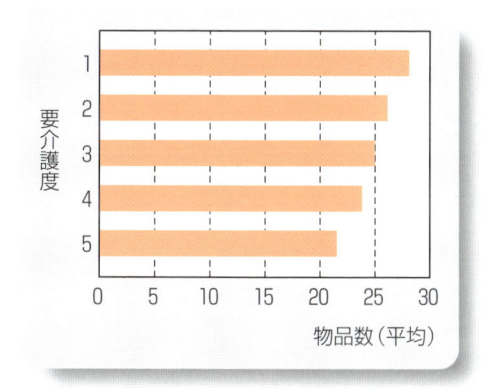

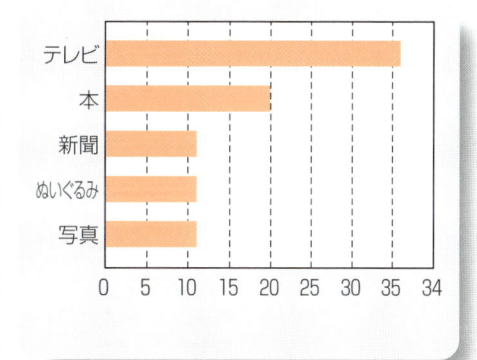

（2）施設の居室における環境整備の必要性

　筆者は訪問リハビリで在宅にうかがいます。在宅に一歩足を踏み入れることは、その人の心の中に入るようなものといわれるくらい、家の中に置かれているさまざまなものから、その人の生活史や人柄、関心のあることが伝わってきます。

　一方、施設の居室は、その人を感じる材料がかなり少ないことが、今回の調査から再確認できました。その理由として、個人の専有スペースの問題、家具はほとんど同じものが使われていること、老人保健施設の場合「終の棲家」ではない、などが挙げられます。

　また、ベッド周囲の物品が増えすぎることは、機能性やリスク管理の面から好ましくないかもしれません。あるいは、家族などの支援者自身がセルフケアや移動といった側面にしか援助の視点を置いていないため、それに関連する物品しか置かれないのかもしれません。看護・介護の側には、単にリスクや身体機能、介護しやすい環境の面だけに配慮した居住環境へのアプローチでなく、生活者としての個性を支援する視点が必要だと感じました。

　清雅苑では、利用者のカルチャー教室での作品やさまざまな活動報告など、ホールや廊下といった環境にはかなり力を入れてきたつもりですが、今後は、今回の調査をもとに、個々の居室においても、その人の個性が感じられ、コミュニケーションの活性化や在宅復帰に向けた、気持ちを喚起させる一助となるような環境整備を心がけていくつもりです。

第3章 起居動作とその介助

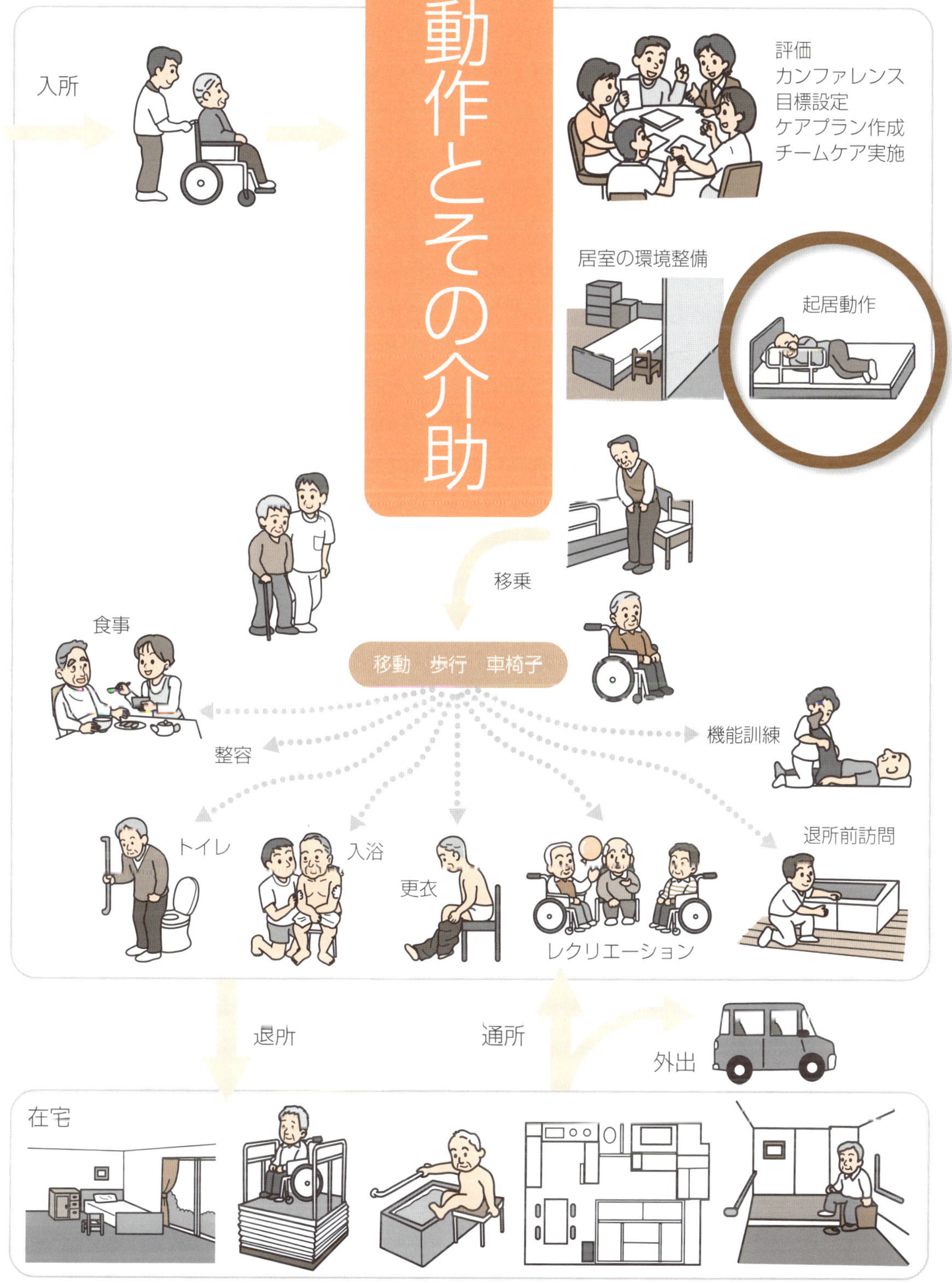

入所

評価
カンファレンス
目標設定
ケアプラン作成
チームケア実施

居室の環境整備

起居動作

移乗

移動　歩行　車椅子

食事

整容

機能訓練

トイレ

入浴

更衣

レクリエーション

退所前訪問

退所　通所　外出

在宅

本章からは、可能な限り主体的で自立した生活を支援する具体的方法を示していきます。まず筆者が考えた自立を促す介護のための10か条を解説した後に、一つひとつの介護技術の解説をします。

自立を促す介護10か条

1条　安全への配慮

　介護技術や介護環境、服装、体調などへの配慮のほか、動作介助の途中で「自分には無理だ、危険だ」と感じても、「せっかくここまで起こしたのだから」「やっと立ってもらったのだから」と、業務を早く終了させることを優先させがちです。即座に介助を中断して、元の位置に戻るといった『心のブレーキ』がかけられることが事故を防ぐために重要です。

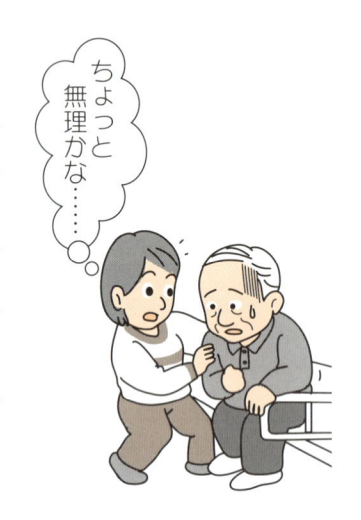

2条　目的をはっきり伝える

　例えば起き上がり動作を介助する場合、利用者のベッドサイドに駆け寄ったかと思うと、いきなり名前を呼んで「ハーイ1・2・3！」とかけ声だけで上体を起こすような介助をする場面を見かけることがあります。これでは、本人に力があっても協力のしようがありません。

　これから何をするのか、どのように協力していただきたいのかをはっきり伝えることが重要です。入所が長期化している利用者に対しては、「毎日のことだから」と、このようなことが起こりがちです。

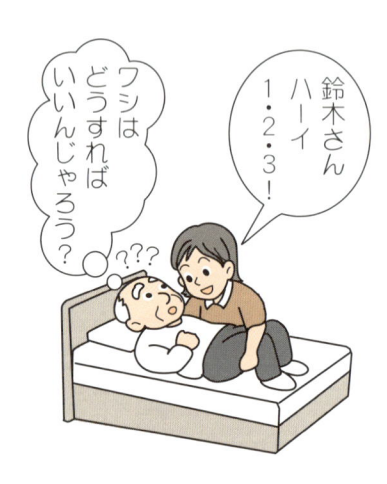

3条　すべての動きは頭の動きがカギ

　人の動きは重心（釣り合う場所）の移動により起こります。これには頭部の動きが重要なカギとなります。まず動きたい方向に頭が向くことがポイントです。

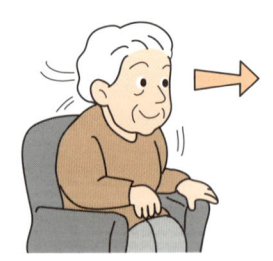

第3章 起居動作とその介助

4条　口頭でタイミングの良い刺激

介護の途中で助言や励ましを上手に入れることは、自立を促す一助となります。単に「起き上がってください！」など抽象的な指示ではなく、力を入れる場所、方向、つかまる位置などを具体的に指示し、刺激を入れ、力を入れて欲しいところは介護者の手で軽く叩いたり、擦ったりして注意を促すのも方法です。

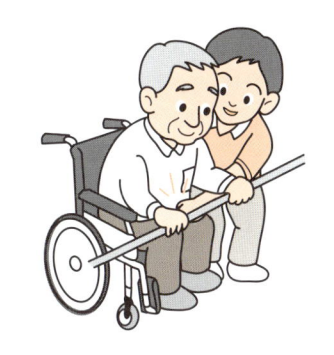

5条　3秒待てる心の余裕

難聴で指示の入りにくい利用者やパーキンソン病の方などの場合、刺激が入ってから反応が起こるまでに非常に時間がかかります。即座に「できない」と判断せず、動きが出てくるかどうか少し待つ余裕が必要です。

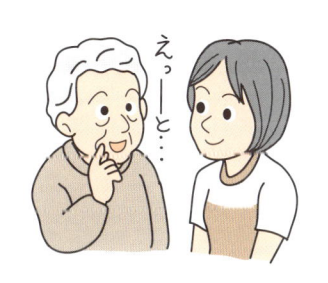

6条　相手と自分を知る

利用者のできる動作とできない動作を適切に把握すること（これはすべての動作を介助しているとわかりません）と同時に、自分の介護技術、力の限界を知っておくことが大切です。

当然、身長185cm体重95kgの男性を、身長140cm体重40kgの女性が介助するのと、身長190cm体重100kgの男性が介助するのとでは、技術の差はなくても力の差が出るでしょう。自分の限界を知ることが事故を未然に防ぎます。

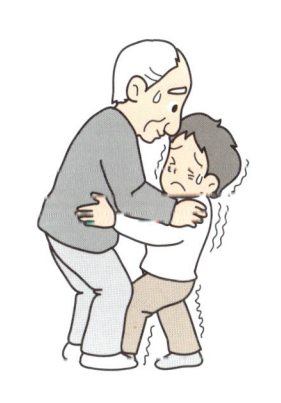

7条　自分が無理をすれば相手も苦しい

自分が力の限りを尽くして介助しているときは、相手の状況を判断する余裕がありません。このようなときは得てして、介護されている側も痛みや苦しさを我慢している場合が多いようです。

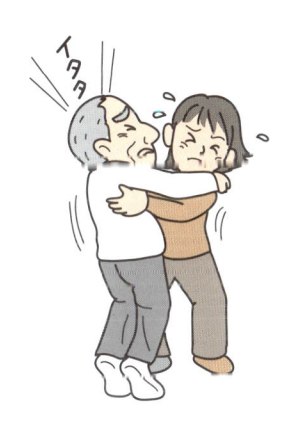

8条　後先のことを考えよ

例えば、座位バランスの悪い利用者をやっとの思いで起こし、その後車椅子に移乗介助をしようと思ったら、車椅子が遠くに置いてあった……。このような経験はありませんか？この場合、利用者から手を離して車椅子を取りに行くと、利用者を転倒させてしまいます。

最初から次に何をするのかを考え、準備をしておくことが大切です。

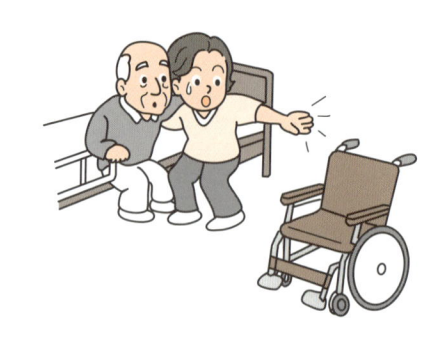

9条　服装・環境への配慮

介護しやすい服装、前章で述べた自立を促す環境整備が重要です。

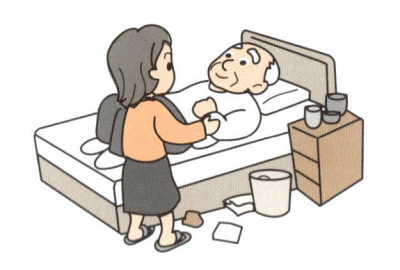

10条　福祉用具の上手な利用

ベッドの背上げ機能やリフトなどの大型用具をはじめ、回転板やスライディングシート、スライディングボード、介助ベルトなどの簡易なものまで、用途に合わせて使いこなせると大きな助けとなります。

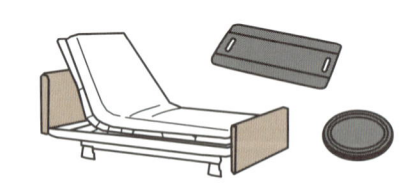

ベッド上での起居動作

　第2章の環境整備が整ったら、動作の確認を行い、動作指導や介助量の決定を行っていきます。

　居室内で確認すべき動作は、ベッド上での寝返り、起き上がりに始まり、車椅子やポータブルトイレへの移乗、タンスのドアや引き出しの開閉、居室内のスイッチ類の操作、カーテン類の操作など数多くあります。

(1) 寝返り

　（自立を促す介護10か条の）第3条にあるように、人の動きは頭部の動きが非常に重要になってきます。人は動きたい方向に頭を動かし、重心の位置を変えることによって移動します。寝返りの場合も例外ではありません。シーツ交換時や清拭のときなど、仰臥位（仰向け）から側臥位（横寝）へ姿勢を変えてもらうことはよくあると思います。そのとき、力任せに押したり引いたりしていませんか？　手足が不自由でも、頭を少しベッドから浮かすことができる方であれば、ほとんど力を使わずに横になることが可能です。

　まず両足を曲げます。この状態で、寝返りたい方向に少し足を倒すだけで寝返る方向に大きな力が働きます（図3-1：次頁）。次に、肩甲骨をベッドから浮かすように上肢を動かします。ベッド柵をつかまえるようにしてもよいでしょう。すでにかなりの力が寝返りたい方向に働いています。しかしこのとき、頭が寝返る方向と反対方向を向いていると体は回転しません。よく、体が緊張して頭の位置が反対方向に反っている状態で寝返り介助をしている場面を見かけますが、この状態では頭の重さが寝返りを妨げる方向に働くため、かなり力が必要となります。そこで、寝返り方向を向いて少し頭を持ち上げると、重力の力で容易に体は側臥位になります。

　片麻痺の場合、股関節や膝が曲がらないなど、さまざまな状態の利用者がいると思います。まずポイントは頭の位置です。次にできる限り寝返り方向に有利な力が働くように、動く範囲で上下肢の位置を工夫することです（図3-2：次頁）。この2つを押さえれば、後は本人の力でほんの少し頭を持ち上げてもらうだけです。介助者はほとんど力を使わずに寝返りが誘導できます。頭を持ち上げたときに腹筋にも力が入るので、筋力の維持にもつながります。

図 3-1　寝返り

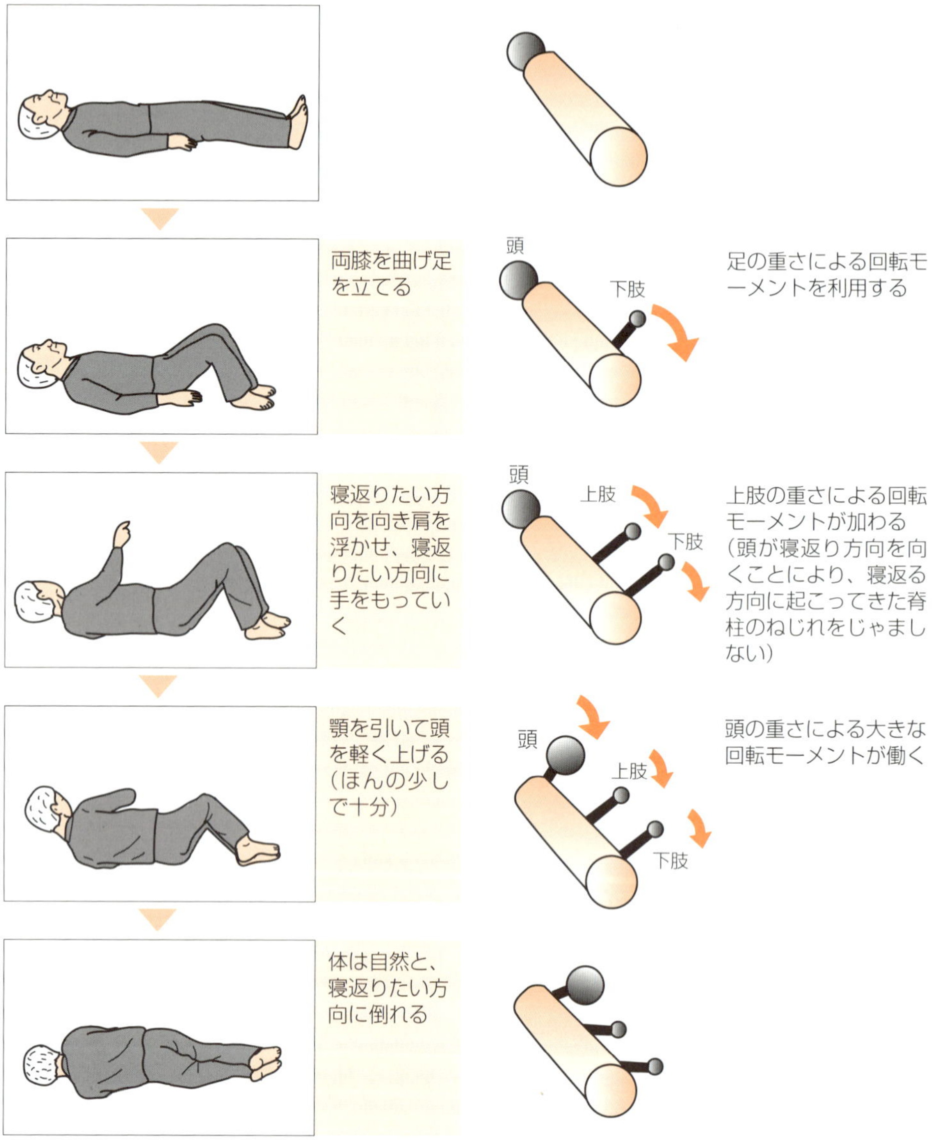

	両膝を曲げ足を立てる
	足の重さによる回転モーメントを利用する
	寝返りたい方向を向き肩を浮かせ、寝返りたい方向に手をもっていく
	上肢の重さによる回転モーメントが加わる（頭が寝返り方向を向くことにより、寝返る方向に起こってきた脊柱のねじれをじゃましない）
	顎を引いて頭を軽く上げる（ほんの少しで十分）
	頭の重さによる大きな回転モーメントが働く
	体は自然と、寝返りたい方向に倒れる

図 3-2　寝返り図

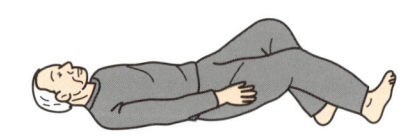

健側の下肢を麻痺側下肢の下に敷きこむ　　　　寝返る側と反対の下肢を上に組む

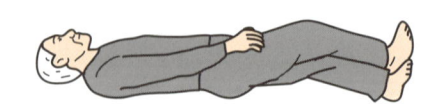

(2) ベッド上の移動

　ベッド上で、体の位置を少し上に、少し下に、あるいは横へと動かす行為は日常的に行われます。体重が重く、座位が十分に取れない場合は、介助も大変です。2、3人で引きずるように動かす、あるいはバスタオルなどを敷いて、「せーの！」のかけ声とともに抱えている光景を見かけます（図3-3）。

　このような方法は、痛みや強い緊張を伴いやすく、また介護者の負担も大きく、本人の力はまったく使っていません。本人の力を利用しやすい環境を整え、できる限り本人の力で行ってもらうよう工夫します。多少面倒であっても、結果として介護する側される側の双方にとって、プラスとなります。

図3-3　よく見かけるベッド上移動の介助

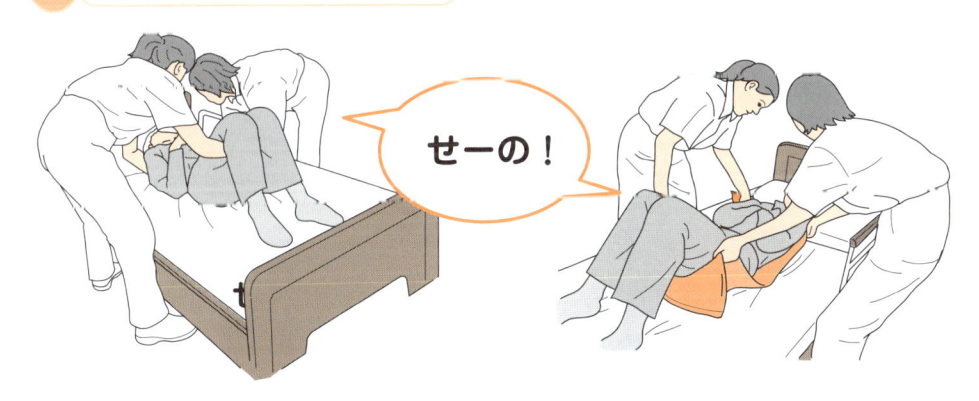

①力源と摩擦を抑えること

　図3-4の上の部分を見てください。2人で重い物体を動かそうとしています。2人に意地悪をして、床を滑りやすくし、さらに物体の底面には滑りにくい物を敷きます。2人は足が滑って、力を十分発揮できない上に、物体の摩擦は強くなりますから、この物体はまず動かないでしょう。今度は、床をスポンジのように柔らかいものに変えてみましょう。結果は同じです。

　では、この物体を動きやすくするためにはどうしたらよいのでしょう？　押している2人の足を滑りにくくし、踏ん張れるようにします。そして物体の接触面積を減らす、あるいは物体の下にビー玉などを敷き、摩擦を少なくして転がりやすくします。

　このことを、ベッド上で寝ている要介護者に置き換えてみましょう（図3-4の下部分）。物を押している2人に相当するのが、本人の上下肢の力です。物体

の底面とは、体がベッドに接触している場所です。床はマットレスです。このように考えると、動かすのにブレーキになっている部分を滑りやすくし、力を発揮する部分を滑りにくくすれば、ベッド上の移動が楽になるはずです。

では、ブレーキになっている部分はどこでしょうか？　マットレス、シーツ、オーバーレイの素材やマットレスの弾力性なども影響します。また体が接触している部分で、出っ張っていて圧が高い場所、すなわち褥瘡の好発部位がブレーキとなりやすい場所です。要するにベッド上の移動では、力源の確保と、摩擦を抑えることがポイントです。

図 3-4　ベッド上移動の力源と摩擦

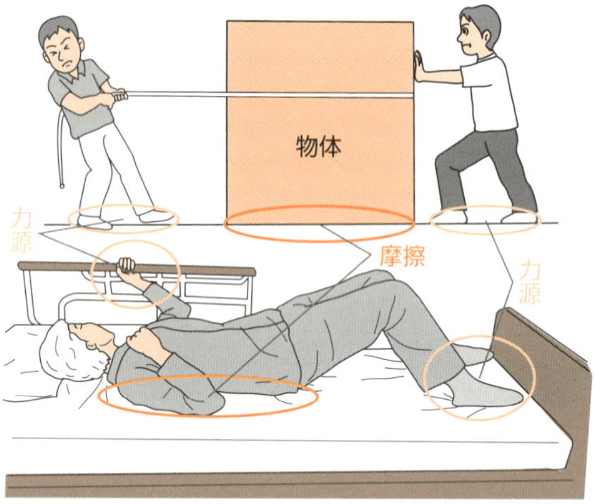

②体を上にずらす方法

上記を踏まえ、仰臥位で体を上にずらす場合を考えてみましょう。まずは、力源を確保します。この場合、手でどこかを握って引っ張る力と、足で蹴る力が考えられます。両足または片足をできるだけ深く曲げて、ブリッジで臀部を持ち上げ、膝を伸ばす方法です。臀部が高く上がるほど、背部とマットレスとの接触面積が少なくなります。

ベッド柵を上肢で握らない場合は、腕を組むか、片手でもう片方の手を握り天井の方向へ突き出し、肩甲骨とマットの接触が少なくなるようにします。そして体を左右に揺らすと、自然に体が上へ移動します。頭部を少し持ち上げることができれば、さらに行いやすくなります（図 3-5）。

この方法だけで状態を上に動かせる方もいますが、実際は臀部が十分持ち上がらない方や膝を伸ばす力が不十分な方もいますので、介助者の力や道具の力を借りることで楽になります。

③介助者や道具の力を借りる

　図3-4の後方で、物体を押している人の床に相当するのが、マットレスと要介護者の足が接触している部分です。手で滑らないように固定する、あるいはこの部分に滑り止めマットを敷くと、かなり力が入れやすくなります。臀部が上がらない場合は、足部を押さえていない側の手で、立てた膝を押さえて、介助者の足側に少し引くように介助すると臀部が持ち上げやすくなります。あるいは大腿部の下に介助者の前腕部を入れて、持ち上げながら少し前方へ押す方法もあります（図3-6）。タオルや介助用のベルトを利用する方法もあります（図3-7）。

図3-5　ブリッジで体を頭の方向に移動する方法

①仰臥位で膝をできるだけ深く曲げる
②腕を組む
③臀部、できれば頭部も持ち上げる
④床を蹴って膝を伸ばす
⑤腕で体を左右に揺らす

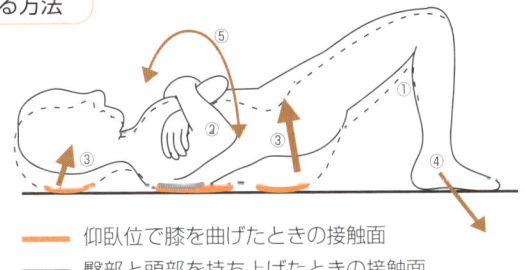

━━ 仰臥位で膝を曲げたときの接触面
━━ 臀部と頭部を持ち上げたときの接触面

図3-6　用具を利用せず、人の介助のみで行う

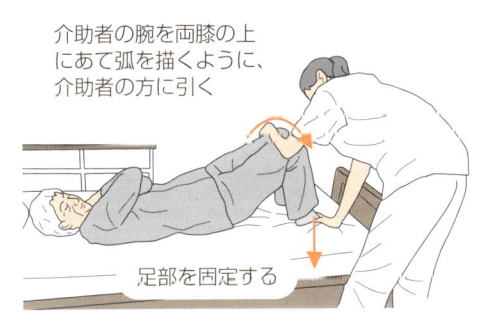

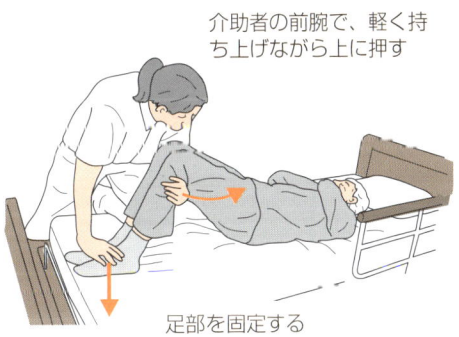

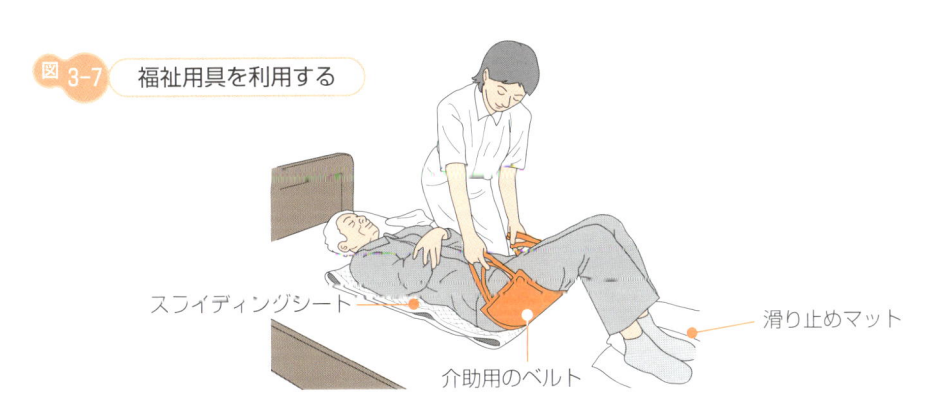

介助者の腕を両膝の上にあて弧を描くように、介助者の方に引く

足部を固定する

介助者の前腕で、軽く持ち上げながら上に押す

足部を固定する

図3-7　福祉用具を利用する

スライディングシート
介助用のベルト
滑り止めマット

また、図3-4の物体の床に相当する場所が、ベッドと接触している上部体幹の部分です。ここに既存のスライディングシートや滑りやすいビニール袋を敷くことで、さらに動きやすくなります（図3-8）。体を上に動かすことを介助する場合は、腋の下に手を入れて引き上げる、腕を引っ張るなど、体に直接触れる介助をすると痛みや筋肉の緊張をより助長し、介助が困難となります。そこで枕を利用して軽く頭を持ち上げ、要介護者が足を蹴る力に合わせて枕を引く方法がよいでしょう（図3-9）。

図3-8　ビニール袋と滑り止めマットで、摩擦の軽減と力源の確保を行う

滑り止めマット
ビニール袋

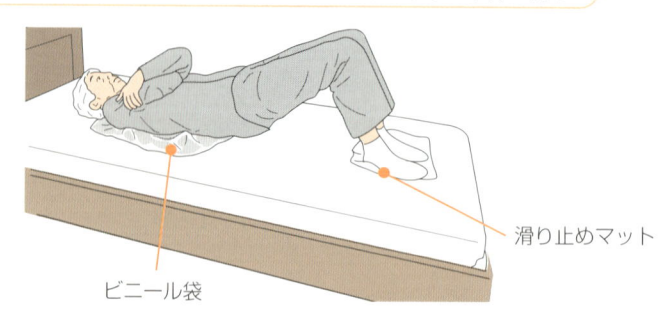

図3-9　スライディングシートと滑り止めマットを利用した移動

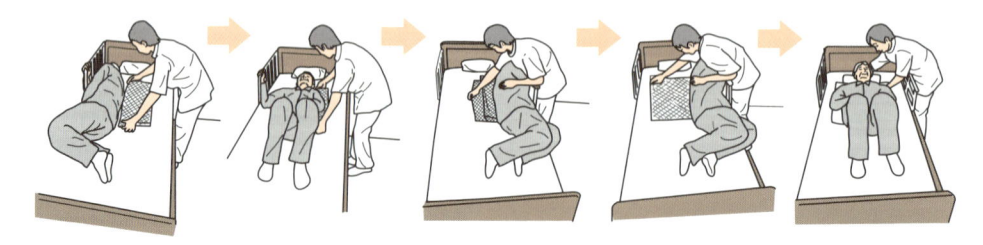

1　スライディングシートを2つ折りにし、シーツ交換の要領で、背中（特に摩擦を生じやすい部分）に敷き込む

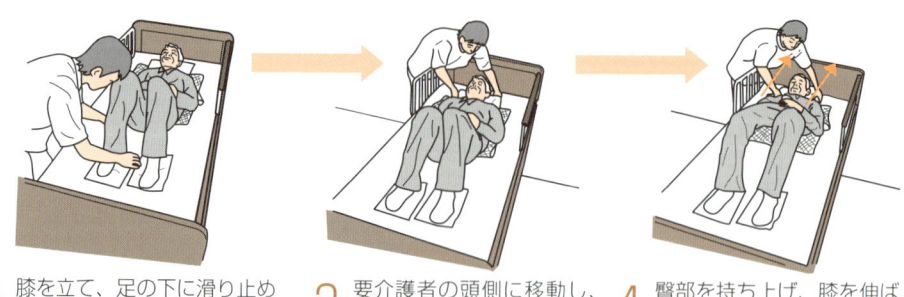

2　膝を立て、足の下に滑り止めマットを敷く（片足しか曲がらない場合は、片足だけでもよい）

3　要介護者の頭側に移動し、枕の両端を握る

4　臀部を持ち上げ、膝を伸ばすのに合わせて枕をゆっくり上方へ引く

④側臥位の移動

側臥位で移動する場合も同様です。力源として利用できる力は、ベッド柵や力紐を握って上肢で引っ張る力、下肢は膝の外側および足部の外側を固定して、股・膝関節を伸ばす力です。摩擦となる部分は、下になった体がマットレスと接触する部分です。摩擦力は側臥位の状態（どれくらい体が傾いているか）によって変化します（図3-10）。どの程度が本人の力を入れやすい傾きか、そのとき、どの部分が摩擦を生じているか、手を入れて確認します。

仰臥位のときのように、滑り止めマットやスライディングシート、ビニール袋などを、摩擦の強い部分に敷いて利用すると移動がより楽になります（図3-11）。

他にも方法はありますが、重要なことは、少しでも本人の力を利用することにより残存能力を維持・向上させることです。寝たきりで、手足をまったく動かすことができない方でも、少し頭を持ち上げることができれば、この力を毎日使うことで、首周囲の筋肉や腹筋力の維持・向上につながり、排泄の際の腹圧を高め、座位の安定性の向上などに良い影響を与え、結果として介助も楽になります。

図3-10 接触面の変化

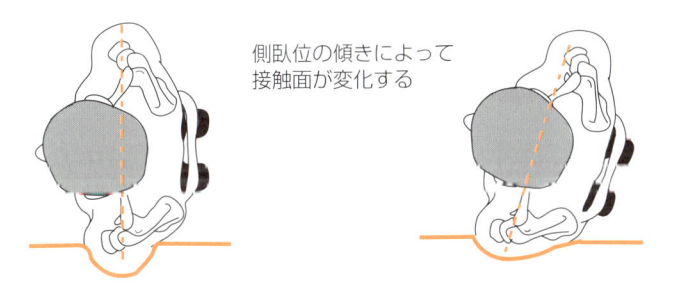

側臥位の傾きによって接触面が変化する

図3-11 側臥位での移動

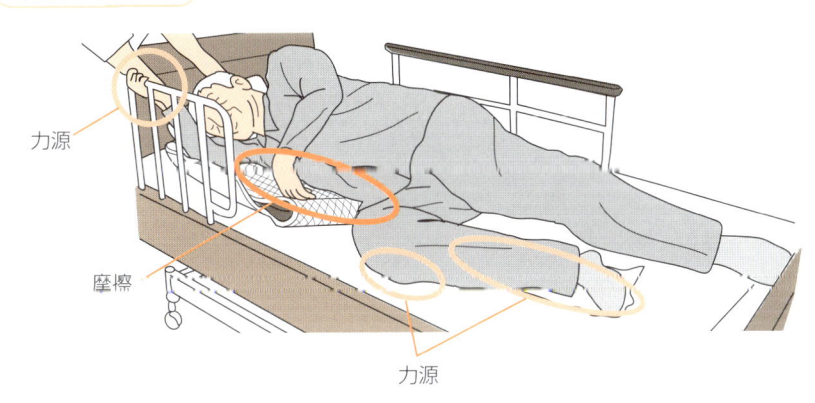

力源
摩擦
力源

(3) 起き上がり

①自力での起き上がり

　介護者が、自力で起き上がる方法を理解することは重要なポイントです。なぜなら、障害をもった方が自力で起き上がるには、最も効率の良い動作が必要だからです。

　図3-12に右片麻痺の場合の、自力による起き上がり動作を示します。

　健常者は腹筋の力や反動を利用して直線的に起き上がることができますが、筋力の弱い方や麻痺がある方は、肘をついて弧を描くように起き上がる方法をとります。

　ちょうど、山を登る方法と同じです。山をまっすぐ登れば、移動距離は短く、時間も早い反面、大きな力を使います。旋回して登れば、移動距離は長く、時間もかかりますが、力は小さくてすみます。

---

　❶❷❸介護用ベッドは幅が狭いので、まずは肘をつくスペースを十分取るために、健側（この場合は左側）でベッド柵を握り、肘を伸ばしてスペースを確保します。

　起き上がるとき、患側の手は、残って邪魔をしないように腹部の上に置きます。

　❹次に健側の足を患側の膝の裏から差し込んで、健側の足を

図3-12　自力での起き上がり動作

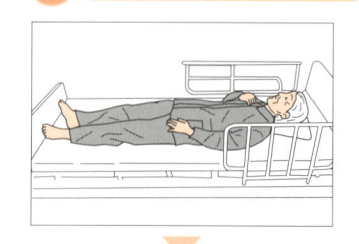

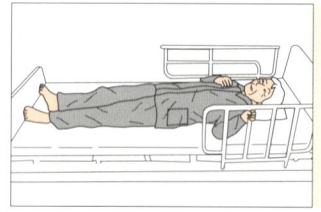

❶ベッド柵を健側の手で握る

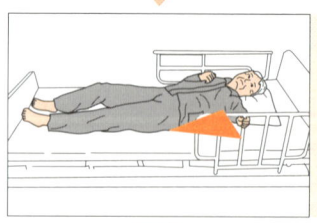

❷肘を伸ばして健側肘がつきやすいスペースを確保する

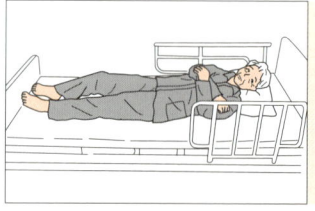

❸健側の手で患側の肘をお腹に乗せるようなつもりで引き寄せる

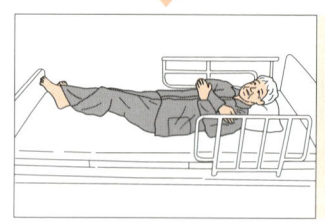

❹健側の足を患側の膝の下あたりから入れて、健側の膝を伸ばし、患側の足を、健側の足ですくう

第3章 起居動作とその介助

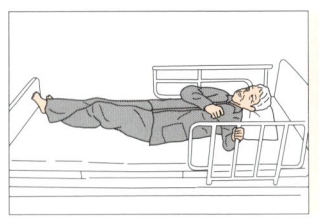

❺健側の肘を支点となりやすい位置につき、ベッド柵を握る

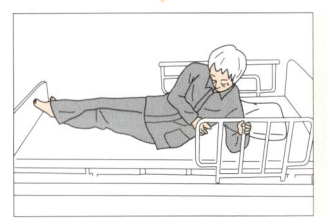

❻顎を引きながら、健側の肘を支点に上体を起こす

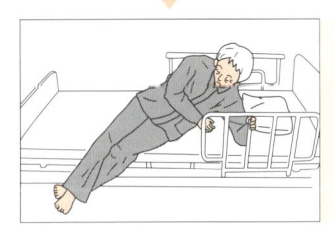

❼健側の足で患側の足を下ろす

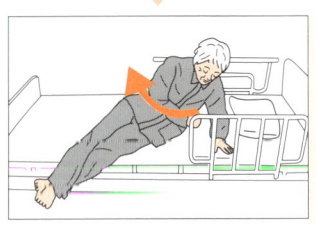

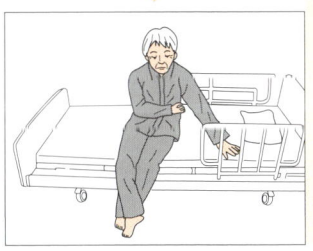

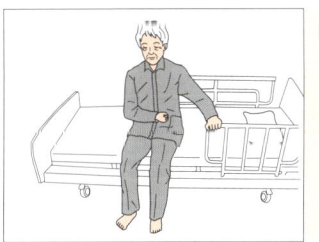

❽❾ベッド柵から手を離し、手のひらでベッドを押しながら上体を起こす。同時に下肢も下ろす（このとき、頭を前方かつ斜め上方にもっていく）

❿ベッド柵を握る

患側の下に敷き込みます。

❺❻起き上がるほうを向いて顎を引き、肘を支点に起き上がります。このとき上腕と体幹のなす角度が、小さすぎても大きすぎても起き上がれませんので、おおむね45～90度の範囲で肘がつきやすい位置を決めます。上腕がベッドと垂直になる位置まで起き上がったら、動きを一回止めます。

❼❽❾健側の足で、ベッドの端から患側の足を下ろします。
　ベッド柵から手を離し（ベッド柵を握ったまま起き上がろうとするとなかなか起き上がれません）、マットに手をついて上体を起こします。このとき、（ベッド柵より頭が前にいくように）頭を前上方にもっていくのがコツです。

❿再びベッド柵を握り、安定した座位を保ちます。

　自力で起き上がることができる方でも、特に冬場はフトンのかけはぎができずに、起き上がりができないことがあります。できるだけ軽いフトンを選ぶ、対角線に折り目ができるように縫い込むなどの工夫をしながら動作指導を行います。

②一部介助による起き上がり

　起き上がりに介助が必要な方でも、健側の肩や肘に痛みがなければ、自力での起き上がりと同じ動作で誘導します。一人で座れる方ならば、起き上がる過程のすべてを手伝う必要はありません。この過程のどこがうまくできないかを最初に確認して、その部分だけを介助します。一般的に紹介されている介護技術では、安全・安楽を重視するあまり、全過程を介助しがちです。日々のケアの中で評価し練習していくことで、廃用予防と介護負担軽減につながります（図 3-13）。

❶まず自力での起き上がりと同じように、肘をつきやすいスペースを確保します。このとき左上肢に力が入る方であればベッド柵を押してもらい、介護者は肩甲骨と腰部に手を入れて介助します。そして患側の上肢を介護者側にもってきます。

❷支点となる健側の肘がずれないよう、肘関節の少し下の前腕部を介護者の手で固定します。この固定だけでも、頭を動かす方向を適切に指示すると、一人で起き上がれる方もいます。

❸上体を起こすのに介助が必要な方の場合、介護者の手を背中あるいは患側の肩の部分までまわします。このときも自分で頭を起こせる方であれば、少し上げてもらい介護者の手が通りやすいよう協力してもらいます。

❹次に上体を起こしていきますが、介助する方向は肘を支点に介護者側に引き寄せ、頭がベッドに着いた左肘を少し越えたところで止めます。適切な位置で止めると、上肢に力がな

図 3-13　一部介助が必要な方の起き上がり方

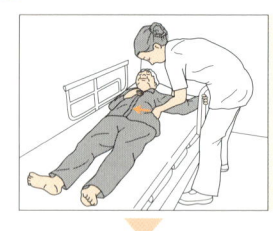

❶肘をつきやすいスペースを確保する

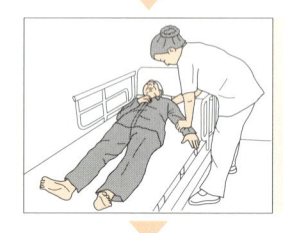

❷前腕部を固定する

注：肘関節より下を固定する

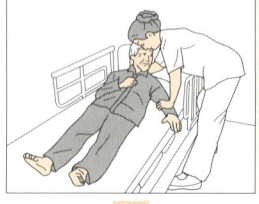

❸右の肩を覆い、前腕部で頭部を支持する

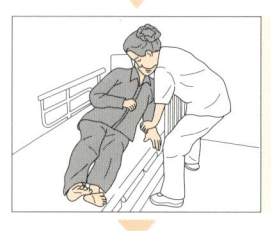

❹肘を支点に、介助者に向かって上体を起こしてもらう

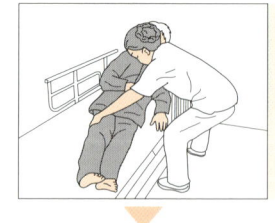

❺足をベッドから下ろす

❻上体を起こす

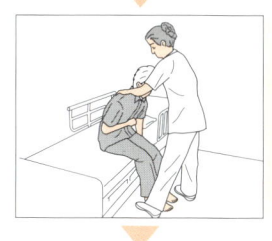

❼体が後ろに倒れないように両肩を支持しながら、倒れやすい患側に移動する

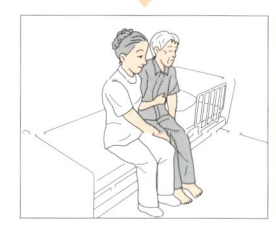

❽介助者が患側に座り支持する

い方でも肘を支点に上体が釣り合い、姿勢を保持することができます。

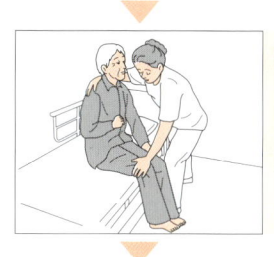

❺下肢をベッドから下ろします。この場合も、少しでも力が入る方であれば協力してもらいます。

❻❼❽前腕部を固定していた介助者の手を離し、さらに上体を起こします。自分で肘が伸ばせる方であれば伸ばして協力してもらいます。このとき顎を引きながら上体を起こし、体が少し前屈した位置で座った姿勢になるように誘導すると、起こしたあとで後方へ倒れることが防げます。

③ 全面的な介助による起き上がり

　寝たきり状態の方でもこの原則は変わりません。寝たきりの方でも頭をちょっと上げるだけならできる、少しだけなら肩を浮かせることができるといった方はいます。ほんの少し頭を上げていただくだけで腹筋に力が入り、腹圧がかかります。毎日このようなちょっとした力を使っていただくだけで、排便のとき腹圧をかける力を維持、あるいは強化することもできます。

　また回転盤やスライディングシート、介助ベルトなどを上手に利用すると、本人も介護者も楽になります（図3-14）。

図3-14　回転板を用いての起き上がり（全介助例）

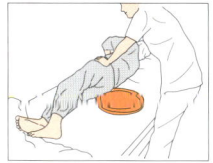

1　側臥位をとって回転盤を敷きこむ

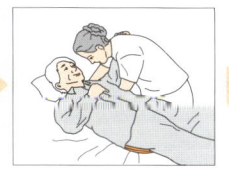

2　上体を元に戻す

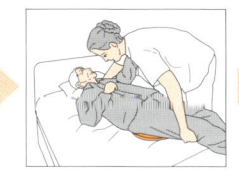

3　介助者の手を対側の肩まで支持する。このとき、少しでも頭を上げることができるならば、手を通しやすいよう協力してもらう

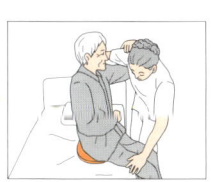

4　回転盤を支点に足を下ろしながら上体を起こす

III パーキンソン病患者の介助方法

　これまでは主に脳血管障害（片麻痺）の方を中心に解説してきました。ここでパーキンソン病あるいはパーキンソン症候群の診断がついている方の、ベッド上およびベッド周辺での介助方法について解説します。基本事項は変わりませんが、疾病や障害の特徴により、いくつか介助のコツがあります。

（1）パーキンソン病とは

　パーキンソン病は安静時振戦（手足のふるえ）、筋固縮（筋肉が硬くなる）、無動症（動作が緩慢になる）、姿勢保持障害（バランスが悪くなる）を四大徴候として、中年期に発症する病気です。経過としては進行性、慢性をとります。日本では人口10万人につき50～100人発症するといわれ、好発年齢は50代です。

　加えて脳梗塞などの後に、パーキンソン病と非常に類似した症状を示す場合があり、これは「パーキンソン症候群」と呼ばれます。両者とも施設でよく遭遇するケースです。どちらも動作が非常に緩慢で、チョコチョコとした小刻みな歩き方でバランスも悪く、ケアを行う上でさまざまな注意が必要です。

　また、パーキンソン病の場合は病状が進行するので（個人差があります）、その病状の重さから進行度が5段階に分けられます（図3-15）。

図3-15　ヤールによるパーキンソン病の重症度分類

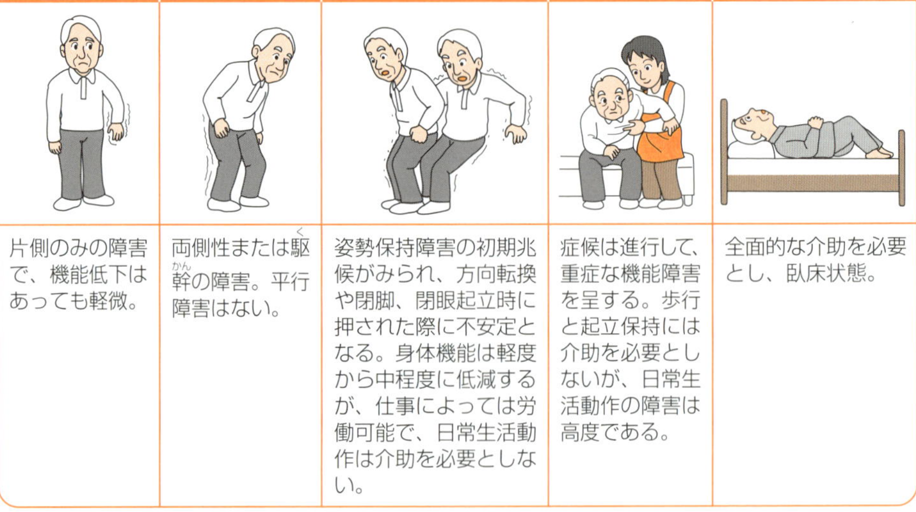

Ⅰ	Ⅱ	Ⅲ	Ⅳ	Ⅴ
片側のみの障害で、機能低下はあっても軽微。	両側性または駆幹の障害。平行障害はない。	姿勢保持障害の初期兆候がみられ、方向転換や閉脚、閉眼起立時に押された際に不安定となる。身体機能は軽度から中程度に低減するが、仕事によっては労働可能で、日常生活動作は介助を必要としない。	症候は進行して、重症な機能障害を呈する。歩行と起立保持には介助を必要としないが、日常生活動作の障害は高度である。	全面的な介助を必要とし、臥床状態。

(2) ベッド周辺動作の介助方法

①寝返り・起き上がり

　パーキンソン病の方は、体を捻る動作が非常に苦手です。歩くことはできても、寝返りや起き上がりが困難な方が多く見受けられます。また、リハビリ室の訓練用マットの上では起き上がりができても、居室や在宅では、掛け布団がはぎ取れずに、ベッドから起き上がれない方が多いようです。掛け布団をできるだけ軽くして、かけはぎする方法を観察しながら、布団の折り目の方向などを検討する必要があります。

　寝返りは、まず両膝を立てて、寝返りしたい方向のベッド柵を握ります。次に握った手を引き、立てた膝を寝返りしたい方向へ倒し、手の力と足の重みで寝返りをします。できない場合は、ベッド柵に力紐を取り付けて、上肢の力を使いやすくします。

　起き上がりは、先に足をベッドから下ろし、自分の足の重みとベッド柵を引っ張る力を使って、ゆっくりと起き上がります（図3-16のⅠ：次頁）。また、いったん腹臥位（うつ伏せ）になった後、片膝ずつ立てて四つ這いとなり、腰掛ける方法もあります（図3-16のⅡ）。さらに、反動を何度も使って徐々に揺れを大きくして起き上がる方も多いようです（図3-17）。

　どの方法にしても、動作が非常に緩慢なため、「できない」と判断し、つい手伝ってしまう介助者が多いようです。時間をかけてどの程度できる方なのかを、最初に確認しておく必要があります。また、声かけは非常に有効ですが、「がんばって！」「起きましょう！」などではなく、「頭を左に向けてください」「右手でベッド柵を握ってください」など、動作を具体的に示す言葉が有効です。最初に覚えた方法については、後から変更が難しい病気なので、最初に適切な指導をすることが大切です。

②ベッドからの立ち上がり

　パーキンソン病の方には前屈姿勢の方が多く見られます。一見お辞儀をした姿勢なので、重心の位置が前方にあり、立ち上がりがしやすいようにみえます。しかし、顎が前方に突出した特有の姿勢により、重心の位置は思ったより後方にあります。顎を十分引いてから立ち座りをするよう指導する必要があります（図3-18）。

図3-16 パーキンソン病の方の起き上がり

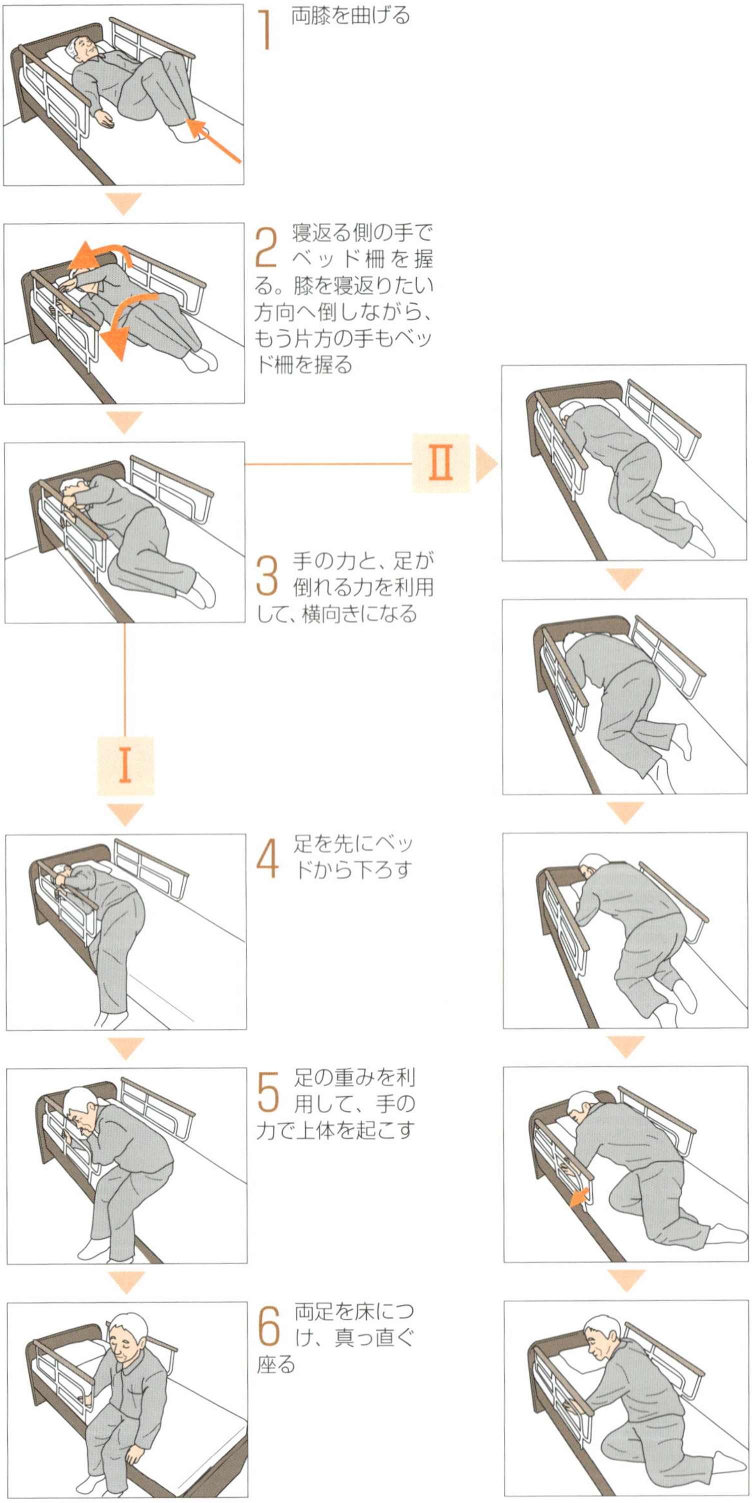

1 両膝を曲げる

2 寝返る側の手でベッド柵を握る。膝を寝返りたい方向へ倒しながら、もう片方の手もベッド柵を握る

3 手の力と、足が倒れる力を利用して、横向きになる

I

4 足を先にベッドから下ろす

5 足の重みを利用して、手の力で上体を起こす

6 両足を床につけ、真っ直ぐ座る

II

4 少し膝を伸ばし、うつ伏せになる方向に動く

5 両肘で支えながら臀部を持ち上げる

6 四つ這いになる

7 片方の膝を内側に入れる

8 腰を下ろして腰掛ける

図3-17 反動を利用しての起き上がり

1 両足を持ち上げる
2 何度か体を揺する
3 反動を利用して起き上がる

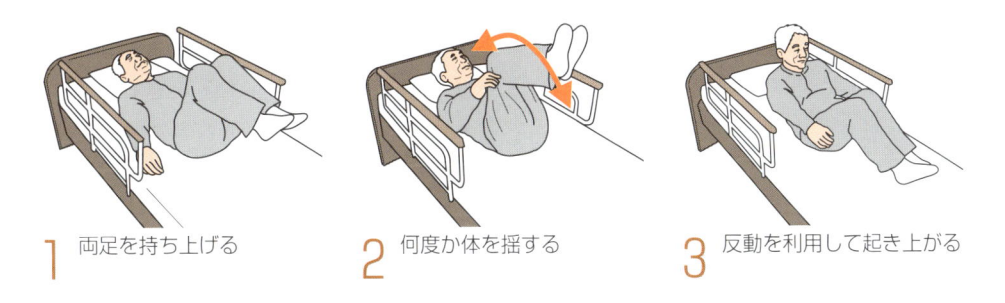

図3-18 パーキンソン病の方の立ち上がりの指導法

パーキンソン病特有の座位姿勢
- 顎が前へ出る
- 腕が体に着いている
- 体が前へ曲がっている

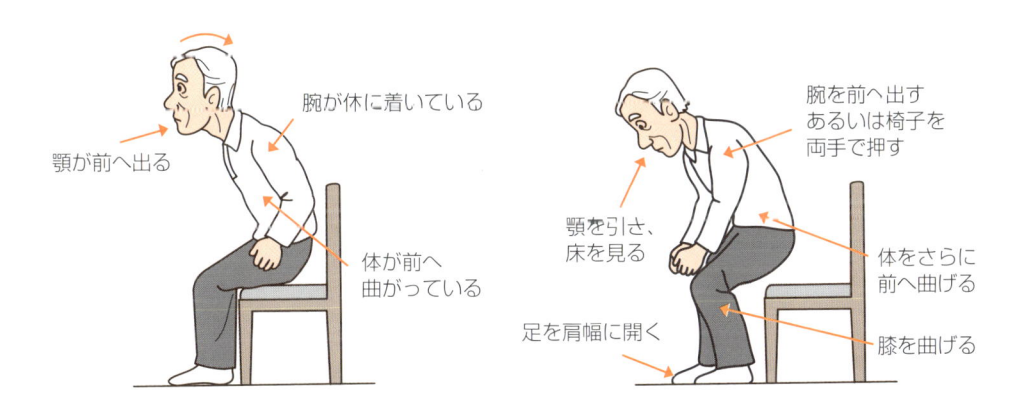

立ち上がり法
- 腕を前へ出すあるいは椅子を両手で押す
- 顎を引き、床を見る
- 足を肩幅に開く
- 体をさらに前へ曲げる
- 膝を曲げる

③ベッドへのアプローチ

　パーキンソン病の方では、歩いてベッドに近づくとき、ベッド直前で足がすくんで前へ出なくなり、前方へ倒れ込むようにベッドに手をつき、ベッドへ上がる光景をよく見かけます（図3-19：次頁）。正面から近づくと、目標物（近づきたいベッド、椅子など）に視線が固定し、急に足がすくみ、このような方法になるのです。図3-19のⅠのように、斜めから弧を描くように近づく方法を指導するか、困難な場合は図3-19のⅡのように正面から近づきますが、足がすくんだときは、視線をそらすために絵や花を置き、それらを見るようにしていったん注意をそらすと、目標物に近づきやすくなります。

　また、床にテープなどで梯子様の目印をつけて、足がすくんだときは目印をまたぐように歩くと、足が出やすくなります（図3-20）。ベッドに十分近づいた後は、手をついて片膝ずつベッドに上げ、四つ這いでベッド上方に移動してから横になります。

パーキンソン病の方で、特に薬を飲み始めてから長期間経過している場合は、1日の中で体調が良くなったり悪くなったりといった変化があり（ウェアリングオフ現象）、中にはスイッチを入れたり切ったりするように、突然動きが悪くなったり良くなったりする方（オンアンドオフ現象）もいます。あるときは一人で起き上がり、またあるときは全介助を必要とするというように大きく変化するのです。

　また、薬を飲んだ時間に影響を受ける場合と無関係な場合があります。身体状況に関する簡単なチェック表（図3-21）を作成して1～2週間評価し、動きの良い時間帯と悪い時間帯が判断できるようなケースでは、動きの良い時間に運動や入浴を設定することが大切です。

図3-19　パーキンソン病の人のベッドへのアプローチ

よく見かける危険な例
ベッドの50～60cm手前ですくみ足となり、倒れ込むようにベッドに手をつく

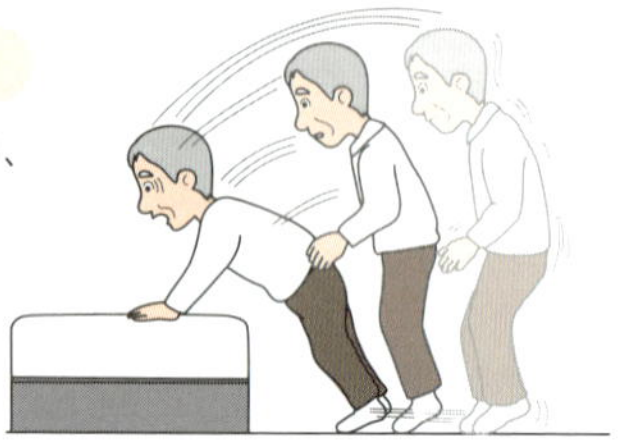

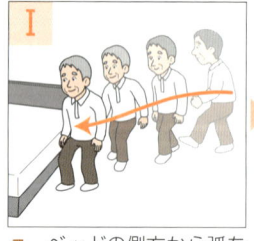

I
1　ベッドの側方から弧を描くように近づく
2　膝の裏がベッドに触れるのを確認したら、深く前屈しながらベッドに手をつく
3　顎を引き、深く前屈してゆっくり座る
4　上体をゆっくり起こす

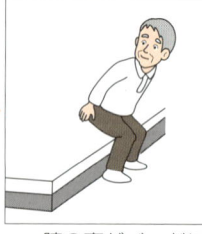

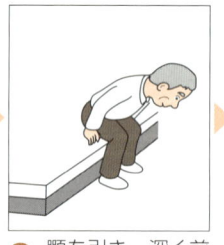

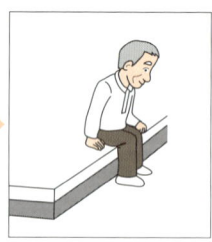

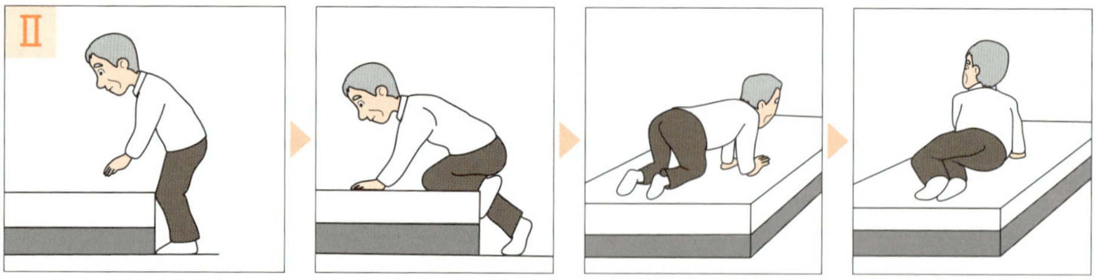

II
1　Ⅰの方法が困難な場合、前方より膝前面がベッドにつくまで近づく
2　両手をついて、片足ずつベッドに上げる
3　四つ這いでベッド中央に移動する
4　片側の臀部からゆっくり下ろす

このように、疾患にともなう障害の特徴によって、介護方法や指導が少し異なってくる場合があります。個々の状態を理解し、自立を促す介護を心がけましょう。

図3-20　ベッド周辺でのすくみ足に対する環境整備

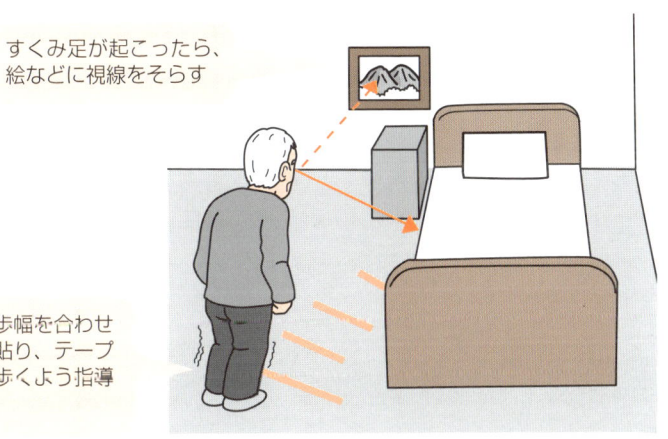

すくみ足が起こったら、絵などに視線をそらす

ベッド床に歩幅を合わせてテープを貼り、テープをまたいで歩くよう指導する

図3-21　簡易体調チェック表

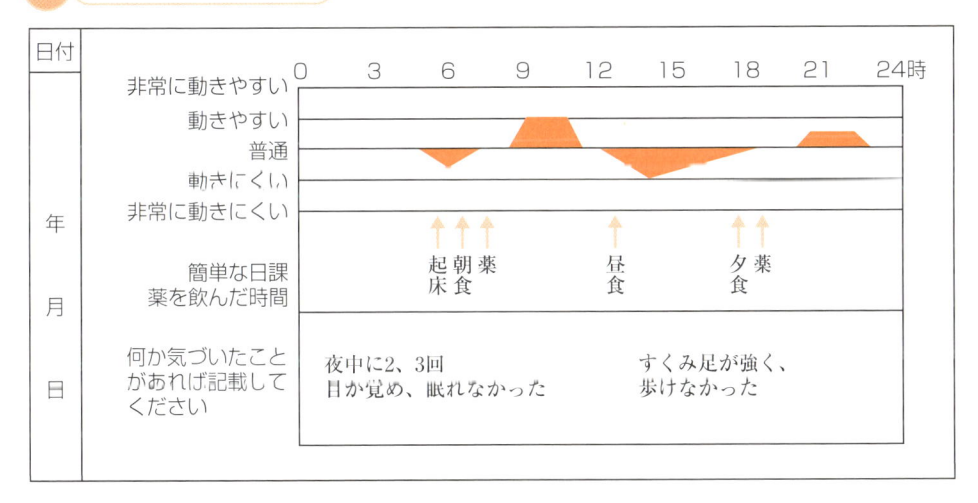

IV 事例にみる起居動作

(1) 起き上がり

事例1

Bさん、77歳、男性。障害の主たる疾患は脊髄小脳変性症。要介護度2で、食事以外で一部介助が必要。移動は車椅子自走で、屋内は自立。

　これは、移動用バーの角度調整により起き上がりが可能となった事例です。移動用バーは、ベッド柵と移乗用の手すりの機能をもった福祉用具ですが、通常移動用バーの可動部の角度調整は、移乗動作のしやすさを考慮して設定される場合が多いようです。

　Bさんが移乗するためには、ベッドに対して移動用バーの可動部が直角になっていたほうが移乗しやすいと考え、関わったスタッフが90度に設置したところ、90度だと起き上がりが不可能となりました。Bさんが起き上がるためには、45度ぐらいに傾けて設置する必要があります。これは、右肘を支点に上体を起こすときに、左手で引っ張る方向が、上体を持ち上げる方向に沿うからです（図3-22の1）。

　Bさんの場合、移動用バーの可動部がベッドに平行、あるいは垂直な位置だと、左手で引く力は上体を回旋する方法に働くため、うまく起き上がることができません（図3-22の2）。

　図3-23に、Bさんの起き上がり方法を示します。まず右手で移動用バーを握り、左手で対側のベッド柵を握ります（①）。右手で移動用バーを押すと同時に左手を引き、上体を左のベッド柵側へずらし、右肘を着くスペースを確保します（②）。この際、スライディングシートの代用品として、滑りやすい座布団をベッ

図3-22　移動用バーの可動部の位置関係

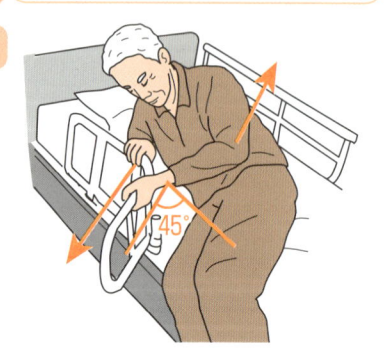

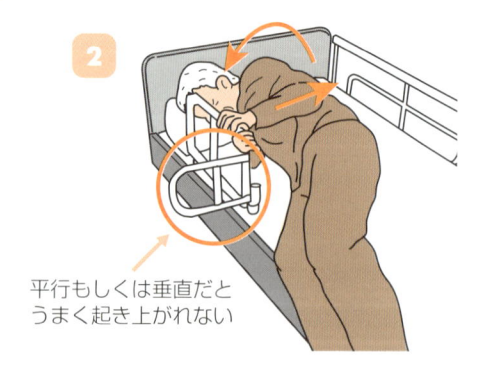

平行もしくは垂直だとうまく起き上がれない

ドに敷き、Bさんが上体をずらしやすいように工夫しておきます。

次に足をベッドから下ろし（③）、左手で移動用バーの可動部を握り、さらに足を下ろしながら左手で引きます（④）。上体が起きてきたら右手をベッド上に置き、肘を伸ばして上体を完全に起こします（⑤）。

Bさんのように、上体を起こすために、起き上がる側と反対側の上肢を主に使う場合は、その力が効率よく働く設定が必要です。力紐などを使用する場合も、ベッドの真ん中に取り付けたのでは、片肘着いて起き上がるときは、後ろに引っ張られる形になり、起き上がりが難しくなります。介助者の手を差し出す場合も同様に、起き上がりをしやすい方向を誘導するように介助します（図3-24）。

図3-23　Bさんの起き上がり方法

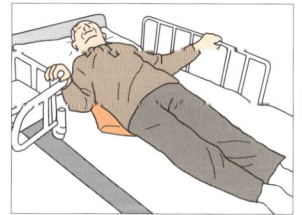

1　右手で移動用バー、左手でベッド柵を握る
2　右手でバーを押し、左手は引っ張る
3　両足をベッドから下ろす
4　45度に傾けて固定した移動用バーの可動部を左手で握り、上体を起こす 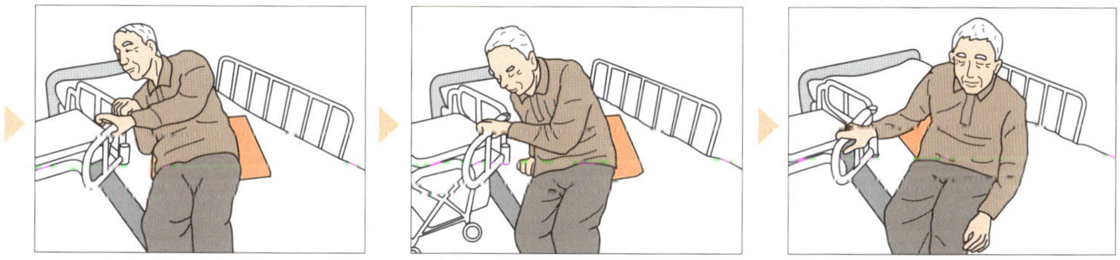
5　右手でベッドを押し、体をさらに起こす
6　右手で移動用バー可動部を、左手でベッドの縁を握り、体を安定させる

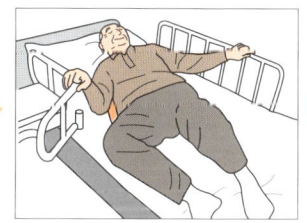

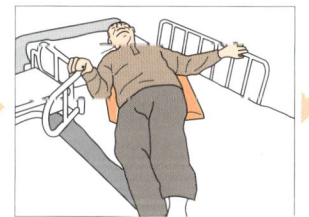

図3-24　上肢の引く力で起き上がるときの引く方向

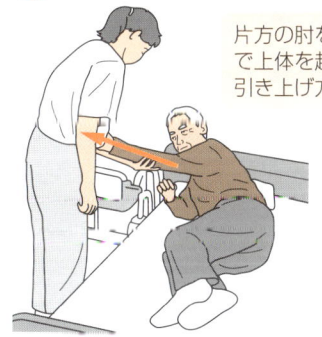

片方の肘をついた起き上がり方法で上体を起こすときに、理想的な引き上げ方向

③力紐をフットプレート部に取りつける場合、最良の位置となる。しかし、起き上がり介助の理想的な方向には、高さと角度がやや不足する。

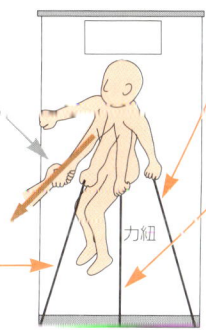

①紐を引っ張ると、体が背中側に倒れる
②足を下ろしながら紐を引っ張ると、体が背中側に倒れる

力紐

(2) マットレスの変更

> **事例2**
> Cさん、81歳、男性。障害の主たる疾患は関節リウマチ。要介護度3。食事以外で一部介助が必要。屋内の移動は、歩行器による介助歩行。

　これは、マットレスを変更することで起き上がりが可能となった事例です。熱発により2週間ほどベッド上で寝たきりの状態が続き、その後立ち上がりや起き上がりに体重を支える介助が必要になりました。座位保持と立位保持は何とか可能です。ベッドは3モーターの電動ベッド、マットレスは硬めのポリエステル系マットレスを使用されていました。

　頸部、体幹、肩、股関節の動きが制限されているため、電動の背上げ機能を利用し、自分で腰が痛くない程度（20度ぐらい）まで背上げして、残りを反動で起き上がる方法を取られていました。しかしながら熱発後、反動で起き上がることができなくなりました。側臥位で完全に起き上がるまで背上げ機能を使う方法を指導しましたが、肩の痛みに加え、ベッドの頭部周辺に使いたいものを配置されている関係で、背上げをしすぎて物が落ちてくるのを嫌い、受け入れてもらえませんでした。

図3-25　Cさんの起き上がり方法

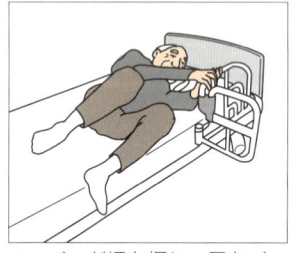

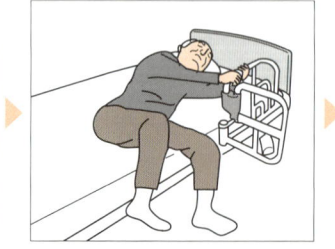

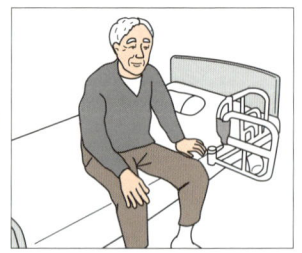

1. ベッド柵を握り、足をベッドから下ろす
2. 足を下ろすと同時に反動をつける
3. 3〜4回体をゆすってタイミングを図り、勢いよく起き上がる
4. ベッドの端を握り、座位を安定させる

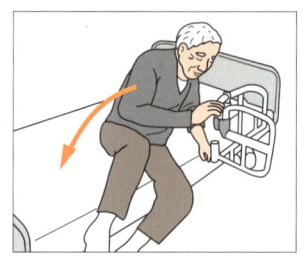

他の方法を検討中、左外果部（外くるぶし）に発赤がみられたため、ポジショニング用の枕による臥位時の良肢位指導と、マットレスを低反発ウレタンに変更することが検討されました。当初はマットレスを体圧分散の良いものに変更することで、座位保持が困難になるのではとの意見もありましたが、まずは発赤に対する対応を優先し、マットレスを変更しました。

　その結果、マットレスの沈みこみと適度な反発力が功を奏し、反動がつけやすくなり、背上げ機能を使用しなくても起き上がりができるようになりました（図3-25）。心配された座位保持は、ベッド縁を握る程度で安定し、困難とはなりませんでした。

　脳卒中片麻痺の場合、柔らかいマットレスは支持面が安定せず動作を不安定にし、座位バランスを取りにくくすることが多いのです。褥瘡の危険性が低ければ、第一優先とはなりにくいマットレスです。障害のタイプや起き上がり方法の違いによっては、逆に動作を補助する役割をすることが、この事例を通じてわかりました。

（3）ALS上肢型

事例3

　Dさん、68歳、男性。診断名は筋萎縮性側索硬化症（ALS）上肢型（上肢から麻痺が進行するタイプ）。ADLは、すべてに一部介助が必要。

　Dさんは、上肢麻痺で起き上がりが自立している方です。座位保持は10分程度なら可能で、介助者に体を支えてもらえば、短い距離の歩行が可能です。上肢の動きは、両肩甲帯の挙上（両肩をすくめる動き）がほんの少しできるだけです。ベッドは3モーターの電動ベッドを利用されています。起き上がりは電動ベッドの背上げ、高さ調整機能を活用して自立されています。

　ベッドは一番低い高さに設定されています。床に電動ベッドのコントローラーを固定し、片足を下ろして、背上げボタンを足指で押します（図3-26の①）。途中で背上げボタンを3～4回止めて、頭と肩をゆすって体の位置を調整します。45～50度ぐらいまで背を上げたら（②）、もう一方の足を下ろし（③）、さらに80度ぐらいまで背を上げて起き上がります（④）。その後ベッドの高さを最高位まで上げ、立ち上がります（⑤）。横になるときは、腰掛けた後にベッドの高さを最低位に下げ、背もたれに体を預け45度ぐらいまで倒し、片足を上げ、さらに背もたれを下ろし、コントローラーを押していた足を上げます。

図 3-26　Dさんの起き上がり方法

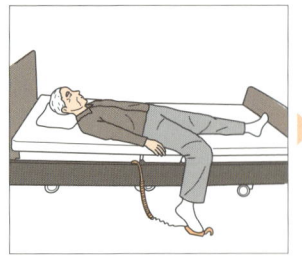

1　片足をベッドから下ろし、足指でベッドのコントローラーの背上げボタンを押す。このとき、ベッドの高さは最も低い高さ

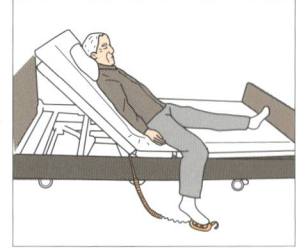

2　45〜50度程度背上げする

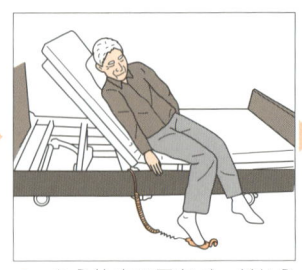

3　もう片方の足をベッドから下ろす

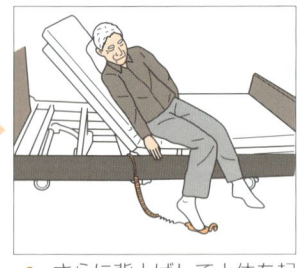

4　さらに背上げして上体を起こす

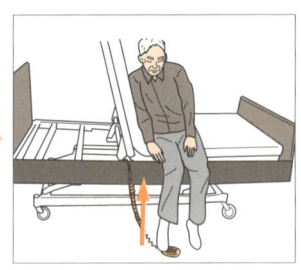

5　立ち上がれる高さまでベッドの高さを上げる

　このように、障害によって起き上がりの方法はさまざまです。ちょっとした動作の工夫や道具、環境の調整で可能となるケースは少なくありません。能力的にできないと思い込んで、介助者がすべてを介助していると、できるはずだったことも本当にできなくなってしまいます。心身機能、福祉用具、環境整備の側面から、常に可能性を検討する姿勢が大切です。

第4章 移乗の介助

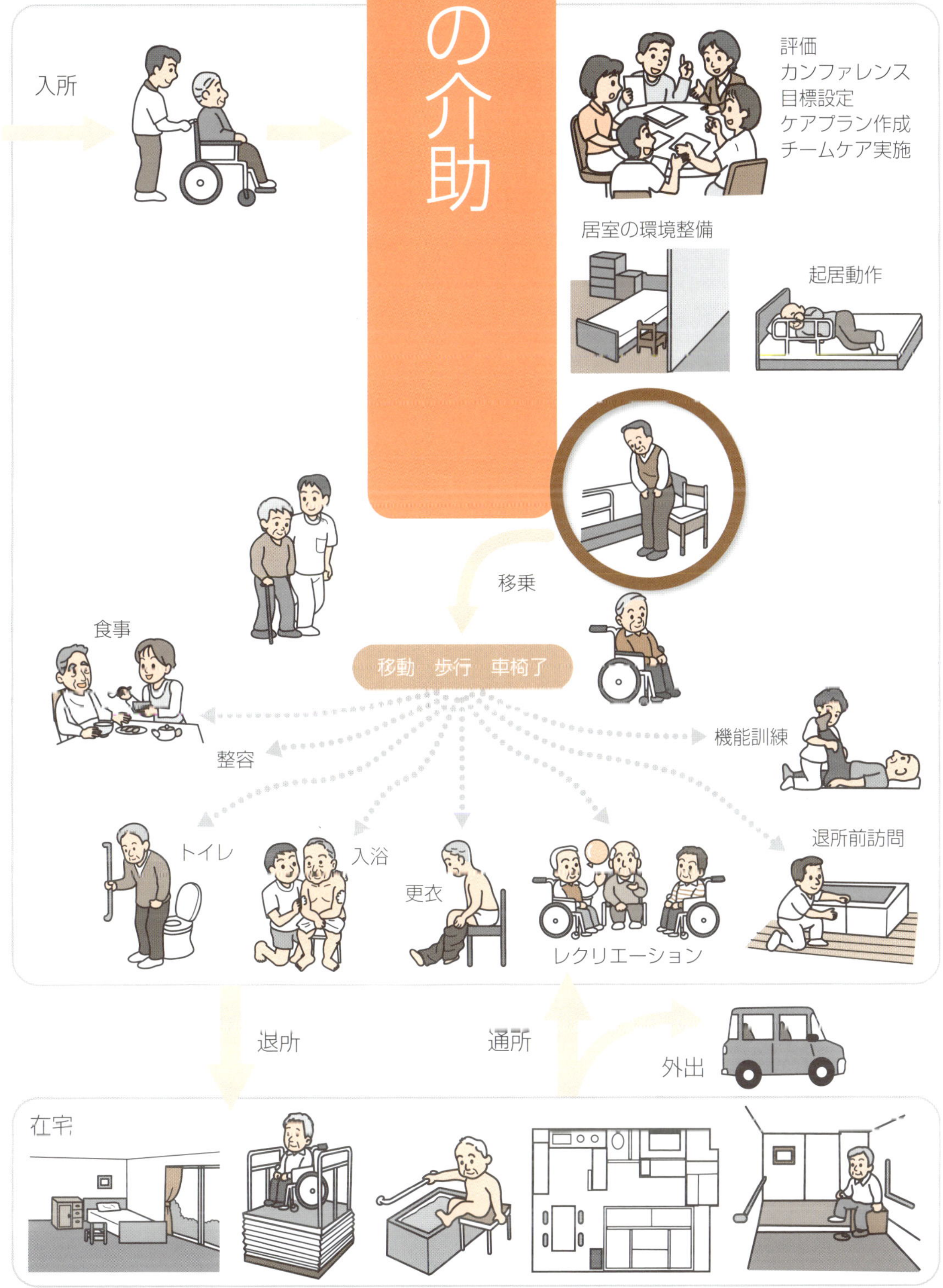

入所

評価
カンファレンス
目標設定
ケアプラン作成
チームケア実施

居室の環境整備

起居動作

移乗

移動　歩行　車椅子

食事

整容

機能訓練

トイレ　入浴　更衣　レクリエーション　退所前訪問

退所　通所　外出

在宅

これまでは居室の環境整備、起居動作のポイントを紹介してきました。これからはいよいよベッドから離れます。この章からは移乗（トランスファー）技術の紹介をします。さまざまな場面での移乗があると思いますが、ここではベッドから車椅子への移乗に限定します。

　当然、介護を受ける方の身体状況によって移乗方法は異なります。いったん立ち上がる方法、座位による移乗、臥位のままの移乗について、自力による場合、一部介助による場合、全介助の場合とさまざまです。使用する福祉用具の組み合せを考えるとかなりの種類になります。

　図4-1に、身体機能と介護方法及び福祉用具の種類をおおまかに整理しました。

図4-1　身体機能と移乗の方法

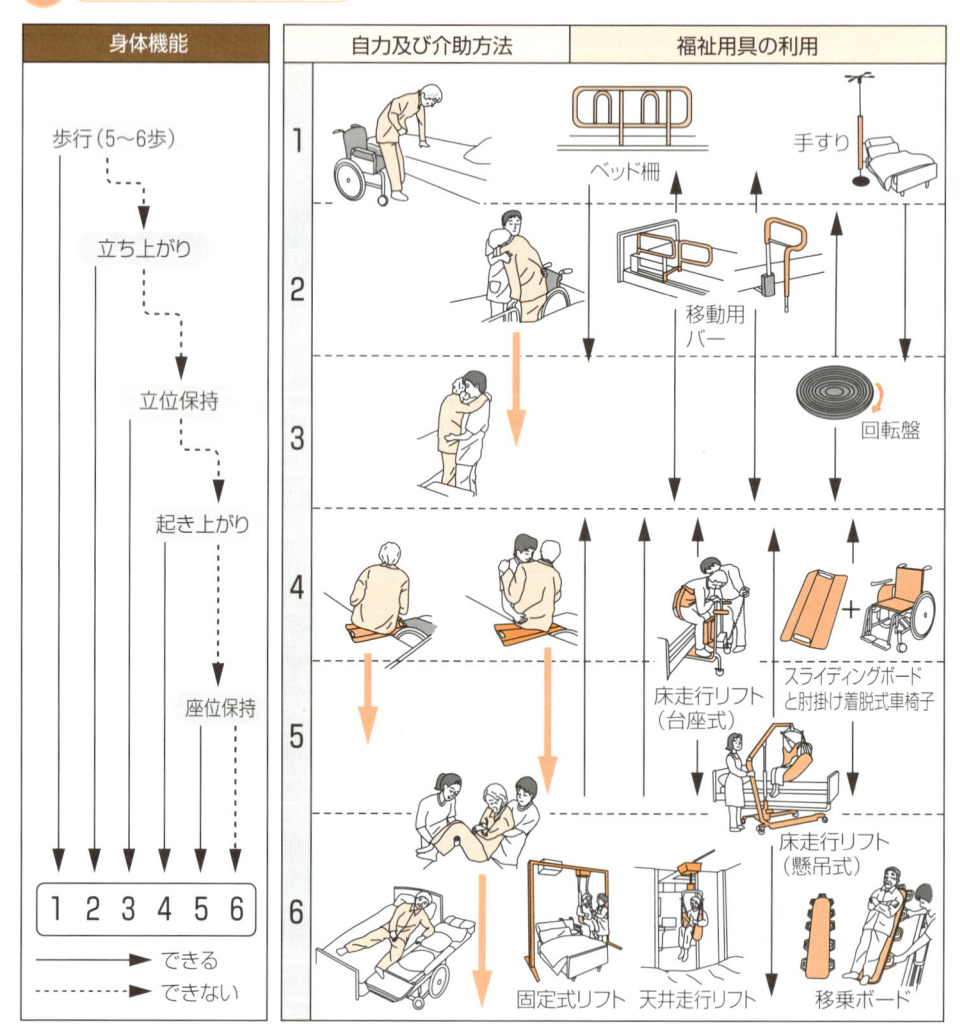

いったん立ち上がっての移乗（部分的な介助の場合）

（1）立ち上がりのポイント

　いったん立ち上がって移乗を行う場合は、立ち上がり動作のポイントを十分理解しておくことが重要です。ここではまず、立ち上がり動作のポイントを解説します。

　人は座っているとき、重心線は図4-2のAの位置です。立っているときはBの位置にあります。すなわち、立ち上がるためには重心の移動が必要です。

　立ち上がりのために重要な要素を体で理解するために、次のような立ち上がり方をしてみてください（図4-3）。
　①頭を前に動かさずに立つ
　②少しだけ膝を伸ばした位置で立つ
　③股関節を外旋させて（股を開いて）立つ
　そして④として、①②、②③、①③の2つの条件を組み合わせて立つ

図4-2　立位と座位の重心線の位置

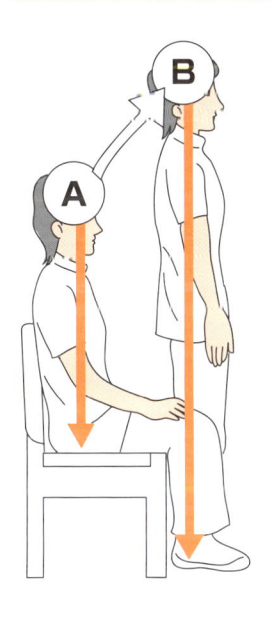

図4-3　さまざまな状況での立ち上がり

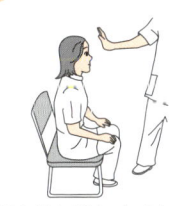

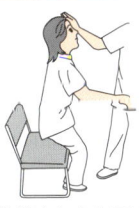

①頭を前に動かさずに立つ（お辞儀をしないで立つ）

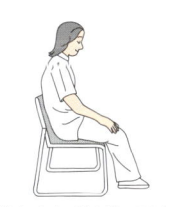

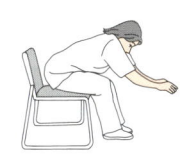

②膝を少し伸ばして立つ

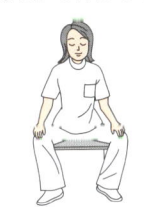

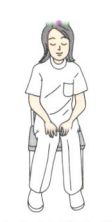

③股を開いて立つ（股を閉じて立ったときと比較してみる）

いかがですか？　①では頭を前に動かせないため、重心の前方移動ができず真上に立たなければならないので、足にかなり力が入ります。②では少し足の位置が前に行っただけですが、重心の前方移動距離が伸びて、立ち上がるために少し反動が必要だったでしょう。③では立つときに骨盤を前傾（骨盤を立てる）させる筋肉が効率よく働かないため、立ちづらかったと思います。④のように条件が重なると、かなり立ち上がりが困難となるか、あるいは立ち上がれなかったのではないでしょうか。

立ち上がりを容易にするためには、この悪条件を取り除いてあげればよいのです。つまり頭を前に動かし（お辞儀した姿勢）、膝を少し曲げ、そして少し内股で立ち上がります。

介護者自身や使用している福祉用具が、以下の①から③の悪条件を作り出している場合があります。これでは利用者の方の自立も妨げてしまいますので、よく理解しておいてください。

> ● 作り出された悪条件 ●
> ❶ 頭を前に動かさずに立つ（図4-4）
>   ● 介護者が真正面に立っていて、利用者のお辞儀動作を妨げた場合
>   ● 車椅子の座角が強い（シート前方が高い）車椅子を使用している
>   ● お尻を持ち上げるとき、介護者が真上方向に引き上げた場合　など
> ❷ 少しだけ膝を伸ばした位置で立つ（図4-5）
>   ● レッグレストが付いていて膝が曲がらない
>   ● 車椅子に深く腰掛けていて膝が曲がらない
>   ● 介護者の足の位置が膝を曲げる妨害をしている場合　など
> ❸ 股関節を外旋させて（股を開いて）立つ
>   ● 介護者が両膝の間に立っている　など

(2) 車椅子の着け方と介助方法

車椅子の着け方は、ベッドに対して15度、30度、45度と教科書や書籍によってさまざまです。車椅子からベッドに移乗するときは、軸足を中心に回転動作が必要となります。この回転動作が苦手な方が多いので、できれば最小限度にとどめたいですね。

そうすると、車椅子を平行（0度）に着けるとよいのですが、タイヤの厚みがあるので、ベッドと車椅子のフットレストとの間に空間ができてしまいます。ですから最初は平行に着けて、この空間がなくなるように少し傾けた角度（おおよそ10～15度）が移乗しやすい角度になります（図4-6）。

第4章　移乗の介助

図 4-4　立ち上がるとき、重心の前方への動きを阻害する因子

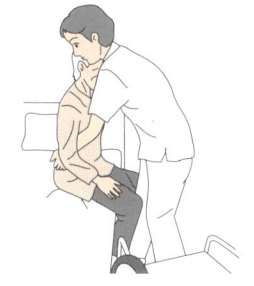

介助者が前方に立ちはだかり、体を前に曲げることができない

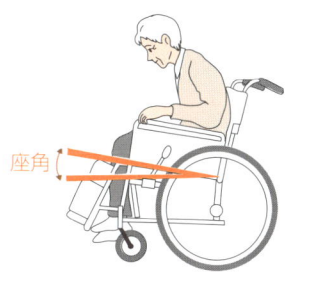

車椅子の座角が強く、体を前に動かしにくい

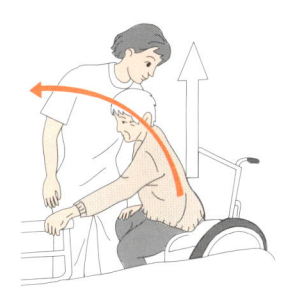

本人は前方に重心を移動させようとしているのに、介助者が真上に引き上げて、動きの邪魔をする

図 4-5　立ち上がるとき、膝を曲げる動作を阻害する因子

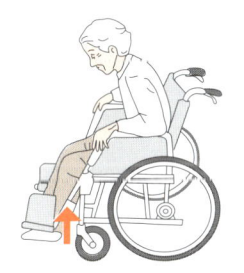

レッグレストが付いているため、これ以上膝を曲げることができない

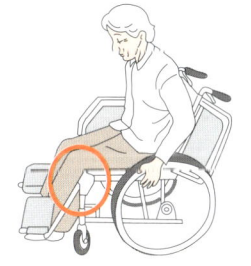

深く腰掛けているため、座面の先端が膝を曲げる邪魔をしている

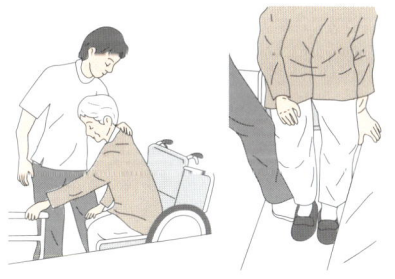

介助者の足先が入り込み、膝を曲げる邪魔をしている

図 4-6　車椅子の着け方

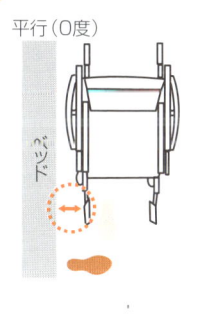

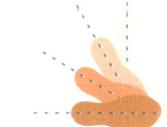

平行（0度）

45度

10〜15度

車椅子を0度に着けた場合の軸足の動き

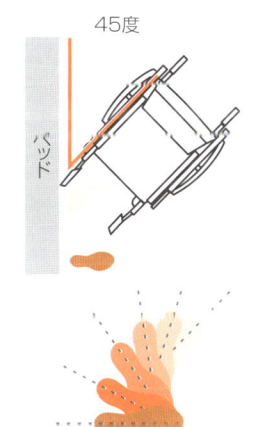

車椅子を45度に着けた場合の軸足の動き

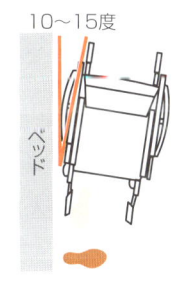

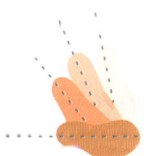

フットレストとベッドとの隙間がなく、軸足の動きが最も少なくてすむ

●誘導・声かけ・体重の支持

　車椅子を着けたらブレーキをかけ、フットプレートを上げます。肘掛けやフットプレートが外れる車椅子であれば移乗する側を外します。図4-3の②（膝が少し伸びた状態で立つ）を防ぐために、お尻を前にずらしてもらいます。このときお尻を少しベッドのほうに向けて、足先をややベッドと反対方向に向けるのがコツです。せっかく車椅子を上手に着けても、足先の方向がベッドの側を向いていると大きな回転角度が必要になります（図4-7）。

図4-7　臀部の向きと軸足の回転角度と車椅子の着け方

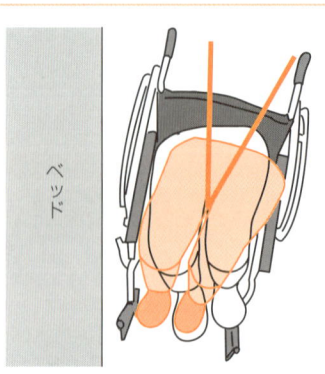

同じ車椅子の着け方でも、臀部の向きが異なると足先の向きが変わり、軸足の回転角度に差が出て、移乗のしやすさに影響する

（3）立ち上がりの介助

　次に、ベッド柵や移動用バーを握り立ち上がります（図4-8の①～③）。自分で何かにつかまれば立位を保持できる場合、介護者が前方に立って抱え上げる必要はありません。斜め前方に立ってお辞儀動作を妨げないようにし、声かけをしながらできないところを介助します。声かけも「1、2の3！」のかけ声だけでなく、「お辞儀をしてください」「右膝を伸ばしてください」のように具体的に協力を求めてください。介護者の手で力を入れてほしい場所を刺激しながら、「右足のここに力を入れます」など声かけをすると理解しやすくなります。

　声かけした後、力が入るまで時間がかかる方もいるので、反応がないからといってすぐズボンなどを握り抱え上げるのではなく、動きが出てくるまで少し待つ余裕が必要です。

　体を引き上げるときは、真上に引き上げず、斜め前方へ介助するのがポイントです。立っている途中（軸足が十分伸びきっていない状況）で回転動作を介助すると、お尻がベッドに乗らずにずり落ちてしまう場合があるので注意が必要です。回転がうまくできない場合は回転盤を使用するのも方法です。

（4）ベッドに座るときの介助

　ベッドに座る場合は、重力にまかせて尻餅をつくように座ってはいけません。腰痛や圧迫骨折の原因となりかねません。立つとき同様に、深くお辞儀をしながら膝を曲げて座ると、急激な重心の後方移動がありませんので、ゆっくり座ることができます。介助する場合も肩や頭を支えて、体が後ろへ反らないように注意します（図4-8の④〜⑥）。

図4-8　一部介助による移乗（いったん立ち上がる場合）

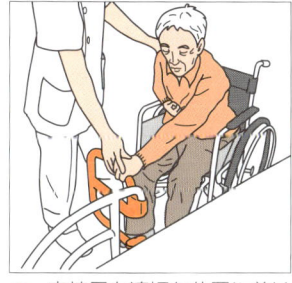

1. 車椅子を適切な位置に着けて、ブレーキをかけ、フットプレートを跳ね上げる。次に車椅子の肘掛けあるいはベッド柵、移動用バーを握り、臀部を前へずらす。介助者は斜め前に立つ

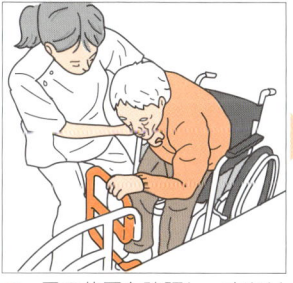

2. 足の位置を確認し、声かけして立ち上がりに協力を求める。立ち上がりに介助が必要な場合、やや前方に引き出すようにズボンや介助ベルトの部分を引き上げる

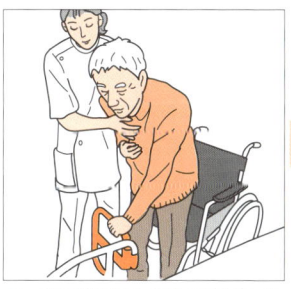

3. 軸足をできる限り伸ばした位置で立ってもらう

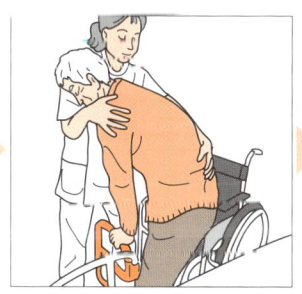

4. 方向転換をする。このとき、急に体が後ろへ反らないように介助者の手で支える

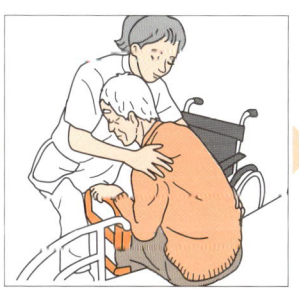

5. お辞儀をしたまま、臀部をゆっくりとベッドに下ろす

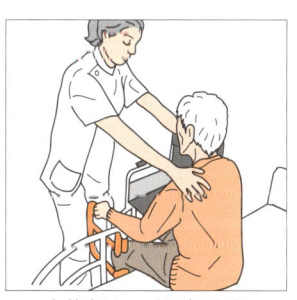

6. 上体をゆっくり起こす

座位での移乗

　ここまでお読みになった方の中には、「もう少し重度な方の場合は、前に立って、膝折れしないようブロックして抱きかかえないとできない」と思われた方もいらっしゃるかもしれません。

　一般的に看護・介護の教科書で紹介されている、前方から抱える介助方法（図4-9）は、実はとても難易度の高い方法です。お辞儀する動作を妨げず、膝折れしないように介助しながら、軸足をねじらないように注意して、安全に移乗させなければなりません。介護者との身長や体重差が大きい場合はとても無理です。ともすると軸足を車椅子のフットレストに巻き込み下腿前面に擦過傷を起こしたり、ひどい場合は下腿骨折を引き起こします（図4-10）。そのうえ、介助する側が必死になっているため、これらの事故が発生してもそのときには気付かない場合も多いようです。また、抱えるときに介助者も一緒に倒れて下敷きになるといった事故も耳にします。

図4-9　よく紹介されている移乗介助の方法（介助者が前方に立ち、抱え上げる方法）

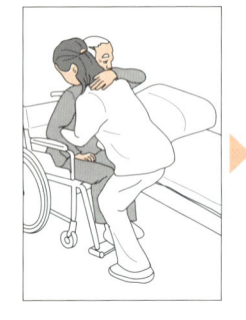

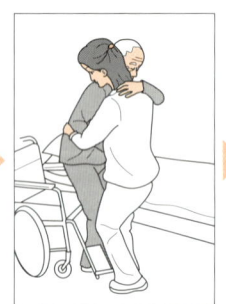

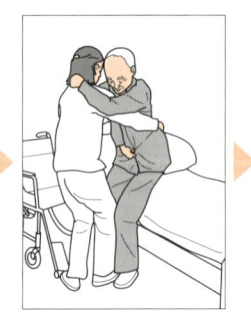

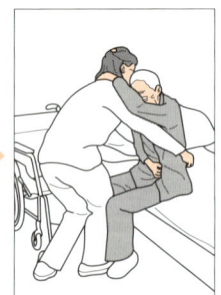

図4-10　軸足が回転できず、介助者が座らせようとする力と利用者の体重で、下腿にねじれの力が働き危険な状態

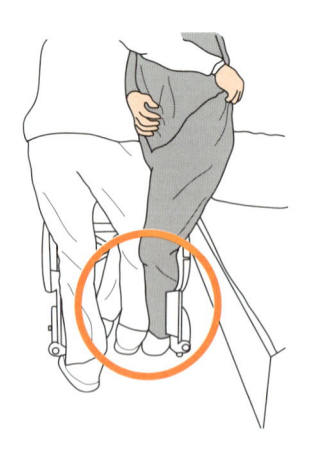

第4章 移乗の介助

図4-11 座位での移乗

■ 自力による方法

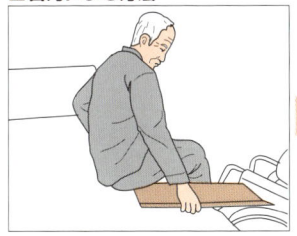

1. 車椅子の肘掛けを外し、体を傾けてスライディングボードを敷き込む
2. 体を戻し、スライディングボードに体重を乗せる 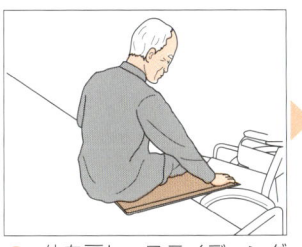
3. 反対側の肘掛けを握り、体を車椅子のほうに傾け、臀部を滑らせる 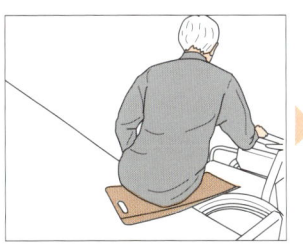
4. 車椅子へ移ったら、一度上体をベッド側に傾け、臀部をさらに滑らせ車椅子に深く座る 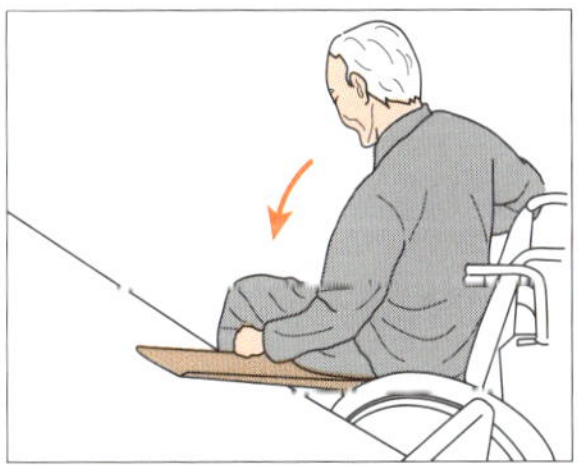
5. 肘掛けに体重をかけて、スライディングボードを外す。外した側の肘掛けを装着する 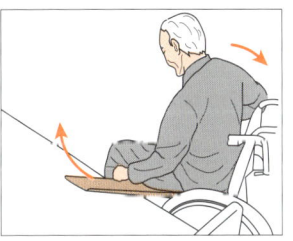

■ 介助による方法

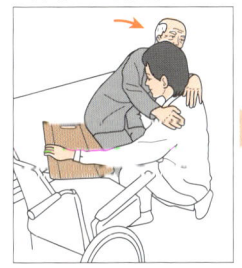

1. 車椅子の肘掛けを外し、ベッドに付け、体幹を傾けてスライディングボードを敷く（ボードを車椅子のシートに半分以上乗せると、後で外すときに困る）
2. 体幹を戻し、スライディングボードの上に臀部を乗せる 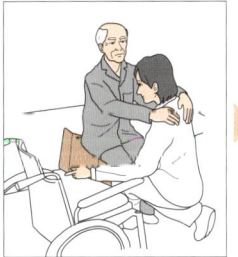
3. 足で車椅子がずれないようにロックし、体幹を車椅子側に傾け、骨盤を車椅子側に押してスライディングボード上を滑らせる（後方から見たところ） 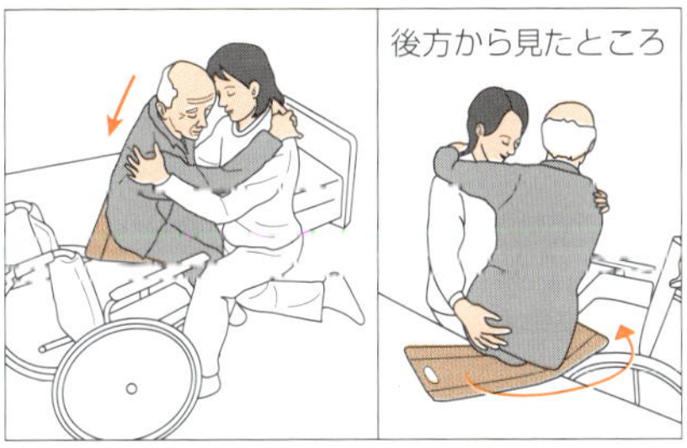
4. 一度上体をベッド側に傾け、臀部をさらに滑らせ、車椅子に深く座る
5. 車椅子に移乗したら、体幹をベッドと反対側に傾けスライディングボードを外し、肘掛けを取り付ける

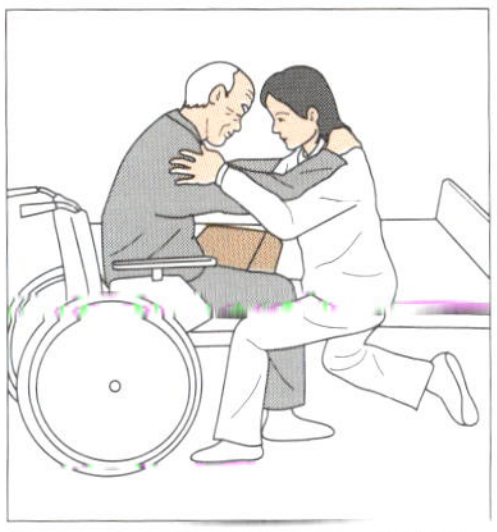

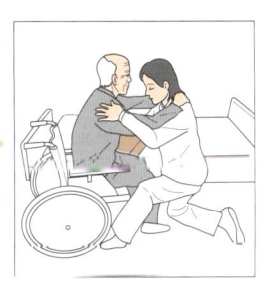

立った状態を保てない方を、立たせて移乗させる介助方法自体に無理があるのです。座ることはできるけれど、立った姿勢を保つことができない方の場合は、座ったままの移乗をお勧めします。この方法には肘掛けが外せる車椅子やスライディングボードが必要となりますが、中にはこれらの福祉用具を使うことで、今まで抱えて介助していた方の移乗が自立する場合もあります（図4-11）。

　「そんなことを言われても、うちの施設にはそんな車椅子や用具がない」と言われるかもしれません。しかし事故防止、職員の腰痛予防、自立動作が増えるなどの可能性の面から、介護される方、する方の医療費、マンパワーの有効利用を考えたら、車椅子や用具の値段は微々たるものでしょう。

ⅠⅠⅠ 全介助による移乗

　座ることも困難な利用者では、リフトやトランスファーボードなど福祉用具を用いる方法をお勧めします。やむを得ない場合として、ここでは2人介助で車椅子からベッドに抱えて移乗する方法を紹介します。

　車椅子はベッドに対して平行あるいは15度程度で着けます。このとき、肘掛けやフットレストが取り外せる車椅子の場合は事前に外します。介助者は利用者の背中側と足側に分かれて立ちます。

　まず、利用者に手を組んでもらいます。背中側に立つ介助者は利用者の両脇から手を通し、利用者の前腕を握ります。このとき力が入る利用者であれば両脇を締めてもらい、介助者も脇を締めます（図4-12）。足側の介助者は、利用者の両膝の下と両下腿部に手を差し込みます。

　抱えて移乗することを利用者に伝えたうえで、2人でタイミングをとりベッドへ移します（図4-13）。

図4-12　体を抱えるときの手の握り方

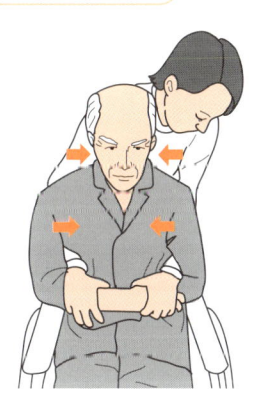

介助者は脇の下から手を通し、前腕部を握る。そして脇を締める

利用者にも脇を締めてもらう

図4-13　2人介助による移乗方法

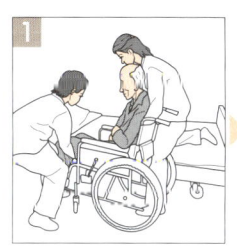

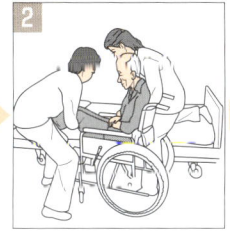

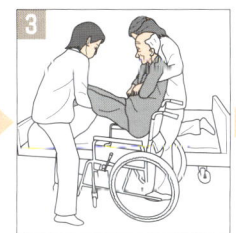

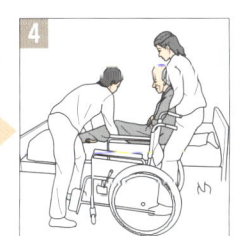

この方法は2人介助の方法としてよく利用されています。肘掛けの取れない車椅子からベッドに移すとき、利用者を投げ出すような格好になっているのを病棟や居室で見かけます。これは、介助者の立つ位置と抱え方に問題があります。

　利用者の背中側の介助者は、車椅子のグリップがあるため図4-14のAの位置に立ってしまいがちです。この位置では利用者がベッドに移ったとき図のように離れてしまい、結果として利用者を投げ出す格好になってしまいます。これを避けるため、介助者はグリップをよけて車椅子とベッドの中間に立ち、できるだけ利用者に近づきます。このとき、ベッド側の膝をベッド上に乗せるとより楽になります（図4-14のB）。

　足側の介助者は、利用者の足をまたいで立つと、抱えるとき自分の足が移乗を妨げてしまいます。利用者の足に対してベッドと反対側に位置して立ち、移乗のときベッドに近づきやすいように前後に足を開きます（図4-15）。

　次に抱え方です。介助者双方が自分の抱えやすい方向に利用者を持ち上げると、とても移しにくくなります（図4-16）。足側のほうが抱える体重が少なくてすむ

図4-14　2人介助のときの上体を抱える介助者の立つ位置

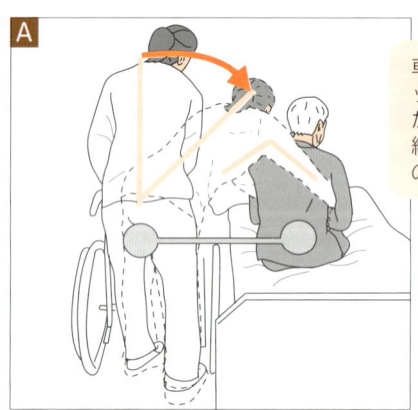

A

車椅子のグリップの間に立つと、ベッドに移したときに利用者との距離が遠くなるため、利用者を投げ出す結果になりやすい。同時に、介助者の腰を痛める可能性が高い

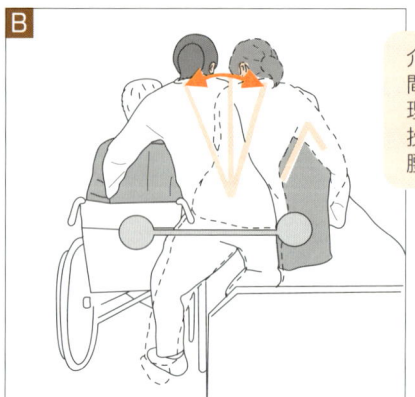

B

介助者は利用者が移動する距離の中間に位置し、利用者が移った後も無理な体勢にならないので、利用者を投げ出す結果にならない。介助者の腰への負担も少ない

ので、上体を抱える方へ協力をします。持ち上げるとき、心もち相手のほうに近づくように膝下を抱えると、背中側の介助者は上体を持ち上げやすくなります。

　以上、全介助の一例を簡単に説明しました。北欧では、この方法の対象となる利用者はリフトで移乗しています。これは、福祉用具利用による介護が利用者に浸透していることや、20kg以上の人を機器を使わず抱えることが法律で禁じられているためです。

　日本では、本来2人で介助すべき利用者に対しても、業務に追われている、人手が少ないとの理由から、無理をして何とか一人で介助できないかと悪戦苦闘している施設も少なくないようです。しかし、助けを呼んで2人で介助する時間は、一人で悪戦苦闘している時間とほとんど差がありません。

　移乗に限らず、無理な介護は利用者、介助者双方の安全や健康にとってマイナスであり、施設運営にとっても何のメリットもないのです。

図4-15　足を持つ人の立つ位置

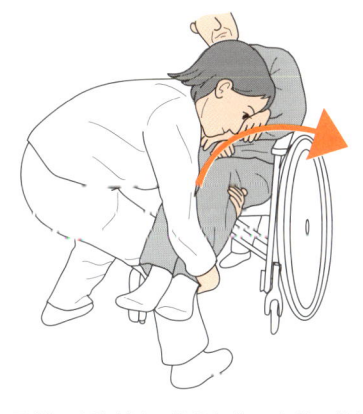

足側の介助者は、抱えた後に自分の体がベッドに近づきやすいように前後に開いて立つ

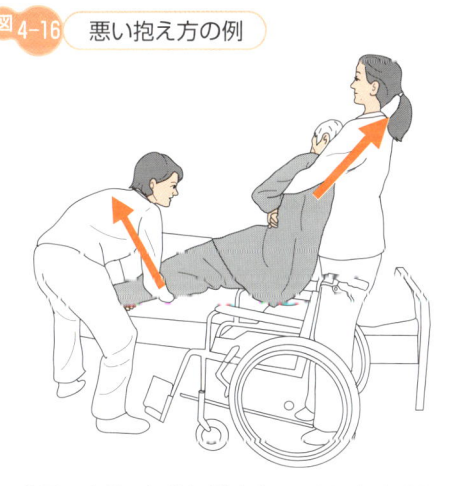

図4-16　悪い抱え方の例

お互い自分のほうに引き合って抱えにくくしている

Ⅳ 事例にみる移乗介助

以下に、移乗動作に関わる施設と在宅での事例を紹介します。

(1) 立位移乗の例

> **事例**
>
> Eさん、83歳、女性。要介護度3。平成12年に脳血管性パーキンソン症候群との診断を受けました。16年5月、施設入所中に転倒して左大腿骨頚部骨折と左橈骨骨折を起こし、その後病院で手術をされ入所。セルフケアは食事が要時間で、その他はすべて介助が必要でした。
>
> 入所時にベッド周辺の環境調整を行い、入所直後の暫定的なケアプランでスタートしました。入所4日目、ケアスタッフよりEさんのベッドと車椅子間の移乗方法について以下の相談がありました。
>
> 「立ち上がりが困難で、介助して立位を保持しようとしても、体を後方に突っ張る感じで移乗動作が難しく、現在2人介助で実施しています。他にもっと適切な移乗方法はありませんか？」

①現在の方法は適切？

まず、現在の方法を確認しました。ケアスタッフが実施していた方法は図4-17のとおりです。まず起き上がりをベッドの両側から2人介助で行い、座位をとります。後方へ倒れないよう、一人が背中を支え、もう一人が靴を履かせます。その後、一人がEさんの前方に立ち、両脇に手を入れて抱えます。このとき、もう一人のスタッフがズボンを握り起立を支え、2人で抱えるように方向転換をして座るという方法です。確かに安全、安楽、安心な方法かもしれませんが、Eさんの能力に対する介護量は適切でしょうか？　また、今後Eさんの能力を少しでも向上させることに繋がる方法でしょうか？

②身体機能の確認

次に、Eさんの身体機能を簡単にチェックさせてもらいました。パーキンソン症候群による固縮で上下肢、体幹の動きがよくありません。また両下腿部に浮腫があり、足関節の動きの悪さも体を前に曲げることを制限しているようです。

さらに寡動（動作が非常に緩慢）があるため、スタッフは、ほとんど動けないとの印象をもったようです。しかし時間をかけると、軽く頭を下げて、前方へ体

図4-17　ケアスタッフが暫定的に実施していた方法

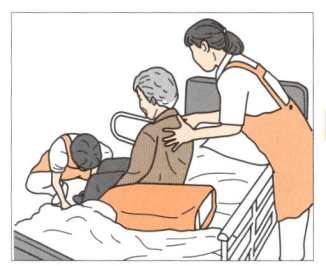

1　介助で起き上がり、後方へ倒れないように介助者が支え、もう一人の介助者が靴を履かせる

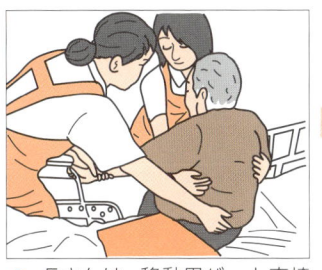

2　Eさんは、移動用バーと車椅子のアームレストを握る。前方に立つ介助者は、両腕を腋下に通して背部を支え、側方の介助者はズボンを引き上げる

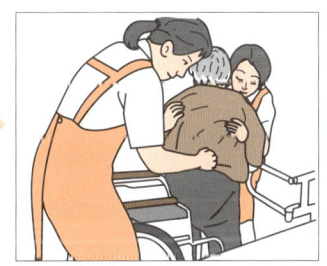

3　回転がうまくできないので、足の位置を考慮しながら2人で抱えて少しずつ回転する

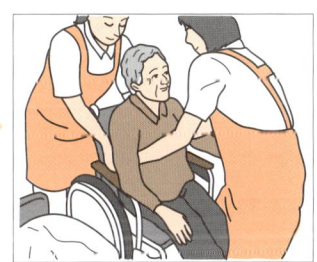

4　後ろに倒れそうになるのを支え、2人介助でゆっくり座らせる

を曲げることが可能でした。少し手伝うと、車椅子に座った位置から前方の移動用バーにつかまることも可能です。

次に、立ち上がりを行ってもらいましたが、困難でした。しかし完全に抱えなくても、立ち上がり初期の臀部を持ち上げる部分を介助すれば、全体重を支えるような介助は必要ありません。立位保持も支持があれば可能でした。

ベッドへの移乗を試みていただくと、方向転換をすることができず、抱えないと向きを変えることが困難でした。

ベッドへ座る動作は、体を前に曲げることを介助しないと、臀部の位置がベッドに十分乗らずに滑り落ちそうになります。またゆっくり座れずに、臀部をドスンと下ろす感じになります。

③問題点の整理

Eさんの移乗に関する問題点を整理すると、
①体を十分前に曲げられないため重心移動が困難で、立ち座りを行いにくくしている

②回転動作ができない
③下肢筋力が弱く、立ち上がりが困難

という3つが挙げられます

①については、車椅子設置位置をこれまでより若干後方に下げ、時間をかけて体を曲げると移動用バーの可動部にぎりぎり届く位置にしました。また、移乗前に2～3回前屈動作を介助で行うようにしました。ベッドから車椅子の場合、移動用バーの可動部の長さでは体が前方に十分曲げられないので、椅子の背もたれを手すり代わりに利用しました。また、固縮と下腿の浮腫に対しては、リハビリスタッフが浮腫をとる物理療法とストレッチ運動を実施することにしました。

②については、足の位置を大きく変えなくてもいいように、ベッド側の足を前方に出し、足先を少しベッドと反対側に向けて立ち上がってもらいましたが（図4-18）、全く足の位置をずらすことができないため、十分に臀部がベッドに乗りませんでした。

そこで、布製の回転盤を利用して方向転換の動作を補うことにしました。回転盤に乗せた足が滑らないように、また回転盤自体がずれないように滑り止めマットを利用しました（図4-19）。車椅子の肘掛けは跳ね上げ式にしました。

③は、立ち上がる過程でEさんが力をできる限り使って、難しいところだけを手伝うようにしました。

図4-18 回転動作に関する問題点

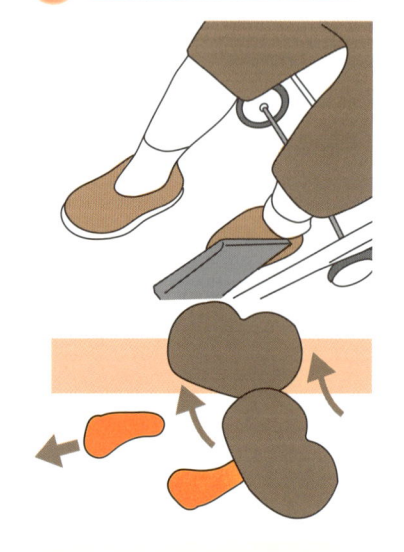

回転しやすいようにベッドに近い側の足を前方に出し、足先を若干ベッドと反対側に向けます

図4-19 回転盤と滑り止めマット

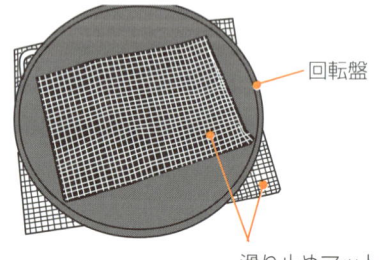

回転盤
滑り止めマット

回転盤の設置位置が悪いと、座ったときにベッドに臀部がうまく乗らないので、あらかじめ設置位置を決めておく

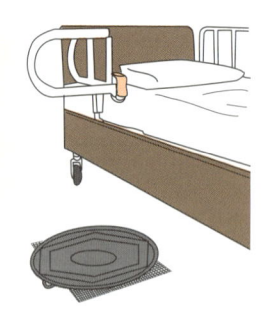

④車椅子からベッドへの移乗方法

　図4-20に、Eさんの車椅子からベッドへの移乗方法を示します。まず車椅子をベッドに着けます（①）。このとき、フットレストとベッドとの間に隙間ができない程度で、できるだけベッドと平行に着けます。Eさんの場合、心理的不安もあるので、介助者は前方に立っています（左側方に立ってもよい）ので、Yさんの前屈を妨げないように注意します。移動用バーにつかまって臀部を前へずらし、膝が十分曲がるようにします（②）。

　回転盤の中心をまたぐように両足を乗せ（③）、移動用バーを握り立ち上がってもらいます（④）。このとき介助者は、前方へ引き出すように介助します。できるだけ膝が伸びた状態で立位がとれたら、回転盤の機能を使って体をベッド方向に回転させます（⑤）。頭と体が先に後方に倒れないように、介助者が保持した状態でゆっくり腰掛けます（⑥）。

図4-20　車椅子からベッドへの移乗方法

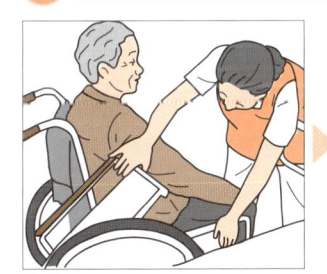

1. 車椅子をベッドに着け、ブレーキをかけ、アームレストを跳ね上げる
2. 移動用バーを握り、臀部を前にずらす。体が硬いときは2～3回軽く前屈の体操をする
3. 滑り止めマットを敷いた回転盤の上に、正確に足を置く
4. 介助しながら立ち上がる
5. 回転盤の機能を使って体を回転する
6. ベッドに腰掛ける

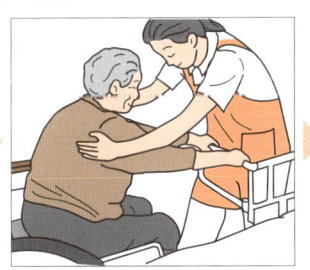

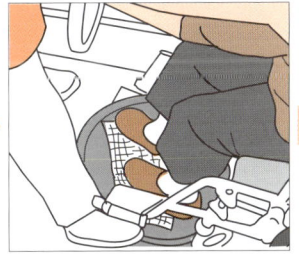

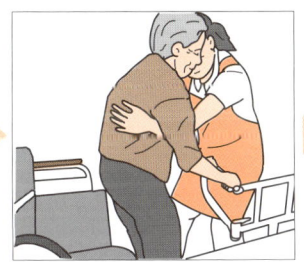

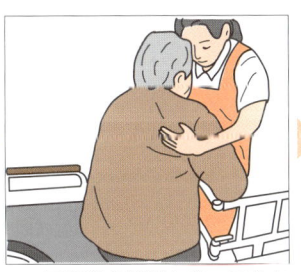

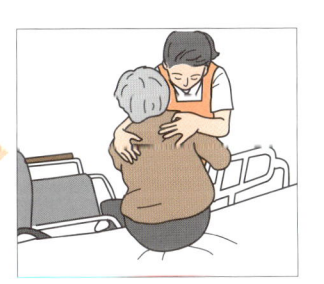

⑤ベッドから車椅子への移乗方法

図4-21はベッドから車椅子への移乗方法です。まず移動用バーを握り、臀部を前へずらします。次に、背もたれ付きの安定した椅子を前方に置きます（①）。椅子は、Eさんが前屈して何とか届く位置にします。右手で移動用バーを握り、前屈して左手で椅子の背もたれ部を握ります（②）。

介助者は立ち上がりを介助し（③）、立位がとれたら回転盤の機能で体を車椅子方向へ回転し（④）、頭と体が先に後方に倒れないように、介助者が保持した状態でゆっくり腰掛けます（⑤）。

このような方法をとることで、Eさんの移乗は一人の介助で十分行えるようになりました。また、日常で体を前に曲げる動作が反復されるので、立ち上がるときの動きも良くなり、Eさん自身の力を使って立ち上がるので、立つときの安定性も増してきました。今では立位での方向転換も可能になり、回転盤を利用しなくても方向転換ができるようになりました。

いま実施している介助方法が、かえって本人の能力を奪う介助方法になっていないか、心身機能、療養環境を細かく確認し、自立を促す介助方法を選択することが重要です。

図4-21 ベッドから車椅子への移乗方法

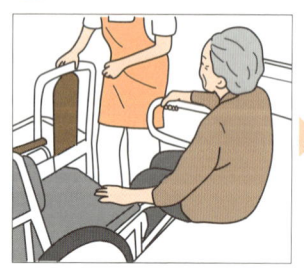

1. 足元に回転盤を置き、前方に椅子を置く
2. 椅子と移動用バーを握り、臀部を前にずらし、体を前へ曲げる。介助者は片側の手で椅子を固定し、もう一方の手で体を曲げるのを介助する 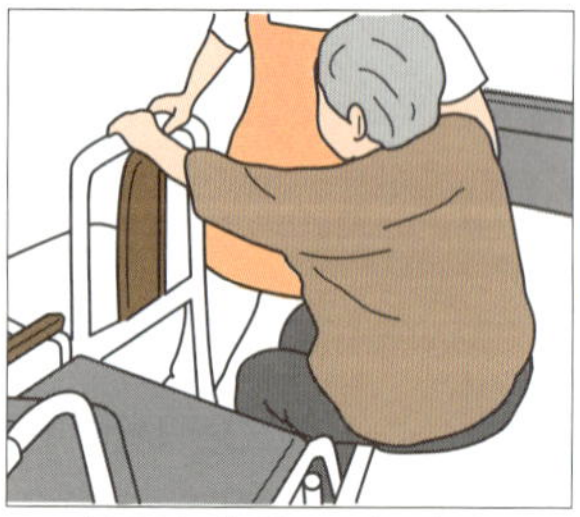
3. 介助で立ち上がる 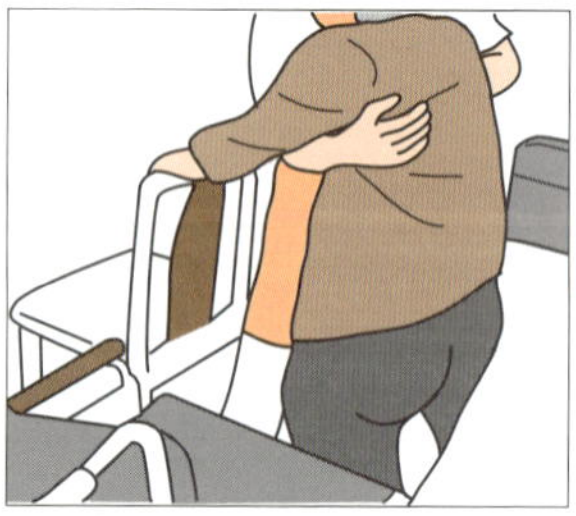
4. 回転盤の機能を使って体を回転する
5. 移動用バーを握り、腰掛ける 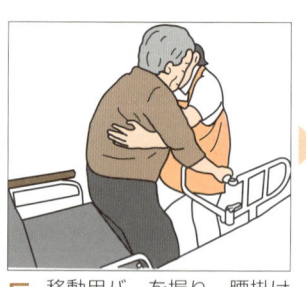
6. 肘掛けを取り付ける

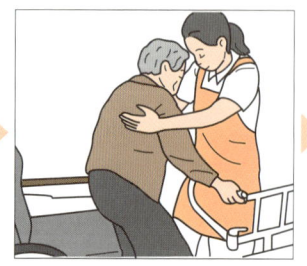

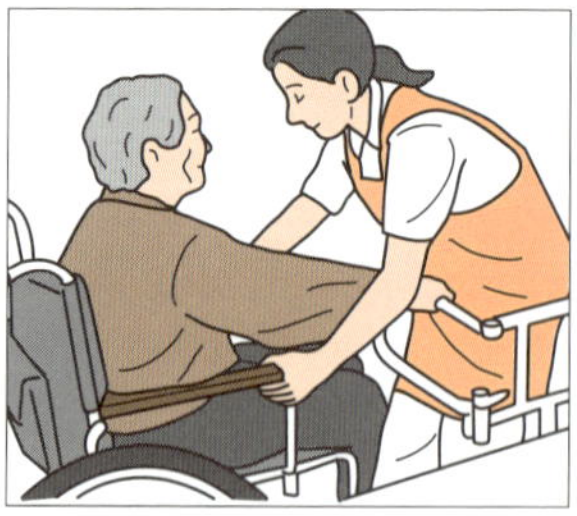

(2) 座位移乗の例

> **事例**
>
> Fさん、57歳、女性。脊髄症性小児麻痺による対麻痺（両下半身が麻痺）。10年ほど前から歩行が困難となり、現在は訪問介護による生活援助と身体介護を利用して、在宅で一人暮らし。セルフケアは、入浴を除いて自立。平成13年には胆石の手術後、約1か月間臥床。上肢の力を利用して可能だったベッドと車椅子間の移乗が困難となり、ケアマネジャーより移乗動作の自立目的で訪問リハビリの依頼。

① 検討 リフトとプッシュアップ台

Fさんのニーズは、「どのような方法でもよいので、移乗を自立して、以前のように好きな時間に好きな場所に行きたい」ということでした。胆石で入院するまでは、車椅子をベッドに横づけして、プッシュアップ（上肢でお尻を持ち上げる）動作で移乗をしていたようです。

まずは、車椅子からベッドへの移乗状況を確認しました。ベッド上で長座位をとることは可能ですが、肘を伸ばす動きに制限があり、痛みもあるため、プッシュアップ動作が困難でした。

肘の痛みが強かったため、移乗を自立する方法として当面の間、据え置き式リフトによる移乗を検討しました。ベルト式のスリングシート（図4-22の1）は自力での装着が容易ですが、対麻痺では臀部が抜け落ちてしまいますので使用できません。そこで、脚分離型のローバックシート（図4-22の2）で敷き込みの練習を実施しましたが、自分で敷き込むことが困難でした。加えて、リフトの操作に対する抵抗感や緊急停止時の問題が出現し、自立まで至りませんでした。

図4-22　据え置き式リフトによる移乗

① ベルト式のスリングシート
Fさんの場合、対麻痺で臀部が落ち込むので、使用できない

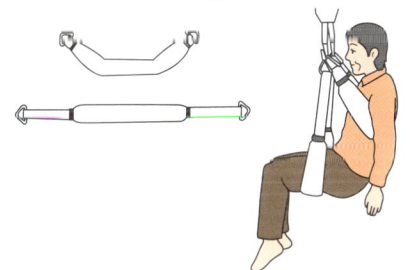

② 脚分離型のローバックシート
一人での敷き込みがうまくできない

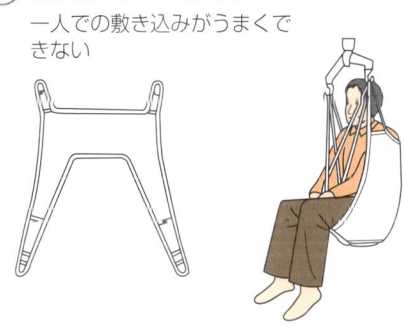

次に、プッシュアップの効率を上げるため、プッシュアップ台を用いたベッド上の移動を試みましたが、やはり肘の痛みが強く、困難でした（図4-23）。そこで、上体を持ち上げて移動・移乗する方法をあきらめて、滑らせる方法に切り換えました。

　Fさんのベッド上での動きを細かく観察すると、長座位で前へ移動しようとすると踵部がマットレスに沈み込み、下半身を押し出しても動きを止められてしまいます（図4-24）。しかし後方へ移動するときは、プッシュアップ動作を使わなくても、上体を前に曲げ、体を左右にゆすることにより移動が可能でした。そこでベッド上での移動に関しては、後方に進む方法を採り入れました。

　車椅子への移乗も同様に考え、ベッドに対して車椅子を斜めにつける方法から、直角に着ける方法に変更しました。ベッドから車椅子への移乗は、ベッドの昇降機能を使用し、車椅子座面より高い位置に設定することで容易になり、車椅子のアームレストを握り後方に移乗することが可能となりました。

図4-23　プッシュアップ台を用いたベッド上の移動

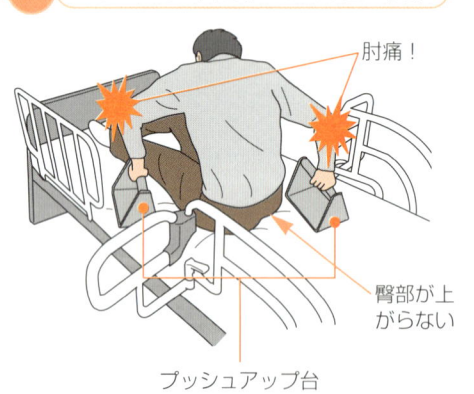

図4-24　ベッド上での起き上がり

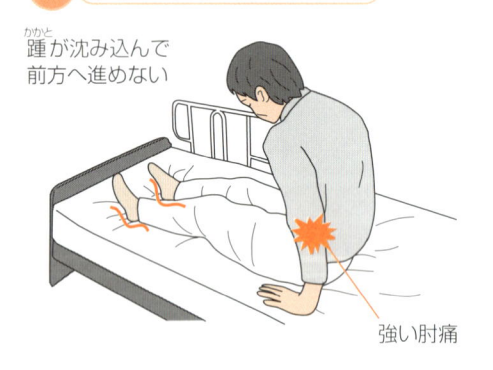

② 検討　スライディングシートによる移乗

　しかしながら、車椅子からベッドに移乗するときは、ベッドの昇降機能を用いてベッド側を低くしても、下肢全体（特に踵部）がマットレスにめりこんで進まないため、困難でした。そこで、摩擦を減らす福祉用具の導入を試みました。敷き込みやすさと抜きやすさを考慮し、体の幅程度のスライディングシートを、足をベッドに乗せた後に敷き込むようにしました。また、ベッド上での移動距離を考慮し、足先から20cmほどシートが出るように敷き込みました。

　その後、移乗用バーとベッド柵を利用し、体を前に引っ張るようにして前方に移動するように設定しました。さらに、ベッド上の移動がより簡単になるために、反対側のベッド柵に力紐を設置して引っ張れるようにしました。

第4章　移乗の介助

③ 検討結果　ベッド⇔車椅子

以上の検討から、Fさんに指導した移乗方法は次のとおりです。

ベッドから車椅子の場合（図4-25）はまず、電動ベッドの高さをリモコンで車椅子より少し高めに調整します（①）。次に、反動と腹筋の力を利用してまっすぐ起き上がります（②）。両手をついて、体を左右にゆすりながら臀部の位置をずらし（③）、ある程度ずれたら、手で長めの靴下を握り、足の位置をずらします（④～⑥）。90度方向を変えたら（⑦）、体を前方へ倒して、左右に体をゆすりながら、上体を後方へ移動させます（⑧）。

移動用バーの可変部とベッド柵を握り、⑧と同じ方法で車椅子へ移乗します。臀部が車椅子に乗ったらブレーキを外し、足が落ちない程度まで車椅子を後方に移動させ（⑨）、再びブレーキをかけたら、片足ずつ手で足を持ち上げて、車椅子の足板の上に乗せます（⑩）。

車椅子からベッドへの移乗（図4-26）はまず、電動ベッドの高さをリモコン

図4-25　ベッドから車椅子への移乗方法

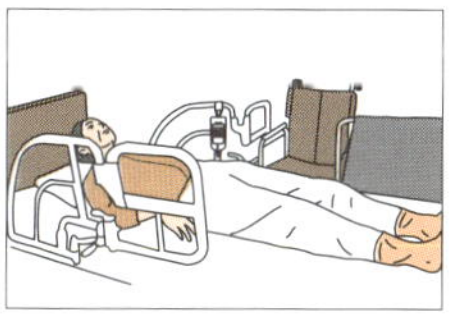

1 リモコンで、ベッドの高さを車椅子より若干高くする
2 反動と腹筋の力で起き上がる
3 ベッドに手をついて体を前に曲げ、体を左右に揺すり、臀部の位置をずらす
4 右足の靴下を握り、足の位置を変える 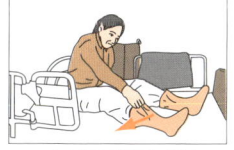
5 左足の靴下を握り、足の位置を変える 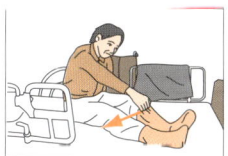
6 臀部の位置を車椅子の方向にずらす 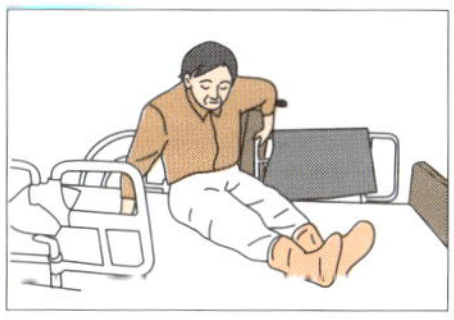
7 ④～⑥を繰り返し、90度回転する 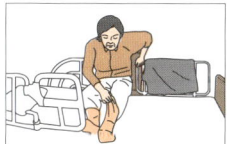
8 体を前に曲げ、手を軽く押し、臀部を後方にずらす。車椅子が少し低い位置にあるので、楽に移乗できる
9 車椅子に乗ったらブレーキを外し、足先がベッドから落ちない程度に後方へ下がる 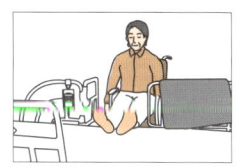
10 車椅子のブレーキをかけ、片足ずつ靴下を握り、足を下ろす。リモコンの位置を、移動用バーの可変部に移す 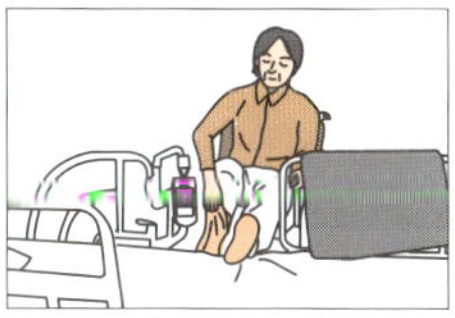
11 ベッドに移乗するため、ベッドの高さを下げておく 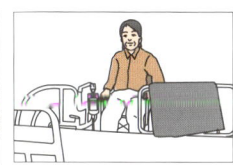

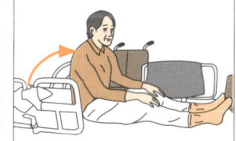

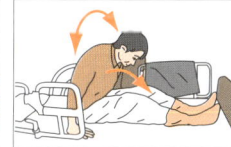

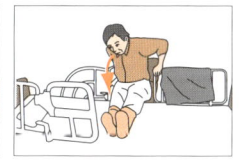

087

で、車椅子より低く設定します。次に、車椅子をベッドに対して直角に近づけ、少し手前で止め、片足ずつベッドの上に乗せます（①～③）。

　ベッド柵にかけてあるスライディングシートを取り、片方ずつ足をシートの上に置きます（⑤）。両足がベッドに乗ったら、車椅子をベッドに近づけます。ブレーキをかけ、ベッド柵を握り、肘を曲げて引く力で上体を前へ動かします（⑥⑦）。体がベッドに上がったら、ベッド柵に取り付けた力紐を引きながら向きを変え（⑧⑨）、最後にスライディングシートを抜いて（⑩）、ベッド柵にかけます（⑪）。

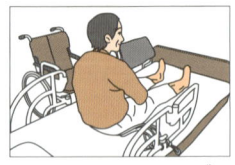

　これらの動作を繰り返し練習した結果、ベッドから車椅子、車椅子からベッドへの移乗が自立し、本人のニーズを達成することができました。

　Fさんは以前のように、好きな時間に好きな場所に行けるようになり、精神的にも落ち着いて外出の機会も増え、現在では公共交通機関を利用しながら車椅子で外出されるなど、活動的に過ごしています。

図4-26　車椅子からベッドへの移乗方法

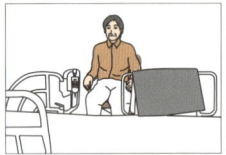

1　車椅子をベッドに直角に着け、少し手前で停止してブレーキをかける

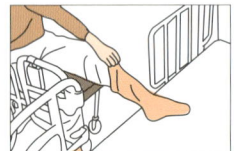

2　靴下を握ってベッド上に足を上げる

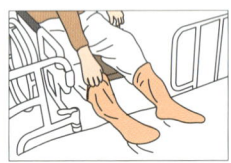

3　もう片方の足も同様にしてベッド上に上げる

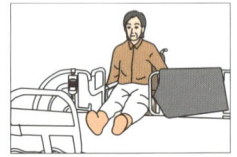

4　車椅子のブレーキを外し、ベッドに近づく。リモコンをベッド柵に戻す

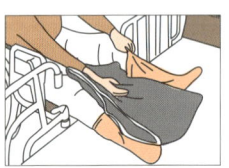

5　ベッド柵のスライディングシートをとり、靴下を握って片方ずつ足を持ち上げ、シートを敷き込む

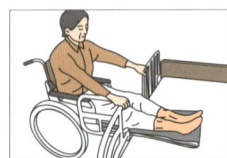

6　両足が乗ったら、ベッド柵を握る

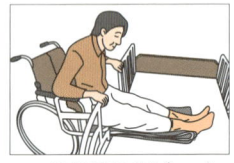

7　体を前に曲げ、ベッド柵を引く力で前方に滑る

ベッドの高さが車椅子より低く、かつスライディングシートを利用することで容易に体が前方へ滑ります。

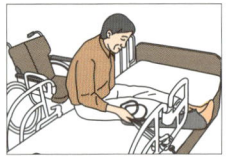

8　臀部がベッドに乗ったら、ベッド柵に取り付けた力紐を利用して体を回転させる

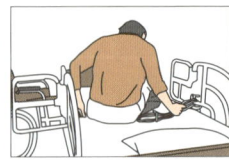

9　体を左右に揺すりながら方向を変える

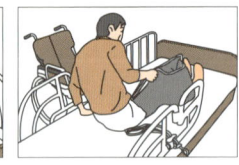

10　スライディングシートを抜き取る

11　スライディングシートをベッド柵にかけておく

第5章 移動の介助

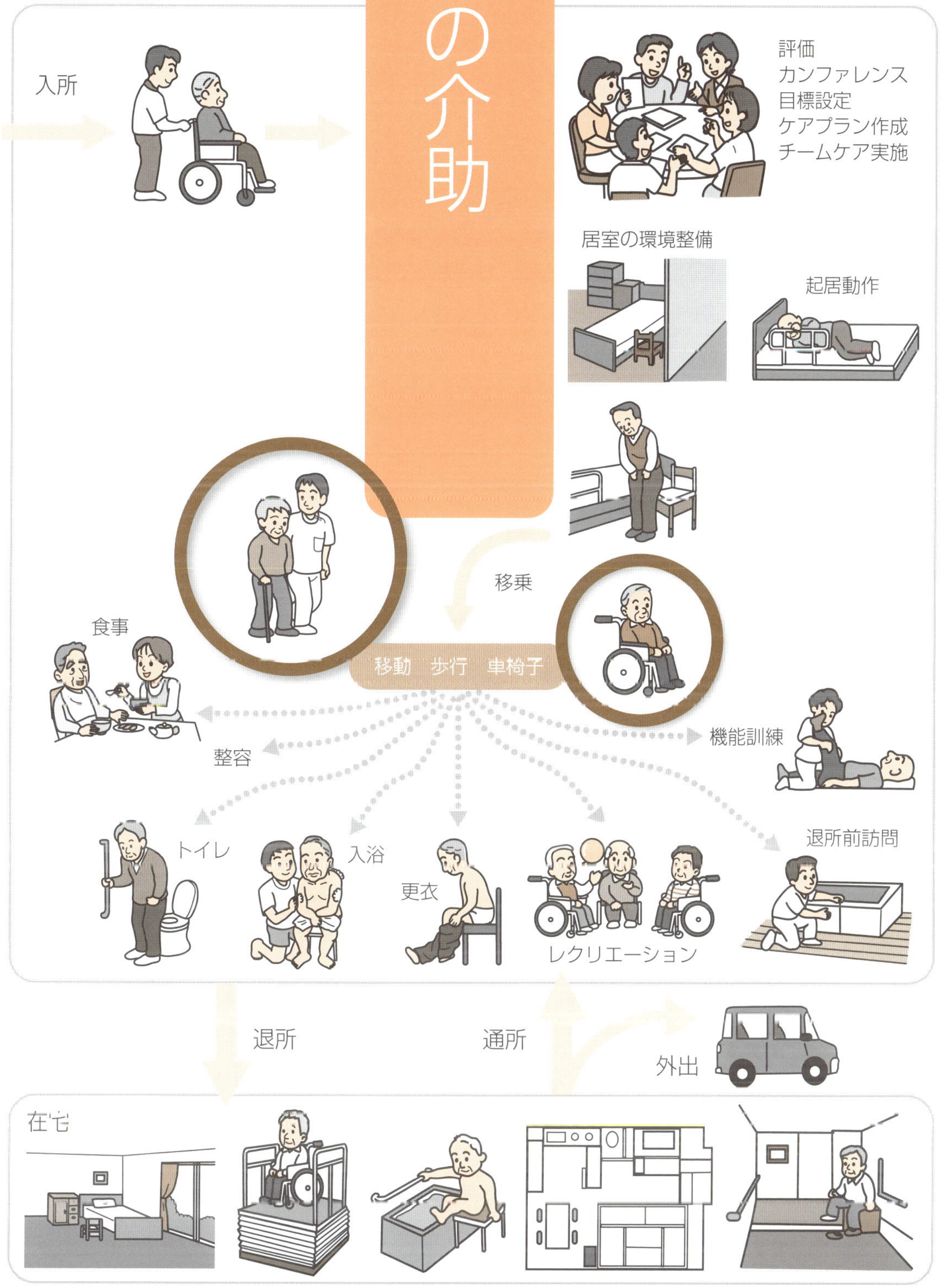

入所

評価
カンファレンス
目標設定
ケアプラン作成
チームケア実施

居室の環境整備

起居動作

移乗

移動　歩行　車椅子

食事
整容
トイレ
入浴
更衣
レクリエーション
機能訓練
退所前訪問

退所　通所　外出

在宅

介護現場で、移動に関して最も困ることは、「移動の介助方法をどのようにしたらよいのか」という以前に、移動手段が、その方にとって適切な移動手段であるかどうかを判断することです。

　移動能力は、本人の筋力やバランス能力などの身体機能だけでなく、廊下の広さや床材、デザイン、照明などの環境要因、緊張状態や鬱状態などの心理的要因といったさまざまな影響を受けます（図5-1）。どのような方法がよいか、将来的に移動能力は向上するのか低下するのかの判断が難しいため、入所時の移動手段や本人が好んでいる移動手段を、そのまま適切な移動手段として採用している場合があります。

　本章では、車椅子や歩行の介助の方法について解説します。また、適切な車椅子を選ぶための基本的事項と、歩行支援用具や歩行に関連が強い転倒の問題について、事例も交えて理解を深めます。

図 5-1　移動能力に影響を及ぼす因子

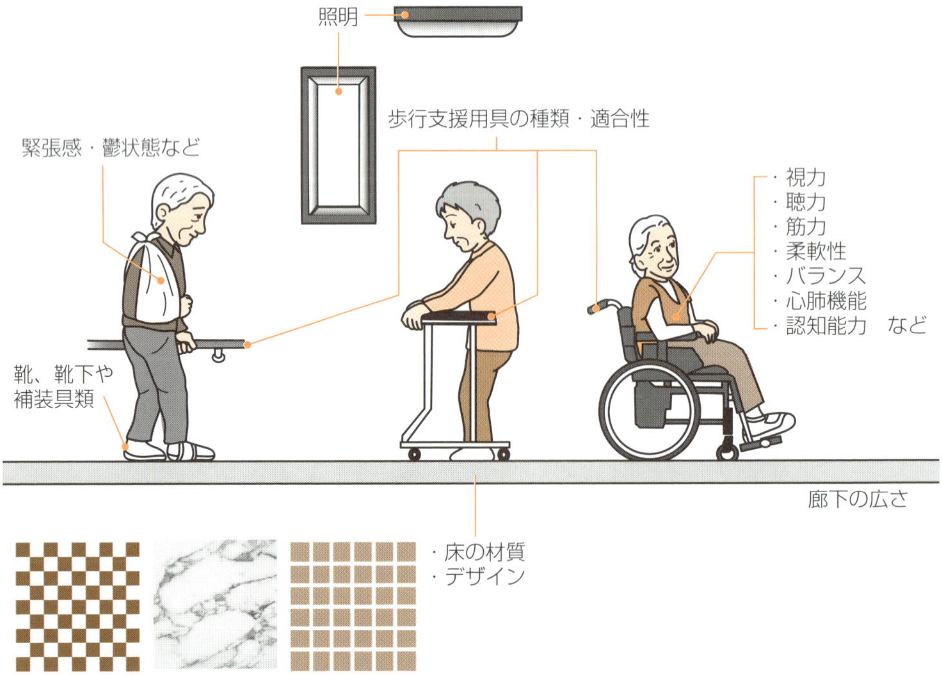

- 照明
- 歩行支援用具の種類・適合性
- 緊張感・鬱状態など
- 靴、靴下や補装具類
- 視力
- 聴力
- 筋力
- 柔軟性
- バランス
- 心肺機能
- 認知能力　など
- 廊下の広さ
- 床の材質
- デザイン

車椅子による移動と介助

　車椅子は利用する人の身体機能に合わせて数多くの種類があります。車椅子は読んで字のごとく車と椅子からできています。一時的な移送目的の使用であれば、あまり神経質に考える必要はありませんが、生活の大半を車椅子上で過ごす方については、車の機能と椅子の機能が体に合っていることが極めて重要です。

　車椅子生活者にとって、車椅子は歩行される方の靴と同じです。歩いているとき、靴の中に小石が入った経験はありませんか？　そんなときは、すぐに小石を靴から出すでしょう。しかし、石をすぐに出せない場合はどうでしょう？　靴の中の小石を踏まないように、とても変な格好で歩くことになります。

　では、この靴を2～3年履き続けたとしたらどうでしょうか？　そうです。足は変形し、体のほかの部分にも障害が出てきます。

　実は、車椅子にも同じことが言えます。車椅子が体の機能に合っていないと、車椅子上での座位や車椅子による移動を困難にするばかりでなく、体に新たな障害を引き起こすことさえあるのです。

　ここでは、車椅子各部の名称や体に合った車椅子、車椅子での移動に関わる基本事項と簡単な適合調整（車椅子シーティング）の事例を紹介します。

(1) 車椅子の種類と各部の名称

　車椅子は大きく分けると、オーダーメイドで作るもの、既製のもの、車椅子のさまざまな部分が調節式になっているモジュール型の3つに分けられます。それぞれに自走用と介助用車椅子があります。標準型の車椅子各部位の名称とモジュール式車椅子を図5-2（次頁）に示します。この後も各部位の名称を使用します。基本的事項ですのでぜひ覚えてください。

図 5-2　車椅子各部位の名称

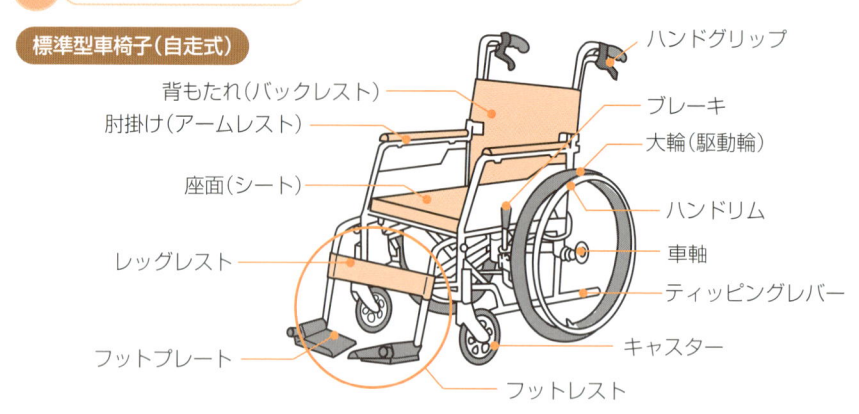

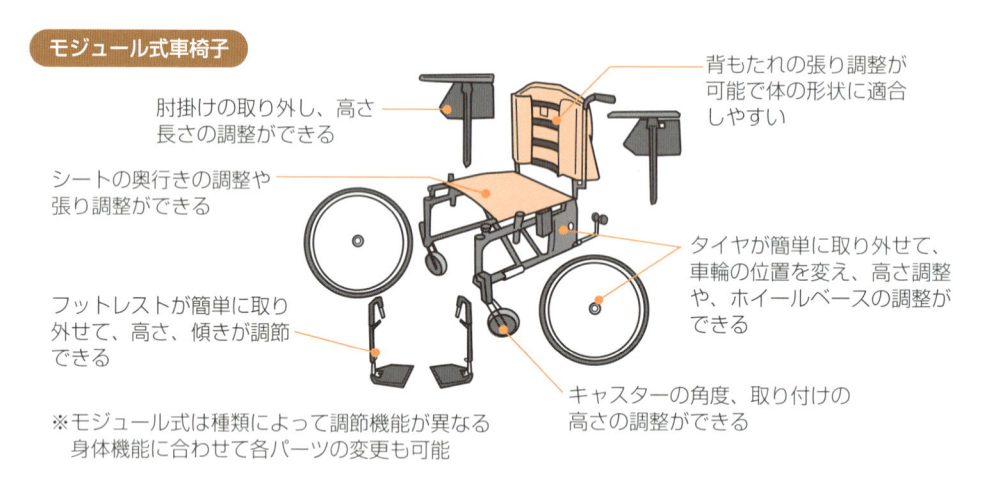

標準型車椅子（自走式）

- 背もたれ（バックレスト）
- 肘掛け（アームレスト）
- 座面（シート）
- レッグレスト
- フットプレート
- フットレスト
- ハンドグリップ
- ブレーキ
- 大輪（駆動輪）
- ハンドリム
- 車軸
- ティッピングレバー
- キャスター

モジュール式車椅子

- 肘掛けの取り外し、高さ長さの調整ができる
- シートの奥行きの調整や張り調整ができる
- フットレストが簡単に取り外せて、高さ、傾きが調節できる
- 背もたれの張り調整が可能で体の形状に適合しやすい
- タイヤが簡単に取り外せて、車輪の位置を変え、高さ調整や、ホイールベースの調整ができる
- キャスターの角度、取り付けの高さの調整ができる

※モジュール式は種類によって調節機能が異なる
　身体機能に合わせて各パーツの変更も可能

（2）車椅子各部の基礎知識

　車椅子の「椅子」の機能に相当する部分は、座面、背もたれ、肘掛け、フットレストです。これらはシートユニットと呼ばれます。まずは、一般的に目安とされるチェックポイントについて解説します。

①座面

　座面は標準型車椅子の場合、JIS規格で40×40cmとなっています。車椅子の座幅は臀部の幅＋4cmくらいが適当とされています（図5-3）。座面がたるんでいると、骨盤が安定しません。季節によっては、着る服の厚みにも配慮が必要です。座面の奥行きは、深く座ったとき膝の裏側と座面の距離が2.5〜4cm程度となることが適当です（図5-3）。また座面の水平面に対する角度は、車椅子の駆動

図 5-3 車椅子の座幅と奥行き

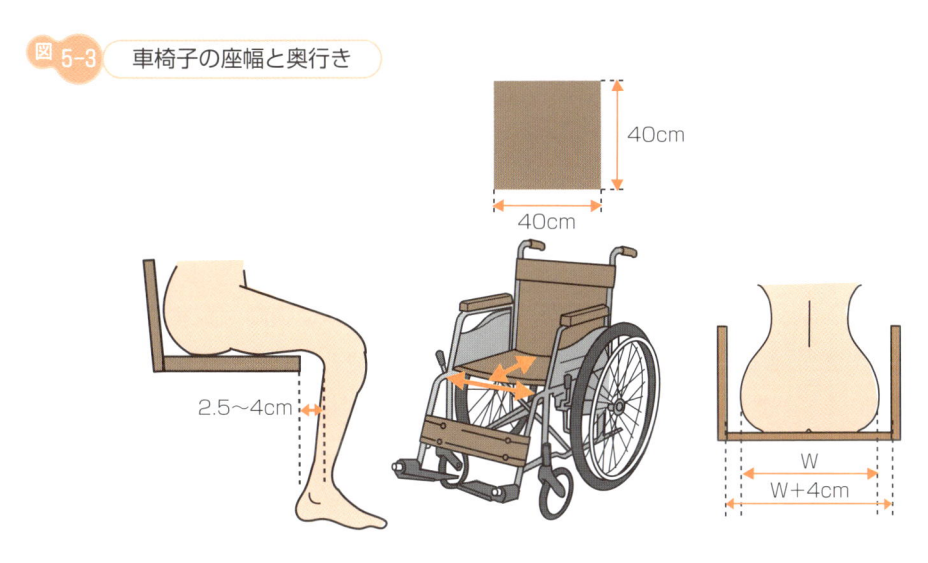

図 5-4 トータルコンタクトの座面

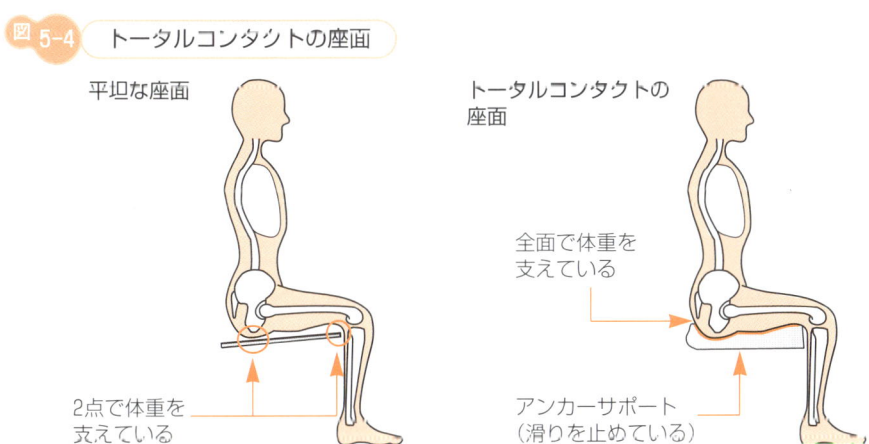

方法によっても適する角度が異なります。既製品では通常 5 〜 10 度程度あり、前方が高くなっています。

　理想的な座面は、トータルコンタクトの座面（利用者の臀部や大腿部後面の形状に適合したもの）といわれています（図 5-4）。しかし、施設で使用されている大半の車椅子は、ビニールレザーの座面で、張り具合も調整できないものが多いようです。

　清雅苑では毎年、ケアスタッフの入職時に 1 日車椅子体験実習を行っています。実習では、クッションを敷いていない標準型車椅子で 1 日過ごしてもらいます。実習終了時には、20 代前半の若い介護スタッフでも腰が痛くなり、歩けないスタッフがいるほどです。1 日で辛い状況ですから、これに毎日座る利用者にとっては、さまざまな配慮をしないと座ることが苦痛となってしまいます。少なくともクッションは必要です。

最近では安価な低反発ウレタンのクッションも出回っており、利用しやすくなっています（ただし品質はさまざま）。清雅苑では、既製の圧分散のよいクッションを用意しているほか、低反発ウレタンを材料から購入し、必要に応じて個々にクッションを作製しています。

②背もたれ

背もたれの高さは、一般に肩甲骨下角の位置、あるいは腋窩（脇の下）から10cm下方程度が適切とされていますが、体幹の安定度合いによって変わってきます（図5-5）。また、背もたれの張り具合には座面同様に、姿勢の調節に非常に重要な役割があります。

背もたれの下方には、骨盤を収める十分なスペースが必要です。この部分が狭く、背もたれが張っていると滑り座（仙骨座り）の原因となります。また背もたれの上部も余裕がないと、車椅子を駆動するときに背中が背もたれに強く当たり、結果として滑り座になります。背もたれの調整機能がついていない車椅子でも、通常は若干考慮して作製されています。背もたれの下の部分は緩んでいて、中心部が少し張って、背もたれの上部でまた緩んでいます。しかし、クッションを敷いて座るとその張った部分が体と合わなくなります（図5-6）。

③肘掛けとフットレスト

肘掛けは、車椅子の用途に合わせてさまざまなタイプがあります。移乗や姿勢変換の補助、休息など、さまざまな目的をもっています。特に姿勢が前へ崩れる利用者にとっては、肘掛け、あるいは肘掛けに渡して使うテーブルなどが重要になってきます。肘掛けの高さは、きちんと座り肘を90度曲げたときの肘までの高さ＋2.5cmにします（図5-7）。肘を乗せる部分の面積や材質も、目的に応じて調整が必要です。

フットレストは、膝の裏側から足底までの長さに合わせます（図5-8）。ほとんどの車椅子にはフットプレートの裏側にボルトがあり、調整が可能です。

④車輪

次に「車」に関する部分です。ドライビングユニットと呼ばれます。通常、車椅子は4つの車輪が地面と接触しています。車椅子と利用者の体重が分散して、キャスターと大輪にかかっています。車輪の小さなキャスターのほうに体重が多くかかると、車椅子を駆動するとき重たく感じます。逆に、大輪に多くかかると軽く感じます。

体重が前のキャスターに多くかかるということは、座面の前方に座ったときの状

態、すなわち大輪の車軸が重心より後方になるということです。また、大輪に多くかかるということは、車軸が重心より前方に位置するということです（図5-9）。

通常の車椅子では、車軸位置を調整することは難しいですが、仕組みを理解し

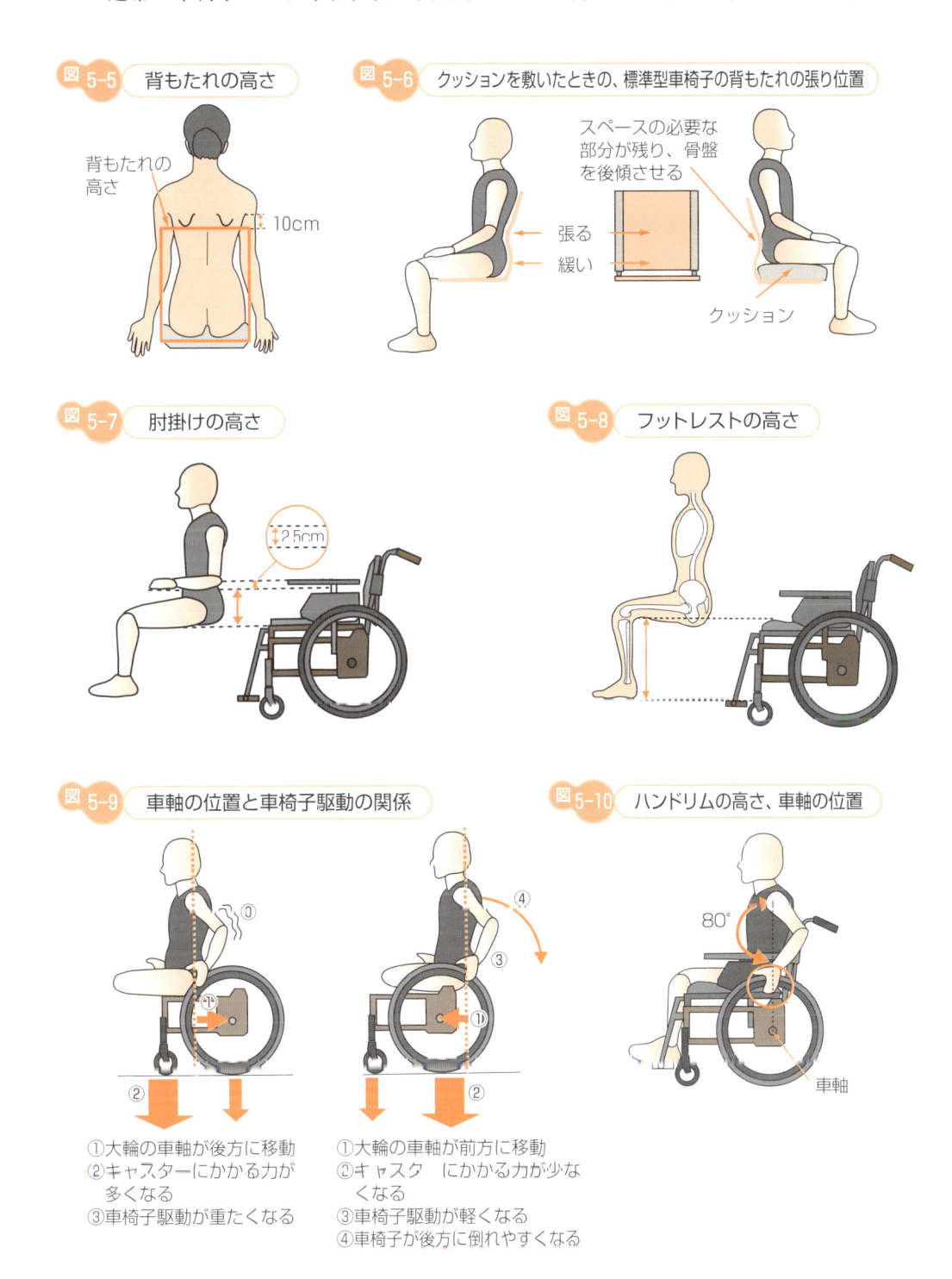

図5-5 背もたれの高さ

図5-6 クッションを敷いたときの、標準型車椅子の背もたれの張り位置

図5-7 肘掛けの高さ

図5-8 フットレストの高さ

図5-9 車軸の位置と車椅子駆動の関係

①大輪の車軸が後方に移動
②キャスターにかかる力が多くなる
③車椅子駆動が重たくなる

①大輪の車軸が前方に移動
②キャスターにかかる力が少なくなる
③車椅子駆動が軽くなる
④車椅子が後方に倒れやすくなる

図5-10 ハンドリムの高さ、車軸の位置

ていると、クッションを背中に入れるなどで座る位置が変わっても、車椅子のタイプが変更になったときでも、利用者にどのような変化が起こるか予測できます。大輪の車軸の位置は、利用者がまっすぐ座ったときの肩の位置、あるいはやや前方がよく、大輪を回すハンドリムの位置は、最も高い位置を握ったとき肘が80度程度曲がる位置です（図5-10）。

(3) 車椅子による移動方法

車椅子を自分で動かす方法（電動車椅子を除く）には、①手こぎ、②足こぎ、③片手片足こぎによる方法があります。

①手こぎ

両方の手で車椅子のハンドリムを回して進む方法です。このとき大輪の車軸の位置は肩の位置あるいはやや前方となるように座るのが適切です。ハンドリムの一番高いところを握ったときに肘が80度曲がるくらいがよいといわれています。車椅子が不適切なため、手こぎを阻害し、肩や腰に負担をかけている場合として次のようなものをよく見かけます。

● **背もたれの幅が広すぎて肩の動きを妨げている**（図5-11の1）

　　背もたれが広いと肩関節の動きを妨げ、腕が後ろに動くことを邪魔します。その結果、ハンドリムの前の部分だけを回すこぎ方となり、効率が悪く、肩への負担も大きくなります。

● **背もたれが高すぎて背骨の動きを妨げている**（図5-11の2）

　　車椅子をこぐときは、手こぎでも足こぎでも、体が多少前後方向に揺れます。背もたれが高すぎたり、背もたれの上端が強く張ったりしていると、体が後ろに揺れたときに背もたれにぶつかり、こぐ効率を悪くするとともに、滑り座になります。

● **背中に厚いクッションを入れているため、車軸が後ろに位置している**（図5-11の3）

　　体が小さいので厚手のクッションを背中に入れている方を見かけます。これだと自分でこぐ場合、車軸が後ろに行きすぎてハンドリムの前方にしか届かない状態となります。また座面の前方に座ることにより、キャスターにかかる体重の割合が大きくなり、車椅子はさらに動かしづらくなります。肩にもかなり負担がかかります。

図5-11 車椅子が合っていないことによる影響（手こぎ）

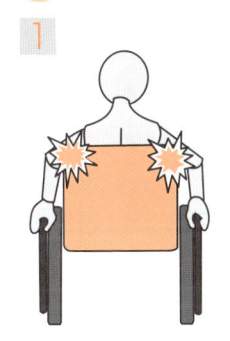

1 車椅子の背もたれの幅が広く、ハンドリムを回すために腕を後ろに動かすことを妨げる。少ししか回せないため、駆動効率が悪く肩や腰の痛みの原因となることもある

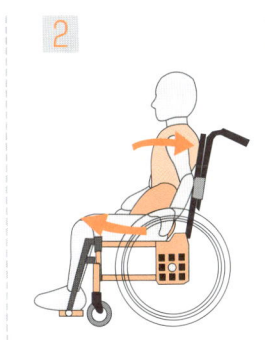

2 背もたれが高すぎたり、背もたれの上端部の張りが強すぎると、背中が背もたれを押す力への反力が臀部を前へ滑らせる

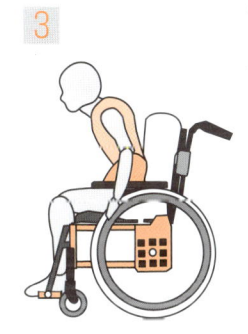

3 背もたれに厚手のクッションを敷くと、座る位置が前になり、ハンドリムに届きにくくなる。前に座るためキャスターにかかる重量が増え、車椅子をこぐのが重たくなる。結果として肩や腰を痛める

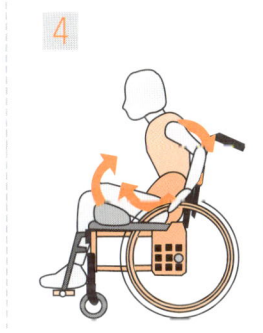

4 大腿部の下に厚手のクッションを敷いたり、フットプレートの位置が高くて股関節が強く曲がった姿勢になると、骨盤が倒れ臀部が滑りやすくなる

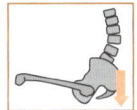

● **座面が傾きすぎている**（図5-11の4）

　フットプレートの位置が高い。座面に角度があり、前方が高くなっている。大腿部の下に厚手のクッションを敷いている。このような場合、車椅子をこぐ際に体を前に曲げなければならなくなり、結果として強い円背の状態で車椅子をこぐことになります。

②足こぎ

両足で歩くように車椅子を進める方法と、体を前後にゆらしながら両足をそろえてこぐ方法があります。

● **座面の奥行きが長すぎて膝が曲がりにくい**

　座面の奥行きが長すぎると足が地面に届きにくくなり、結果として滑り座になります。

● **座面が高すぎて、あるいは低すぎて足こぎしにくい**

　座面が高すぎても、足に力が入らずこぎにくくなります。低すぎると股関節が強く曲がり、その結果骨盤が後ろに倒れ、滑り座になります。

図5-12 車椅子が合っていないことによる影響(足こぎ)

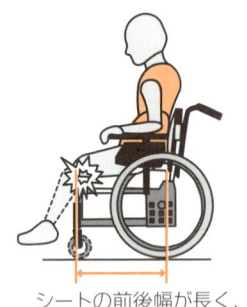

シートの前後幅が長く、足が床に届きにくい

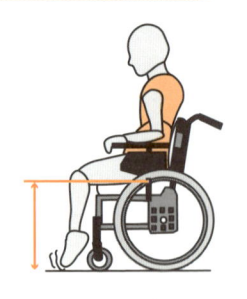

シートが高すぎて、足が床に届きにくい

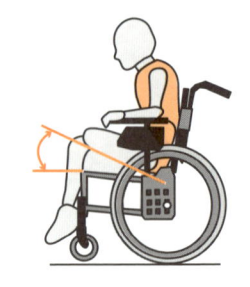

座面角度が強い（前方が高くなっている）か、クッションなどでシート前方が高くなっているため、足が床に届きにくい

結果として足こぎしやすいように、お尻を前へ滑らせる

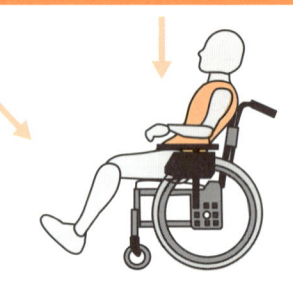

● **座面が傾きすぎている**

　足こぎをする場合の座面は、水平かやや前傾にして適合性の良いクッションや背もたれを使用することが理想的です。座面の前が高いと足が届きにくくなり、骨盤も後ろへ倒れ、足こぎすることで足を曲げる筋肉が骨盤をさらに倒れる方向に引っ張り、滑り座になります（図5-12）。

③片手片足こぎ

　片手で大輪のハンドリムを回し、片足で方向をとりながら車椅子をこぎます。主に片麻痺の方が車椅子をこぐ方法です。この方法の場合、手こぎと足こぎの両方の問題に加え、車椅子の適合が悪いと体が倒れやすくなります（図5-13）。

● **座幅が広すぎて体が傾く**

　座幅が広いとハンドリムに手が届きにくくなり、体が健側に傾きます。

● **足こぎする側のお尻が滑って体がねじれる**

　図5-12の足こぎを妨げる要因があると、健側のお尻だけが前方へ滑ってしまいます。この状態で足こぎをすると膝を曲げる筋肉が骨盤を倒し、さらにお

図5-13　車椅子が合っていないことによる影響（片手片足こぎ）

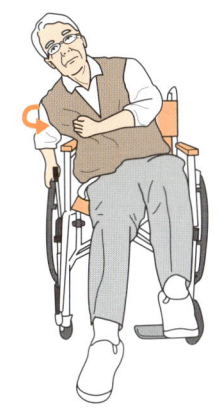

車椅子の座幅が広すぎる等で、ハンドリムに手が届きにくく、体が健側に倒れる

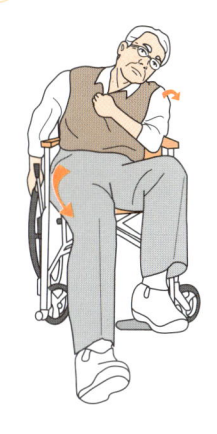

シート、背もたれの不適合から、健側の臀部が前方に滑り、結果として体がねじれて患側に倒れる

尻を滑らせます。そして体がねじれて患側に傾きます。

　車椅子の問題は、ほとんどが座面と背もたれの不適合によって発生します。その中でも最も起こりやすいのが滑り座です。滑らないようにと、メッシュ状の滑り止めシートの上に直接座らせられている方がいますが、一定の場所に強い圧力が生じ、痛みや褥瘡の原因となります。

　滑る要因はたくさんあります。解決方法も、使用している車椅子に工夫を施せばよい場合と、車椅子の交換が必要となる場合があります。少し専門的な知識が必要となってきますので、解決が難しい場合は車椅子シーティングに詳しいPTやOT、車椅子製作者等に相談されることをお勧めします。

（4）車椅子の介助方法

　車椅子のタイプ選定や適切なシーティングを実施しても、自力での駆動が困難な場合は介助を行います。

　車椅子による移動を介助する際によく問題となるのは段差の昇降です。段差を上る場合（図5-14：次頁）はまず、ティッピングレバーを片足で踏んでキャスターを持ち上げます。グリップは、真下ではなく車椅子を少し前に転がすように押すのが、キャスターを楽に上げるコツです。

　キャスターが上段に乗ったら、次に両側の大輪が均等に段差に当たるまで前へ押します。両側の大輪が接触するのを確認できたら、体重をかけて前へ押します。このとき、専門職の方でもグリップ部を持ち上げている場面を見かけることがあ

ります。車の転がりの力で段差を上ればよいので、前方へ押す要領でよいのです。転がりの力で上るので、物理的に考えて大輪の半径より高い段差は上がることができません。そのほか、後ろ向きになりキャスターを持ち上げ、大輪から上る方法もあります。

　段差を下りる場合（図5-15）は通常後ろ向きになり、大輪のほうから下ります。段差が小さい場合はキャスターを上げて前向きに下りることも可能です。ポイントは両側の大輪をそろえて下りることです。これを間違えると、片側に車椅子が大きく傾き事故の原因となります。

　段差の昇降をする際、「前のタイヤを上げます。体が後ろに傾きますが大丈夫ですよ」「段を下ります」など、これから起こることを事前に伝えることが最も重要です。

図5-14　車椅子介助での段差の上り方

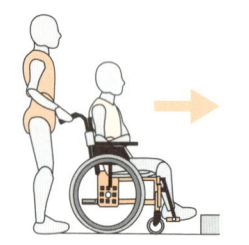

| 段差に足先がぶつからないように注意しながら近づく。車椅子の前が上がり、体が傾くことを利用者に伝える | ティッピングレバーを片方の足で踏み、キャスターを持ち上げ、段差上に載せる | 左右の大輪が段差に当たったら、車椅子を前へ押す。グリップで車椅子を真上に持ち上げてはいけない | 車椅子が段差を上ったら、介助者も上がる |

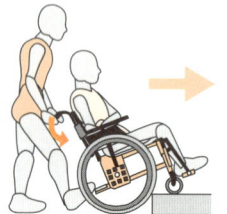

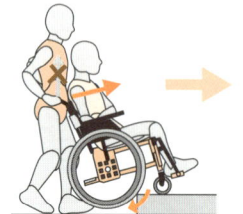

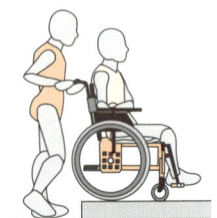

図5-15　車椅子介助での段差の下り方

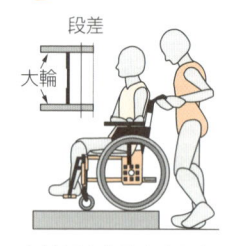

| 車椅子を後ろ向きにして注意しながら段差に近づく。車椅子の両大輪を結ぶ線が段差と平行になるようにする。段差を下りるため車椅子が傾くことを利用者に伝える | 車椅子の大輪が急に落ちないように体全体で受け止め、ゆっくり下ろす | ティッピングレバーを片方の足で踏み、キャスターが急激に落ちないようにゆっくり下ろす | キャスターを下ろすとき、段差に足先がぶつからないよう注意が必要。段差を下りたら方向転換をして前に進む |

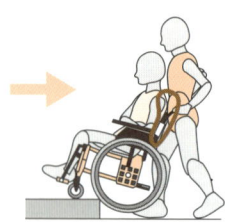

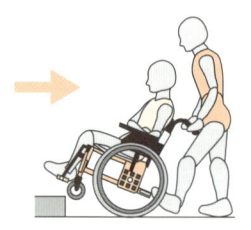

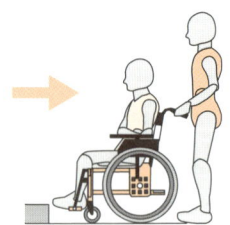

II 事例にみる車椅子の適合

> **事例**
> - Gさん（82歳・男性）
> - 疾患：パーキンソン病（ヤールのステージはⅣ。図3-15参照）
> - セルフケア：食事を除いて介助が必要
> - 移動：平行棒内であれば、介助で歩行可能。施設内は車椅子自走だが、小刻みな駆動で移動に時間がかかる。

(1) 使用している車椅子

　Gさんが入所当時乗っていた車椅子は、標準型で24インチのスチール製車椅子です。クッションはジェルクッションを使用されていました。この車椅子に乗っている状態を前方、側方、後方からみたのが図5-16の1～3です。

　前方からみた図では、骨盤の左側が高くなっており、脊柱は右凸に曲がっています。肩は左側が下がっています。頭部はまっすぐに保てず、やや左に傾いています。

　次に、側方からみた図では骨盤が後傾し、臀部が少し前へ滑っています。円背が強く、頭部は顎を突き出した姿勢になっています。Gさんは決してこの状態で

図5-16　Gさんが利用していた車椅子利用時の姿勢

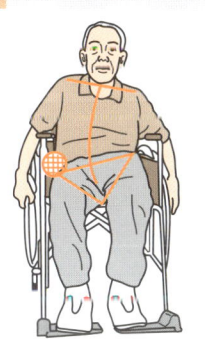

1 前方からみた座位姿勢
- 左肩が下がり、左の骨盤が上がっている
- 脊椎は右側凸で側弯している
- 車椅子の右側（向かって左側）に大きくスペースができている

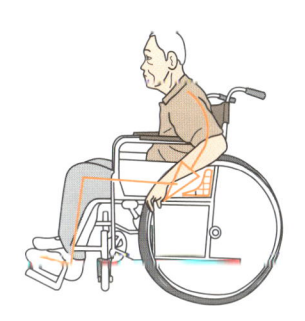

2 側方からみた座位姿勢
- 骨盤が傾斜し、滑り座（臀部が前方に滑った状態）になっている
- 脊椎は側弯している
- 顎を前に突き出した姿勢になっている

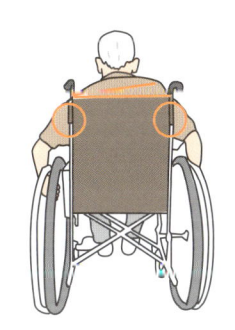

3 後方からみた座位姿勢
- 左肩が下がっている
- 背もたれが高いため、ハンドリムを握ったとき上腕が当たる

体が固まっているわけではなく、時間が経つと姿勢が崩れ、円背が強くなり、体が左へ倒れてきます。

　このようなことがなぜ起こってくるのでしょうか？　Gさんの病気や障害だけが原因ではありません。使用している車椅子も多くの問題を抱えています。

●車椅子との適合状態の確認

　まず、Gさんと車椅子座面の適合状態をみてみましょう（図5-17）。Gさんの臀部の幅30cmに対し、車椅子の座幅が40cmと少し広すぎるようです（一般的に、臀部の幅＋4cm程度がよいとされていますので、適切な幅は34cm程度）。加えて、座面がたるんでいるため、骨盤が安定しません（図5-18）。

　奥行きは、深く座ったとき、膝の裏側と座面との間は2.5～4cm程度が適当ですので、Gさんの場合の奥行きは32～33.5cm程度が適当であり、現状の奥行きは6cm以上長い座面になっています。深く座ると膝が曲げにくいため、座面の前のほうに座るか、滑り座になってしまいます。

図5-17　車椅子の座幅と奥行き

	体のサイズ	適切な車椅子のサイズ	使用していた車椅子のサイズ
幅	30cm	30+4cm	40cm
奥行き	36cm	32～33.5cm	40cm

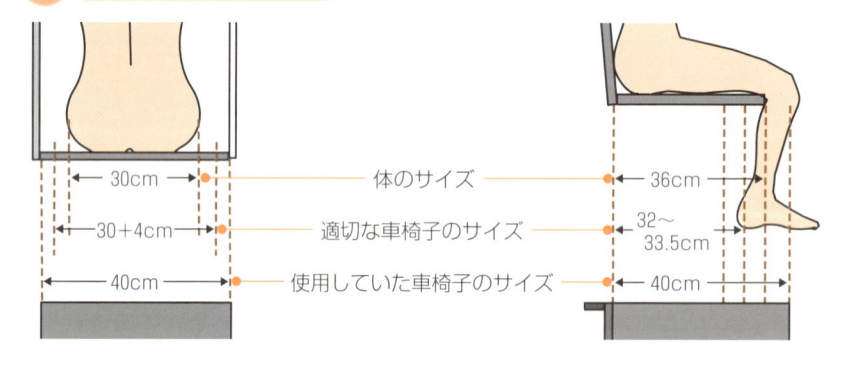

図5-18　座面のたるみと骨盤の状態

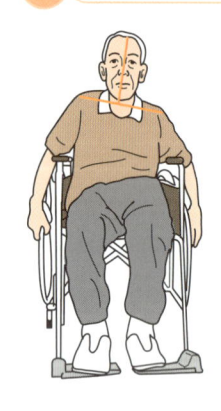

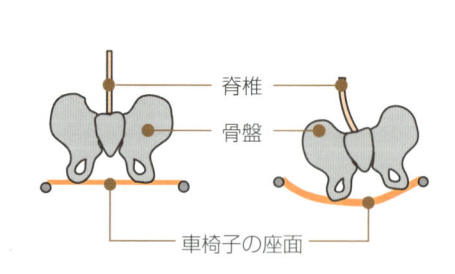

脊椎
骨盤
車椅子の座面

筋肉の緊張に左右差があるため、骨盤の傾きに左右差が生じやすい。また、緩んだ座面がこれを助長している

背もたれと肘掛けはどうでしょう（図5-19）。背もたれは5cm程度高く、肘掛けも4～5cm高すぎるようです。円背で滑り座のため、背もたれ肘掛けの位置が高くなり、車椅子を駆動しづらくしています。また、肘掛けに体重をかけて休むことも困難にしています（図5-16の2～3）。このような車椅子の「椅子の機能」の不適合が、「車の機能」へも大きく影響するのです。

骨盤が後傾し、滑り座になることが円背をさらに助長し、その結果肩と車軸の位置がさらに遠ざかります。これは、車軸を後方に移動したのと同じことになるのです。したがって、車椅子を駆動するのが重くなります。

このような車椅子に長期間乗り続けると、肩や腰にも障害が起こりやすくなり、不良姿勢を助長し、変形を強める結果にもなりかねません。

図5-19 Gさんが使用していた車椅子の背もたれ、肘掛け、フットレストと体のサイズ

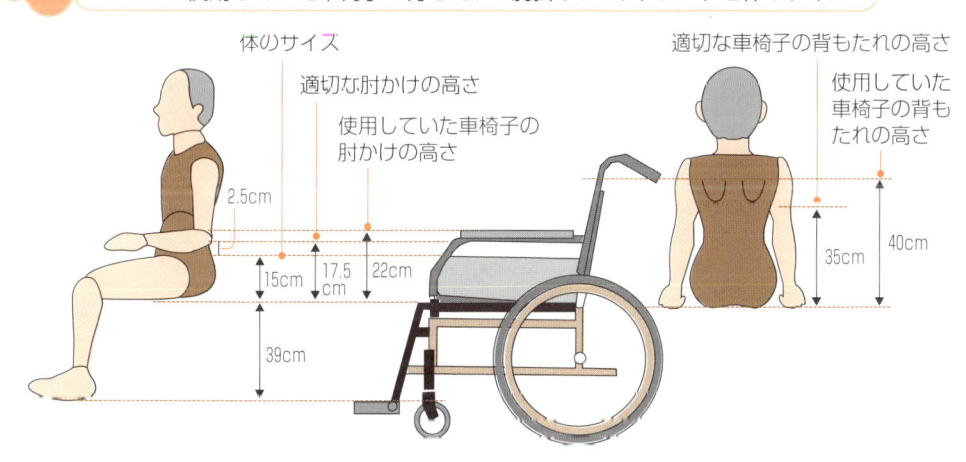

(2) 車椅子の調整

●車椅子の変更

Gさんのこのような状況に対し、施設で所有しているモジュール式車椅子で対応することにしました。シート幅は39cmと調整できませんが、奥行きは36cmとできるだけ小さくし、足こぎも併用されるので、座面の傾斜を水平に調節しました。

クッションは、すでに利用されていたジェルクッションをそのまま利用し、背もたれは高さを低くして肩甲骨下角の位置にし、背張り調整で調節しました。Gさんの仙骨上部を締めて、骨盤後傾を防止し、駆動時に背もたれの上部が背中を強く押して滑り座を誘発しないよう、張りを緩めました（図5-20）。

肘掛けは既製のものは硬すぎるため、低反発ウレタンをカットしたものを上に貼り、カバーを作製しました。また大輪の車軸を前方に移動し、肩の位置よりやや前方に位置するように設定しました。

　その結果が図5-21の1～3の状態です。正面からみた図では、骨盤の左側がほぼ水平となり、右凸で曲がっていた脊柱も垂直となり、肩のラインもほぼ水平になっています。加えて、頭部の傾きも変化しています。

　次に、側面からみた図では、後傾していた骨盤が起き、滑り座が止まっています。円背と、顎を突き出した姿勢は消失し、まっすぐになっています。「車椅子駆動も楽になった」とGさんも喜んでおられました。車椅子の大きさと各部分の調整を変えただけで、このように姿勢は変化し、良い状態に変わります。決して本人の身体機能の問題だけではないのです。

図5-20　Gさんに使用したモジュール式車椅子の背もたれの調整

緩めて背中が動けるスペースを確保する
背骨のカーブに合わせて軽く締める
締めて骨盤が倒れないようにする
緩めて臀部が収まるスペースを十分とる

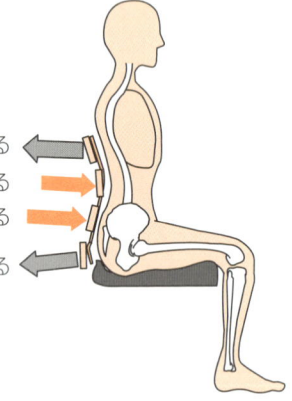

※円背はあっても、他動的な力により、ある程度背筋を伸ばすことが可能。
円背の状態で関節が固まっている場合は調整の仕方が異なるので、注意が必要。

図5-21　モジュール式車椅子を調整した後のGさんの姿勢

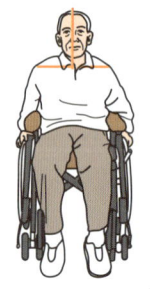

1　前方からみた座位姿勢
肩、骨盤の高さはほぼ同じ高さになっている

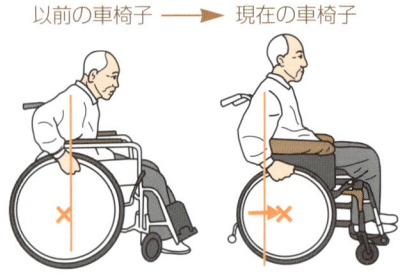

2　側方からみた座位姿勢
以前の車椅子　→　現在の車椅子
脊椎が起きて、円背が改善している。車軸が前方に移動し、肩、肘に無理がない位置にきている

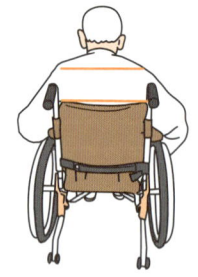

3　後方からみた座位姿勢
肩が同じ高さになっている。車椅子駆動に際し、肩甲骨上腕の動きを妨害していない

（3）標準型車椅子での工夫

　高機能モジュール式車椅子のようにはいきませんが、標準型の車椅子でも、調整がまったく不可能なわけではありません。

　座面は、バスタオルやダンボールをカットしたものを利用して、トータルコンタクトに近い状態になるように下地を作ります。その上に低反発のウレタン（1000円程度で購入可能）やスポンジなどを敷きます。

　背もたれは、荷造り用の紐（ベルト状のものが良い）や、ベルクロ付きのベルトなどである程度張りが調整できます。

　まず、車椅子のグリップをベルトで引き寄せ、背もたれの上部を緩ませます。次に、背もたれの必要な部分にベルトを巻き、ベルトの張り具合を調整します。

　また、タオルを用いる方法もあります。タオルを丸めて円柱状にし、輪ゴムやガムテープなどで、広がらないように止めます。これをガムテープなどで背もたれに固定し、腰椎部分のサポートや体が側方に倒れないためのパッドとして利用します。さらに上からバスタオルやウレタンなどで当たりを柔らかくし、見栄えを整えると、適合性の良い背もたれを作製することができます（図5-22）。

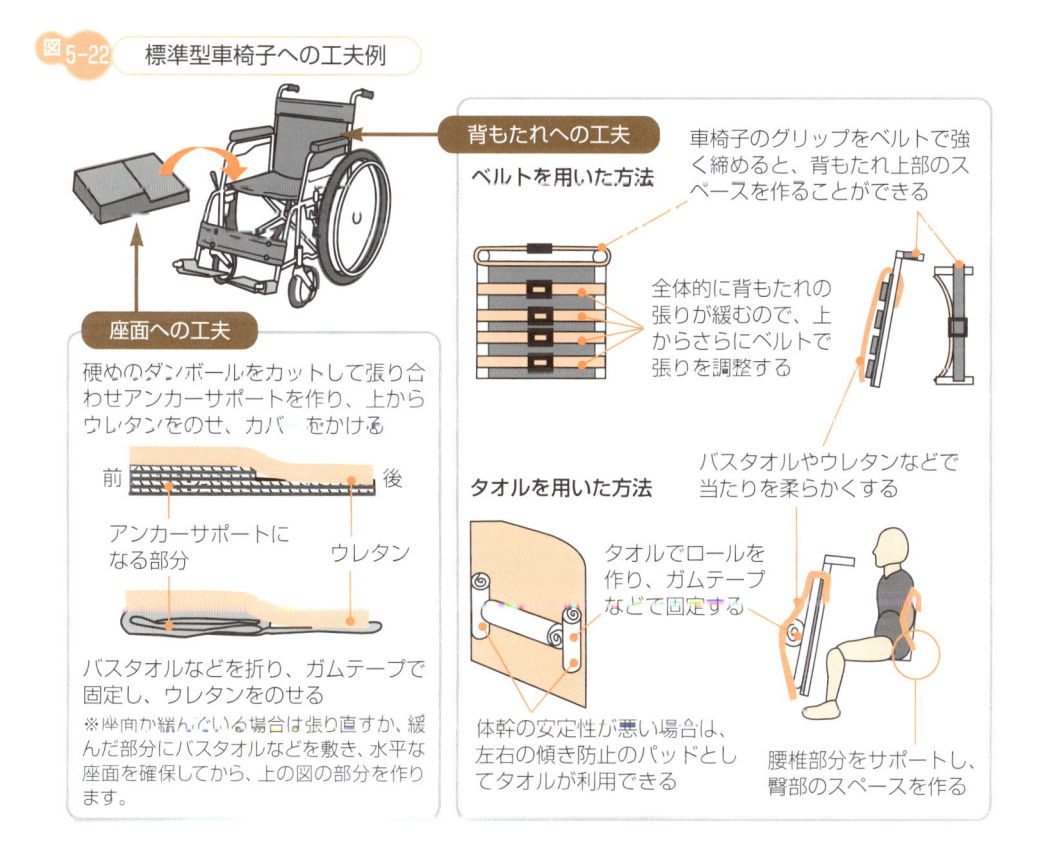

図5-22　標準型車椅子への工夫例

座面への工夫
硬めのダンボールをカットして張り合わせアンカーサポートを作り、上からウレタンをのせ、カバーをかける

前／後　アンカーサポートになる部分／ウレタン

バスタオルなどを折り、ガムテープで固定し、ウレタンをのせる
※座面が緩んでいる場合は張り直すか、緩んだ部分にバスタオルなどを敷き、水平な座面を確保してから、上の図の部分を作ります。

背もたれへの工夫

ベルトを用いた方法
車椅子のグリップをベルトで強く締めると、背もたれ上部のスペースを作ることができる
全体的に背もたれの張りが緩むので、上からさらにベルトで張りを調整する

タオルを用いた方法
バスタオルやウレタンなどで当たりを柔らかくする
タオルでロールを作り、ガムテープなどで固定する
体幹の安定性が悪い場合は、左右の傾き防止のパッドとしてタオルが利用できる
腰椎部分をサポートし、臀部のスペースを作る

肘掛けは、既存の肘掛けにウレタンやスポンジを巻きつけ、高さや幅を調整し、体重を乗せやすいものに変えられます。カバーを作製すると見栄えも良くなり、汚れにも対応可能です。ブレーキの延長レバーも、ラップやアルミホイールなどの芯をブレーキの部分に差し込むだけで作製できます。

　これらの工夫は、ほんの一部です。車椅子の特性と身体機能との関係を理解することで、良好な座位姿勢の確保、車椅子駆動効率の改善が可能となり、利用者の生活を変化させる一助となります。

(4) 車椅子と人、生活との関係性

　車椅子と身体機能の適合に関する要素はまだたくさんあります。高機能な車椅子でなければ適合できない要素も多くありますが、施設にある標準型の車椅子でも、車椅子と人の関係、生活との関係を理解し工夫することで、そのまま使用するよりも快適な座位環境を作ることができます。また、車椅子に関する取り組みは一度で終わるものでなく、利用者の姿勢や生活状況、車椅子およびその付属品の状況を常に観察し、調整を継続していくことが重要です。

　介護保険施行後は、高機能な車椅子が安価でレンタルできるため、在宅生活の方が施設入所者よりグレードの高い車椅子を利用している傾向にあります。施設においても、利用者のニーズに応じた車椅子を用意する必要があります。

　しかしその前に、今使用されている車椅子が、大きさや種類など、現状で対応できる範囲内で適切に利用されているか見直す必要があります。空気の抜けているものや、ブレーキの壊れたものをそのまま使用しているなどは論外です。定期的な点検と管理体制を整備し、車椅子に安全に快適に座る、駆動できる環境を再検討してみてください。

III 歩行による移動の介助

　歩行手段は、身体機能や環境によってさまざまです。歩行支援用具も実にたくさんのものがあります。よく見かけるものを図5-23にまとめました。

　高齢者や障害者の場合、日常生活の中で実用性のある歩行と、身体機能の維持・向上を目的とした歩行があります。例えば、日常の移動には車椅子を使用しているけれども、リハビリのときは介助で杖歩行しているなどです。実用性のある歩行が可能な方のなかにも、その日の体調や移動する環境によって移動手段を使い分けている方もいます。

　移動の介助を行う前に確認しておくことは、①心身機能や日常生活の状況に合った適切な移動方法であるか、②杖や歩行器、義肢、装具などの用具が体に合っているかです。

図5-23　さまざまな歩行支援用具

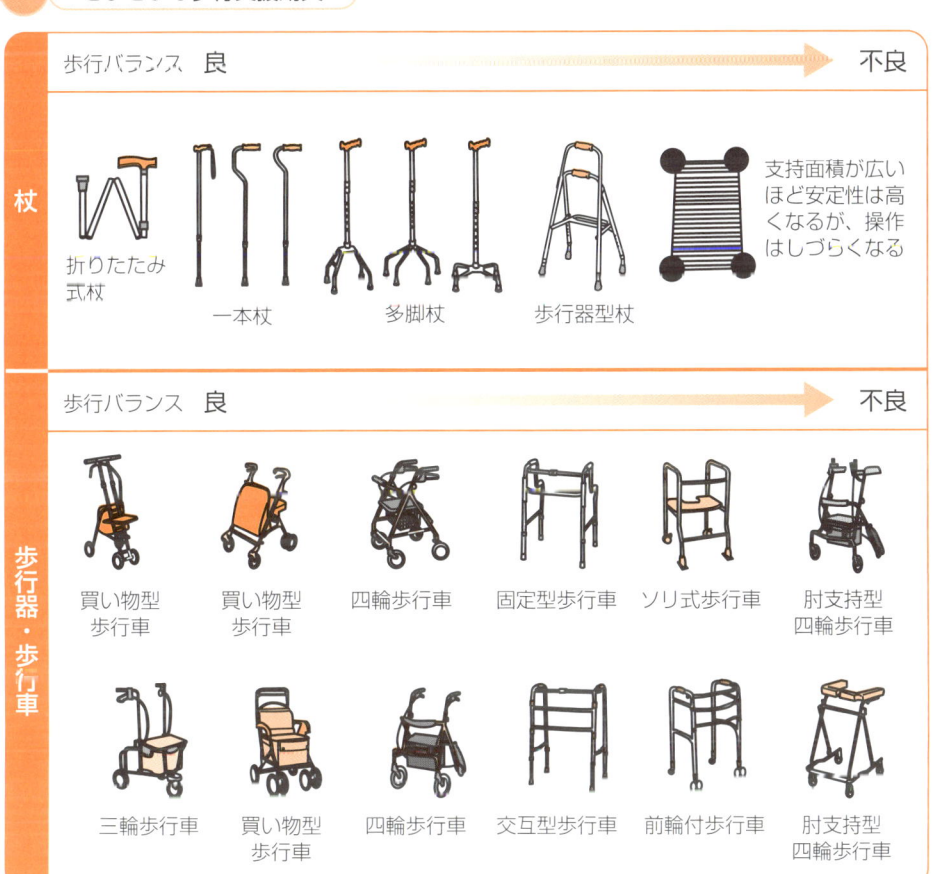

歩行バランス　良　→　不良

杖：折りたたみ式杖／一本杖／多脚杖／歩行器型杖

支持面積が広いほど安定性は高くなるが、操作はしづらくなる

歩行バランス　良　→　不良

歩行器・歩行車：買い物型歩行車／買い物型歩行車／四輪歩行車／固定型歩行車／ソリ式歩行車／肘支持型四輪歩行車／三輪歩行車／買い物型歩行車／四輪歩行車／交互型歩行車／前輪付歩行車／肘支持型四輪歩行車

(1) 杖による歩行

まずは一本杖歩行から基本的な部分に限定して説明していきます。

①杖の高さ（図5-24）

杖あるいは松葉杖のグリップの高さは、杖先を足の小指の外側15cm、前方15cmについたとき、肘が30度曲がる高さに合わせます。簡易的には大腿骨の大転子の高さ、あるいはまっすぐ立って手を垂らしたときの橈骨茎状突起あるいは尺骨茎状突起（手首の骨の出っ張り）の高さに合わせます（図5-23の杖の握りはすべて同じ高さ）。

杖は必ず健側（良い足の側）につきますが、この高さに合わせると患側（麻痺のある足、あるいは痛みのある側）の足を出して体重をかけて歩くとき、杖で体重を支えやすいからです。

ただし、円背の高齢者が軽くバランスをとるためについている長めの杖（バランスの杖と呼ばれます）の場合は、安易に上記に示した高さに合わせて切ってしまうと、かえって歩行しづらくなるので注意が必要です。

②杖歩行の方法

一本杖歩行には、杖と患側の足を同時に前へ出す「2動作歩行」と、杖、患側の足、健側の足を1動作ずつ行う「3動作歩行」（図5-25）があります。

③杖歩行の介助

杖歩行（平地）の介助を行う場合、介助者は原則として患側のやや後方に位置するようにつきます（図5-26）。患側方向へバランスを崩しやすいのと、患側の防御反応が低下しているためです。麻痺や痛みがない場合でも、足の力に左右差がある場合は弱い側に立って介助します。これは松葉杖歩行、歩行器の場合も同じです。

歩行バランスが悪い方、下肢筋力が弱く、よく膝折れするような方の場合は、介助ベルトを使用するか、ズボンのベルトなどに指を通しておき、とっさの場合に対応できる体制を整えておきます。

第5章 移動の介助

図 5-24 杖の高さの調整

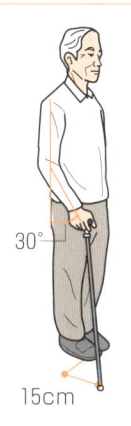

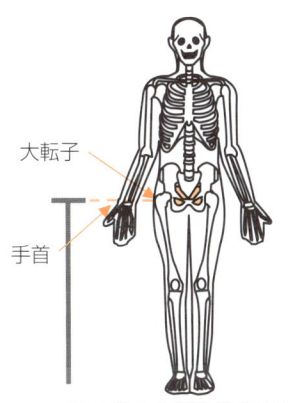

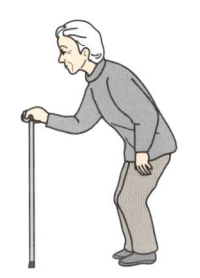

30°

15cm

大転子

手首

杖の高さの調整(簡易的)

バランスの杖

図 5-25 一本杖歩行（3動作歩行）

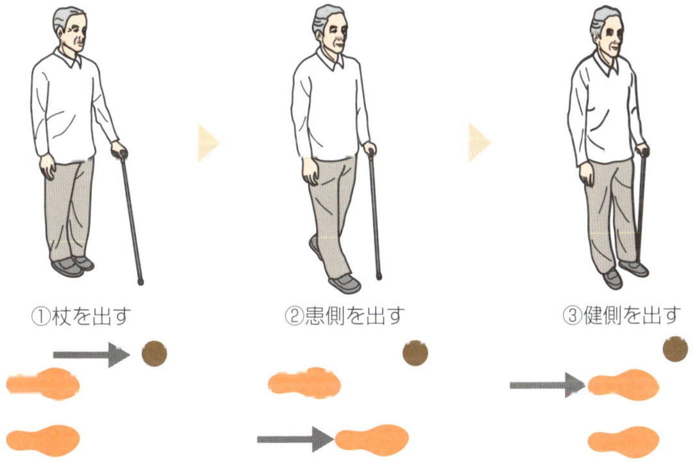

①杖を出す　②患側を出す　③健側を出す

図 5-26 歩行介助

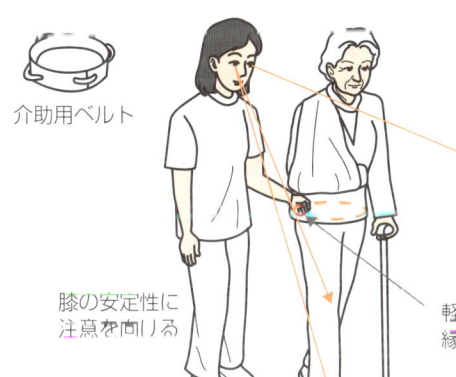

介助用ベルト

前方の障害物や歩いてくる人などに注意を向ける

膝の安定性に注意を向ける

軽く、ズボンのベルトやズボンの縁に指先を引っ掛けておく

足元の運びに注意を向ける

109

④応用歩行の介助

●階段昇降

階段昇降は、上りと下りでは足を出す順序が変わります。原則として上りは健側の足から上げ、下りは患側の足から下ります。手すりが付いている階段では杖を持っていても手すりを利用したほうが安全です。手すりがない場合は図5-27の手順で昇降します。

介助者は、上りでは利用者の患側後方に段をまたいで立ち、下りでは患側前方に段をまたいで立ちます。階段昇降時の事故は重大事故につながる可能性が高いので、バランスを崩したときどのように対処するのか常に意識しながら介助することが重要です（図5-28）。

●溝をまたぐ

溝をまたぐ場合は杖を出した後に、患側の足から出します（図5-29）。介助者は患側に、溝をまたいで立ち、介助します。

図5-27　一本杖歩行による階段昇降の方法

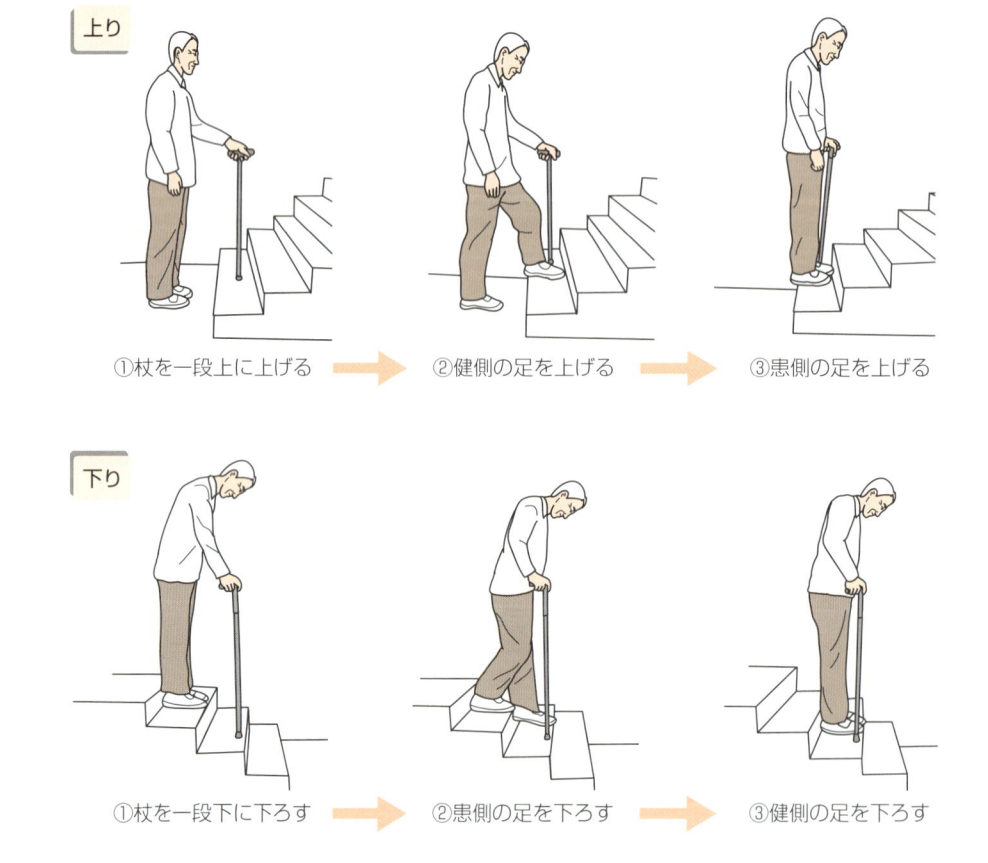

上り
①杖を一段上に上げる → ②健側の足を上げる → ③患側の足を上げる

下り
①杖を一段下に下ろす → ②患側の足を下ろす → ③健側の足を下ろす

第5章　移動の介助

図 5-28　階段昇降の介助方法

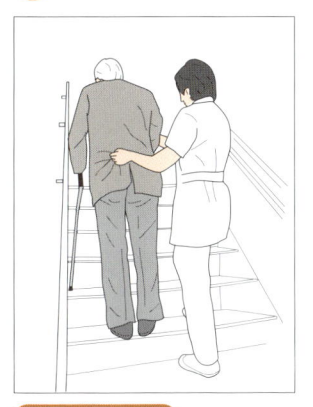

階段上りの介助
患側後方に位置し、段をまたいで立つ

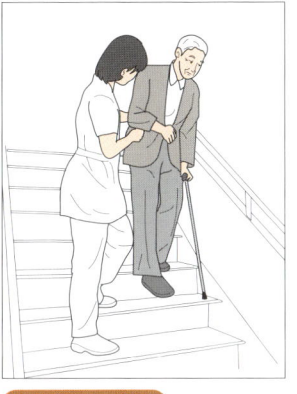

階段下りの介助
患側前方に位置し、段をまたいで立つ

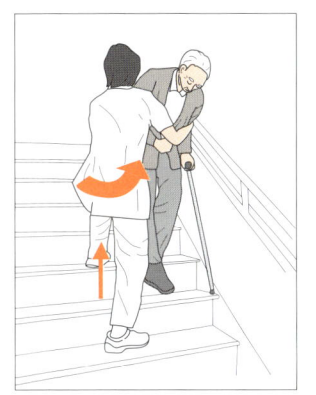

急にバランスを崩し、転落の危険性がある場合は足をすばやく踏み出し、体全体で受け止める。お互いの命に関わる事故につながる場合があるので、日ごろからスタッフ同士で十分練習しておくことが必要

図 5-29　溝をまたぐ方法

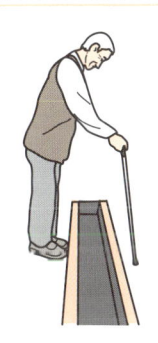

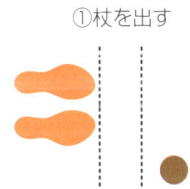

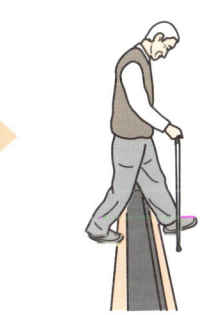

①杖を出す　　②患側の足で溝を越える　　③健側の足で溝を越える

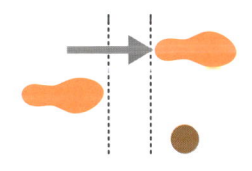

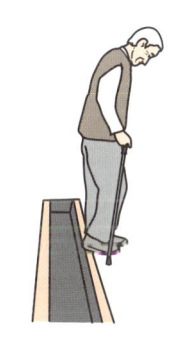

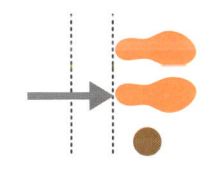

（2）特殊な歩行障害の介助

　パーキンソン病、パーキンソン症候群と診断された方は、すくみ足（足がすくんで第一歩がなかなか出せない）、小刻み歩行（チョコチョコ歩く）、突進現象（歩き出すと止まれなくなる）などの歩行障害がみられる場合があります。図5-30にすくみ足に対する対処法を示します。

図5-30　すくみ足への対処法

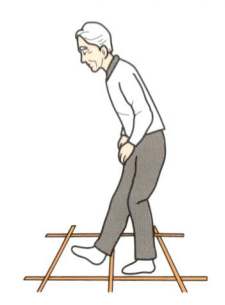

床の目印利用
廊下の床パネルの境い目や格子模様、床に貼り付けたテープなど、目印となるものを越えるように歩く

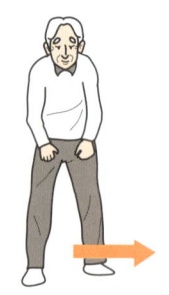

側方歩行
横歩きは可能なので、左右どちらかへいったん横歩きしてから前方へ歩く

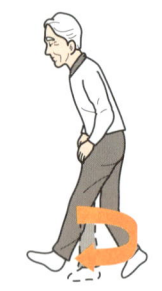

後方への振り出し
左右どちらかの足をいったん後ろに引き、その後、引いた足を前方に踏み出す

視覚的・聴覚的刺激利用

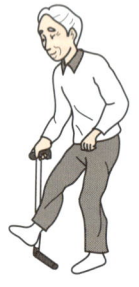

一本杖への工夫
進行方向に対し直角に、障害となる棒をT字杖の先端に取り付け、それを越えるように歩く

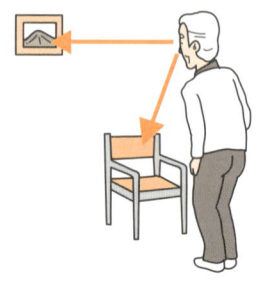

視線をそらす
近づきたい対象物から、遠くの花瓶、絵などに視線をいったんそらす

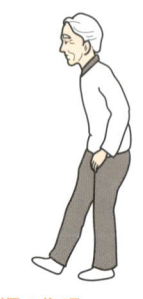

動作手順の復唱
①右足から出す
②右足の踵からつける
③右足のつま先をつける
など、具体的に動作手順を決め、復唱しながら動作を行う

　本章では松葉杖歩行や歩行器・歩行車による歩行、下肢装具や義足については触れませんでしたが、歩行支援用具の適切な選択、下肢装具、義足の適合・調整は歩行能力に大きな影響を及ぼすので、困ったときにはぜひPTに相談されることをお勧めします。

IV 事例にみる歩行介助

　リハビリに詳しい医師や専門スタッフがいない施設から、よく次のような相談を受けます。「施設内で利用者が転倒し、骨折しました。医療機関に入院しましたが、手術後にほとんどリハビリを受けないまま施設に戻って来られました。ケアの方法や移動手段をどうしたらよいのかわかりません」。

　入院した医療機関からもその後のケアについての指示がなく、つい愛護的なケアになりすぎて、歩けるはずの方が車椅子生活となり、車椅子で移動されていた方が寝たきりになるケースもあるようです。移動は心身機能だけでなく、リスク管理に大きく関与します。そのため、利用者の安全確保、施設の管理責任が優先され、ともすると移動能力よりも転倒、骨折などの問題が起きにくい移動手段を選択する場合が多いようです。この問題は突き詰めると、身体抑制とも大きく関連してきます。「歩行すると転ぶかもしれないので車椅子を利用してもらう」から始まり、「1人で車椅子から立ち上がり歩こうとされるので、危険だから安全ベルトで固定する」といったことにまで発展する場合があります。

　また、日常生活の主な移動手段として、『歩行』を選択することは困難であるのに、指導を無視して歩いては転倒を繰り返し、そのたびに施設の管理責任が問われ、対応に苦慮する場合も少なくありません。

　以下に、施設内の移動手段選択と在宅復帰に苦慮した事例を紹介します。

事例

帰宅したらすべて自分でしなければならないとの思いが強く……

　Hさん（77歳、女性）
　昭和55年3月に脳出血（左視床出血）を発症。保存的治療後リハビリ施行し自宅へ退院する。その後は通院しながらの独居生活で、踊りの先生をしていた。
　平成11年12月に2度目の脳出血（右視床出血）を発症。急性期、回復期の病院でリハビリを受け、12年6月に清雅苑に入所される。全身の振戦（ふるえ）や両手のしびれがあり、転倒を繰り返している。
　セルフケアは、入浴と入浴後の行為に介助が必要。その他は時間がかかるが自力で可能。
　移動は車椅子で屋内は自立。

歩行は機能訓練の時間帯に、リハビリスタッフが平行棒と歩行器を併用して実施していました。実用性のある歩行手段の獲得というよりは、コンディションづくりの一環としての実施でした。

　Hさんは左右の視床出血のためバランスが悪く、立位をとると体が左右に揺れ、今にも倒れそうな印象を受けます。実際、転倒の既往もあります。

　しかしHさんは、何とか歩いて自宅に復帰したいとの思いが強く、自分で気に入った杖や歩行器を見つけては自費で購入され、機能訓練の時間以外も自分一人で練習されていました。誰かの介助なしでは危険な状況なので、ケアスタッフも担当のリハビリスタッフも、Hさんが自分一人で練習されている場面をみかけては、誰も介助についていないときは車椅子を使用していただくよう促しました。

　しかし、そのときは「はい、わかりました」と返事をされますが、翌日はまた杖や歩行器を自分なりに選んで練習をされていました。車椅子をもってこようとすると、「転ばないように自分で注意しているから大丈夫」と、聞き入れてもらえませんでした。

　そこで、Hさんとゆっくり時間をとって話すことにしました。Hさんに「今の歩行状態では、1人での歩行練習を許可できないこと」と「これまでの転倒では幸い骨折などなかったが、発生した場合、自宅復帰する時期もさらに遅れる可能性があること」を再度説明しました。すると、Hさんは次のように答えました。

　「会う人会う人、危ないから1人ではダメだダメだと言っていかれる。私からいろんなものを取り上げていく。ただ部屋でじっとしていろとおっしゃるのですか！　私は、帰ったらすべて自分のことは自分でしなければならないのですよ」

　Hさんは独身で、親元を離れてからずっと踊りの先生をしながら1人暮らしをしてこられた方です。1人で何でもしなければならないという思いと、自分の決めたことに人から干渉を受けたくないという思いに加え、このままでは自宅に帰れないといった不安とあせりが伝わってきました。

　また、私たちにとっては1回の注意を喚起する言葉であっても、横を通るスタッフがそのたびに声かけしていくのが、Hさんにとっては苦痛だったのかもしれません。だからといって、危険なことを承知で「ではご自由にどうぞ」とも言えません。

①ビデオ撮影し、一緒に検討

　そこで、Hさんの思いは無謀の一言でかたづけられるのか、私たち自身がHさんの歩行の状態を本当に的確にとらえているのかを再検討することも含めて、歩行の評価をHさんと一緒に2週間かけて行うことにしました。結果が出るまでの

間は、自分1人での歩行練習はしないことを約束してもらいました。

　Hさんが購入した杖や歩行器を利用して、歩行スピードや連続歩行距離、歩行時・方向転換時のバランスの崩れる回数、介助者が支えた回数などを評価するとともに、歩行の様子をビデオで撮影し、一緒に結果を考えました。

　自分の歩く姿をビデオで客観的に見て、Hさんは「自分が歩く後ろ姿を初めて見ました、本当にフラフラ歩いていますね。あなた方が、歩くことを止めるのもよくわかりました」と言いました。

　評価した結果、私たちも、歩行手段と距離によっては、体はふらついていてもバランスが大きく崩れることがない方法があることに気付きました。廊下手すりと四脚杖を使った歩行では、短距離であれば許可できそうな状況です。1回では判断できないため、練習をリハビリスタッフの監視下で2週間行い、歩行状況をチェックしました。

　2週間後、一定の条件下でHさんに歩行練習を許可しました。看護、介護スタッフにもHさんとの合意内容を確認し、そこでの練習中は注意を喚起する声かけはしないようにしました。

②歩行訓練の環境を改善し、在宅復帰

　Hさんにお願いした内容は以下のとおりです（図5-31）。

　まず、自室前の廊下を利用します。廊下の突き当たりのコーナー部に安定性のある椅子を置き、反対側に車椅子を置いて、この間8mを（清雅苑では、施設内の廊下の長さ、部屋間の距離、トイレまでの距離、階段の段差、スロープの勾配などの数字を、ケアプランや機能訓練時の目標とできるように把握しています）、

図5-31　Hさんの歩行練習の環境

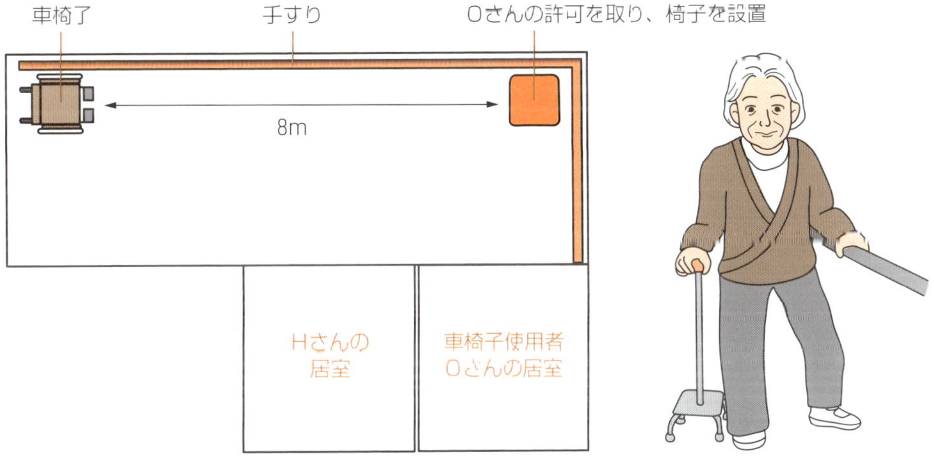

片手は手すり、もう一方は四脚杖を使用する方法で歩行し、方向転換はいったん椅子か車椅子に座って行います。疲れたら休憩をとり、体調がすぐれないときは実施しないことを約束していただきました。

その後Hさんは、約束した条件で誰からも注意を受けずに、にこやかに練習を継続されていました。自信がついてくると、私たちとの約束を破り、距離を伸ばして他の場所で歩行練習されていました。また、居室内での転倒も何度かありました。何度か同じやりとりを繰り返し、特に大きな事故もなく、在宅復帰されました。

在宅では、車椅子を中心とした住宅改修のプランは受け入れてもらえず、自宅内を車椅子と手すりでの伝い歩きが併用できる環境整備を行いました（図5-32）。現在、Hさんは訪問介護と通所リハビリテーションを利用しながら生活されています。

図5-32 Hさん自宅内の環境整備

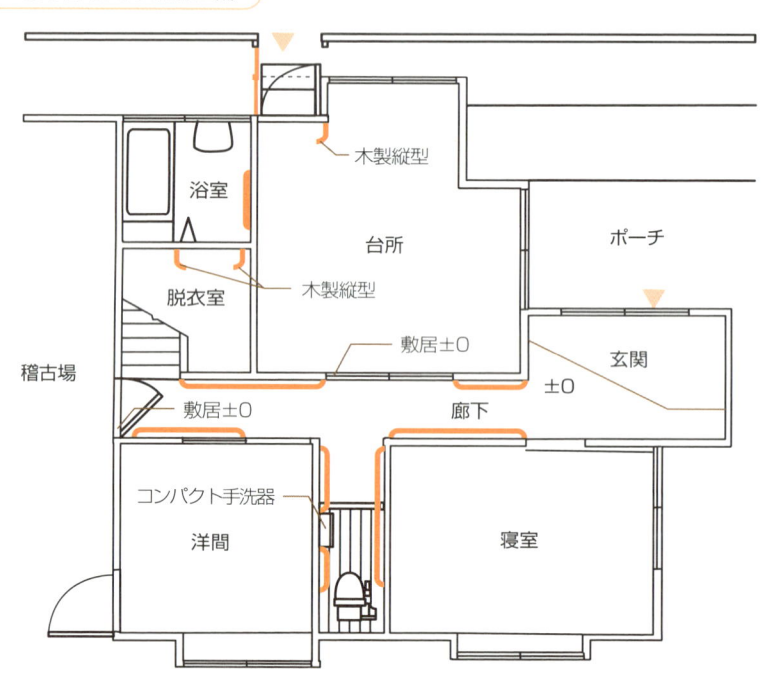

今回の判断が正しかったかどうか、この結果だけでは語れませんが、人が生きている以上どんなに気をつけても100％危険のない状況はありません。的確な評価のもと、お互いが納得した生活方法や機能訓練の方法を決めていくプロセスが重要です。

V 転倒

　ここで少し、転倒について触れておきたいと思います。

　転倒予防は施設においても在宅においても大きな課題の一つです。一度転倒し骨折を起こすと、大きな生活機能低下の要因となります。できるだけ未然に防ぐことが重要です。しかしやみくもに「危ないから車椅子」「危ないから動かないでください」では行動の自由を奪ってしまうことにもなりかねません。適切な評価に基づいた対応と、万が一起こってしまった場合の対応をしっかり決めておくことが重要です。

　転倒の要因分類はさまざまですが、一般的には図5-33のように分類されています。転倒を未然に防ぐためには、日ごろの観察やヒヤリハット報告書などをもとに対策を考えることだけではなく、事前にスクリーニングテストを実施し、利用者の転倒リスクを把握して、対応策をケアプラン上に反映させておくことが大切です。転倒リスクを予測するツールは現在、施設用、在宅用としてさまざまなものが開発されています。問診と観察で評価する方法や、心身機能を評価しそのデータをもとに推測する方法があります。スクリーニングテストの一例を図5-34に示します。欧米では、危険度を分類して入所者にワッペンを付けて対応しているところもあります。

図5-33　Connelらによる転倒要因の分類

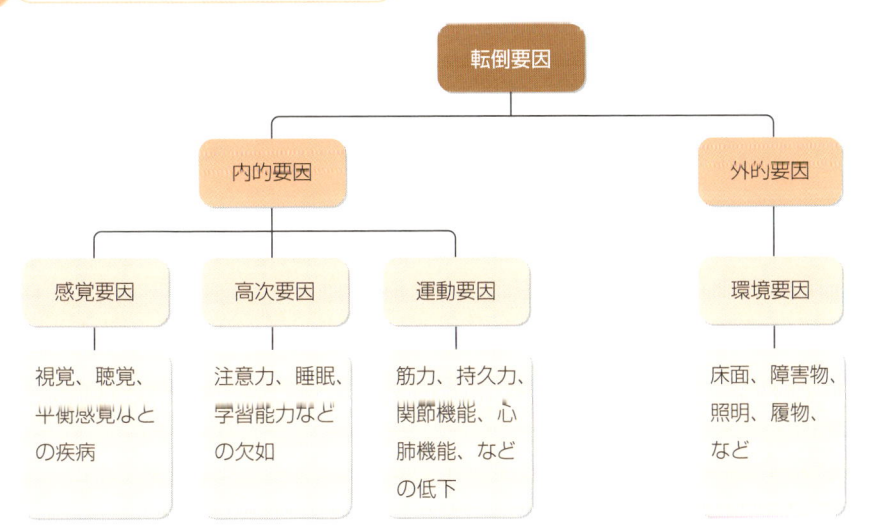

```
                    転倒要因
                   ／      ＼
              内的要因       外的要因
            ／   │   ＼        │
       感覚要因 高次要因 運動要因  環境要因
       視覚、聴覚、注意力、睡眠、筋力、持久力、床面、障害物、
       平衡感覚など 学習能力など 関節機能、心 照明、履物、
       の疾病    の欠如    肺機能、などの低下 など
```

図5-34　STRATIFYリスクマネジメントツール

1. 入院してから現在まで転倒したことがありますか？
   はい＝1点　いいえ＝0点

次の問い（2〜5）について、あなたは対象者をどう思いますか？

2. 興奮していますか？
   はい＝1点　いいえ＝0点
3. 日常生活に影響する視力障害がありますか？
   はい＝1点　いいえ＝0点
4. 頻回にトイレに行きますか？
   はい＝1点　いいえ＝0点
5. 移動・移乗のスコアが3点か4点ですか？※
   はい＝1点　いいえ＝0点

※移動・移乗スコアはバーセル指数の移動、移乗評価の合計点
　バーセル指数
　移動：不可能＝0点　車椅子自立＝1点　介助歩行＝2点　自立＝3点
　移乗：不可能＝0点　大介助＝1点　小介助＝2点　自立＝3点

　予防対策としては①筋力強化、バランス訓練、認知機能改善など「転倒しにくい体」をつくる、②移乗や移動など転倒が発生しやすい行為を適切な方法で反復練習し、「転倒しにくい動きを身につける」、③手すり設置や段差解消、照明の設置、家具の配置変更や床に走るコード類の整理など「転倒しにくい環境をつくる」、④ケアの流れや勤務者の調整など「転倒しにくい体制をつくる」等が実施されています。

　また転倒が起こってしまった際に、被害を最小限にとどめるようヒッププロテクターやヘッドギアなどの保護用具を体に装着する方法、衝撃吸収のよい床材を使用するなどの方法もあります。

　不幸にして転倒が発生した場合には、速やかな対応と判断ができるよう、連絡体制や責任体制を明確にしたフローチャートを作成し、日ごろから対応のトレーニングをしておく必要があります。その後は報告書としてまとめ、月ごとや半年ごとなどデータを分析して対応策を施設全体で考える必要があります。誰かのミスを責めるのではなく、常に施設全体の問題として考える姿勢が極めて重要です。

第6章 食事の介助

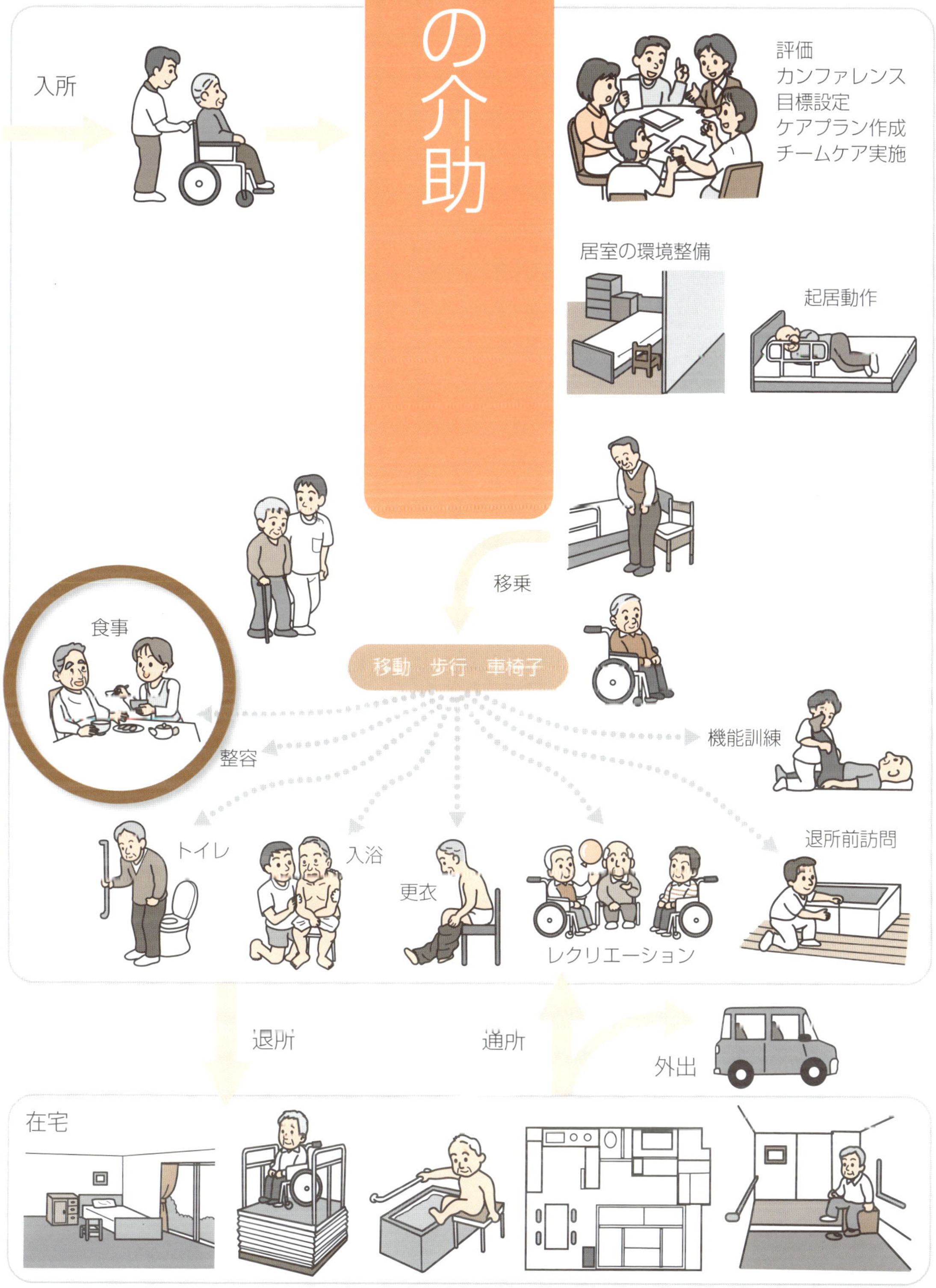

入所

評価
カンファレンス
目標設定
ケアプラン作成
チームケア実施

居室の環境整備

起居動作

移乗

移動　歩行　車椅子

食事

整容

機能訓練

トイレ

入浴

更衣

レクリエーション

退所前訪問

退所　　通所　　外出

在宅

食事に関わる要素は、摂食嚥下や栄養摂取の問題にとどまらず、個人の嗜好、食事環境（場の環境、道具の環境、人の環境）、礼儀作法、宗教などあまりに多岐にわたります。
　ケアの現場においても、セルフケアのなかで最も多くの専門職種が関わる行為といえます。食事介助の現場において検討すべき項目を図6-1に示します。
　ここでは特に、食事介助における環境を中心に述べます。

図6-1　食事介助に関わる因子

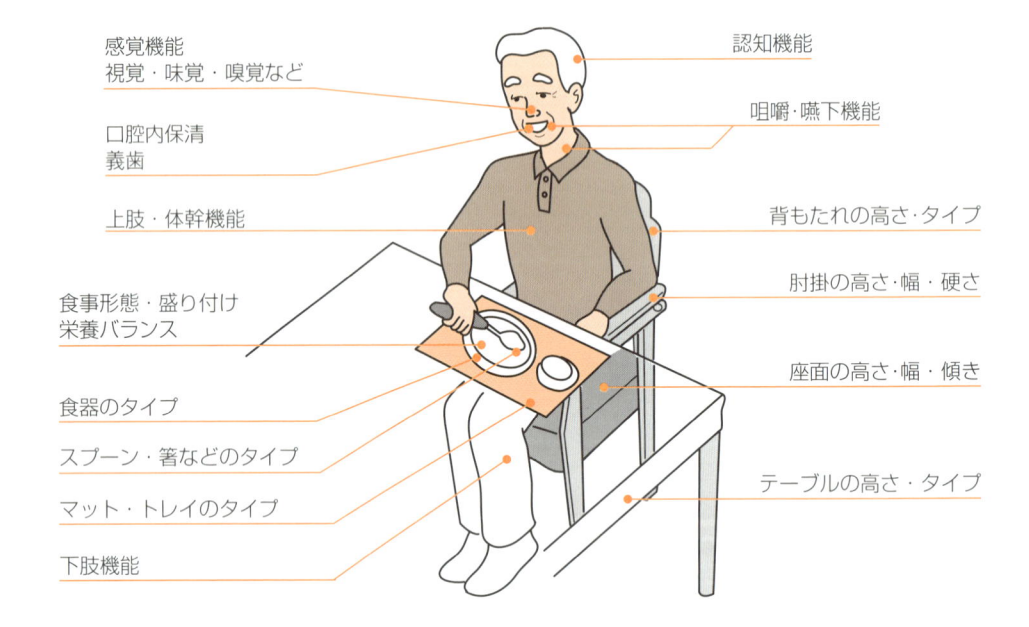

- 感覚機能　視覚・味覚・嗅覚など
- 口腔内保清　義歯
- 上肢・体幹機能
- 食事形態・盛り付け　栄養バランス
- 食器のタイプ
- スプーン・箸などのタイプ
- マット・トレイのタイプ
- 下肢機能
- 認知機能
- 咀嚼・嚥下機能
- 背もたれの高さ・タイプ
- 肘掛の高さ・幅・硬さ
- 座面の高さ・幅・傾き
- テーブルの高さ・タイプ

食事に関わるさまざまな環境

　それぞれの地域や家庭で、食卓の雰囲気は千差万別の工夫がなされています。そこで客人をもてなす際の食卓は、かなり気をつかってセッティングが施されます。特に、日本人は目と舌で料理を味わうといわれているように、食器や盛り付けにも格段の工夫をします。

　また、テーブルクロスの色にオレンジなどの暖色系を使うことで食欲増進を促したり、逆にダイエット中の方は、ブルー系の寒色系を使うことで食欲を抑えたりといったことも行われます。同様に照明などにもさまざまな配慮がなされます。

　食事中の音楽も重要です。刺激が強すぎる音楽では、交感神経が刺激されて、相対的に副交感神経の働きが悪くなり、胃酸の分泌や消化吸収機能が悪くなります。音楽療法では生活のリズムに配慮して、朝食・昼食・夕食それぞれで音楽が選曲されています。また認知障害のある方には、他の刺激を遮断してできるだけ食事に集中できるような静かな環境づくりも必要となります。

　さらに「同じ釜の飯を食った」という言葉が親しさを表現するように、誰と食事をするのかも大切な要素です。

　人の食事は動物と違って、満腹感を満たす、栄養を補給するだけのものではありません。ベッド上の食事であっても、ベッドテーブルやトレイ、照明、壁の掲示物の工夫など、食事としての楽しみの要素を取り入れたいものです。お金をかけなくてもいろいろな演出ができると思います。

(1) 食事の環境づくり（食堂、ホール）

　まず、食事を摂る場所全体の環境と、個々の食事環境について、清雅苑での取り組みや事例を紹介します。

①食事環境の調査

　清雅苑では、食事環境をより快適で機能的にするために、リハビリスタッフと看護、介護スタッフとで食事環境に関わる調査を実施しました。
　調査内容は大きく4つの点に絞りました。
　①食事場所となるホール内の混雑箇所（動線となる箇所の障害物や他の入所者、スタッフとの接触、あるいは接触を回避する行為が発生した場所）
　②混雑箇所におけるテーブル間隔の測定
　③移動能力と席の配置が不適切な件数

④テーブル、椅子の高さが不適切な件数

また、調査結果をもとに改善に取り組み、再調査を実施しました。

②調査対象と方法

清雅苑の入所定員は80名です。全入所者が、居室から扇形の多目的ホール（図6-2、広さ340.82m²）に移動して食事を摂ります。調査時の入所者数は74名。実用移動手段の内訳は、一本杖歩行5名、歩行器歩行7名、車椅子自走45名、車椅子介助17名です。

調査方法はまず、ホールを4つのエリアに分け、食事の時間帯に、勤務者以外の職員4名が状況を観察し、各調査項目について記録しました。また、問題箇所はテーブル間や通路幅の測定を実施しました（写真6-1～6-3）。

図6-2　ホール内の混雑箇所（初期調査）

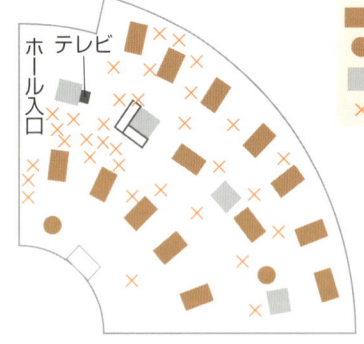

■ 高さ調整機能付きテーブル
● 丸テーブル
■ 柱
× 接触・接触回避がみられた場所

写真6-1　着席時のテーブル間の距離測定

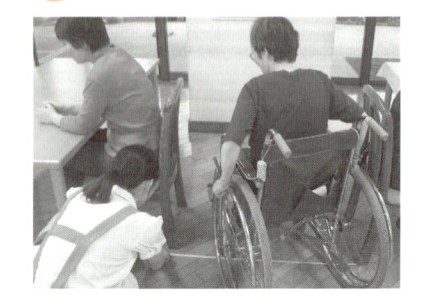

写真6-2　テーブル間の距離測定

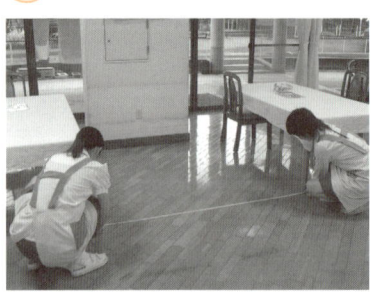

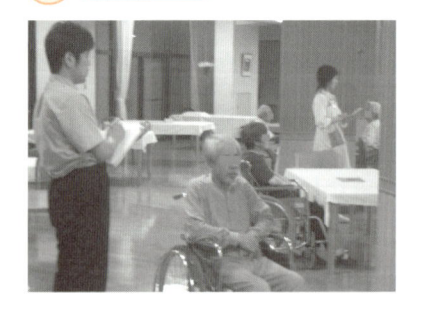

写真6-3　調査風景

第6章　食事の介助

調査結果と対策 ❶
ホール内の接触・混雑箇所

　ホール内の接触・混雑箇所は図6-2のとおりです。接触・混雑箇所は21か所あり、ホールの出入り口になる部分とテーブル周辺に集中していました。

　原因としては、①テレビを観る談話コーナーとホールの出入り口になる部分が近く、この場所のテーブル間隔は特に広くするなどの配慮がされていなかったこと（写真6-4の1）、②歩行器使用者の歩行器を置く場所が不適切で障害物となっていたこと（写真6-4の2）、③テーブル間隔が狭いことが挙げられました。

対策　ホール内の接触・混雑箇所への対応は次のとおりです。

　テレビ周辺にあったテーブルを小さいものに変更し、周囲のスペース確保を行いました（写真6-4の3）。また、通路とならないスペースを活用し、歩行器置き場を別に設けました。歩行器使用者は歩行器を置いてすぐに座れるよう、その横に席を配置しました（写真6-4の4）。

　その結果、再評価時には図6-3のように、接触・混雑箇所は6か所と減少しました。

図6-3　ホール内の混雑箇所（改善後の調査）

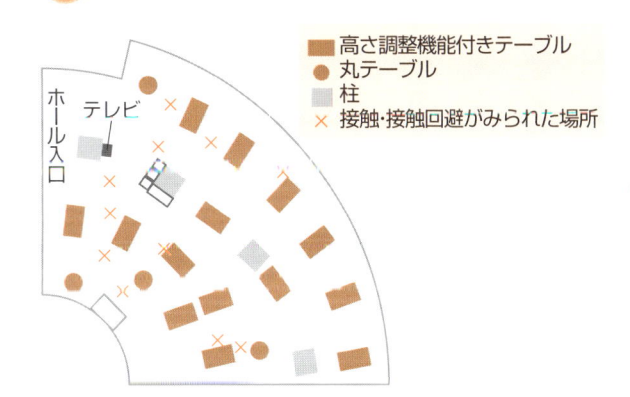

■ 高さ調整機能付きテーブル
● 丸テーブル
■ 柱
× 接触・接触回避がみられた場所

写真6-4

Before

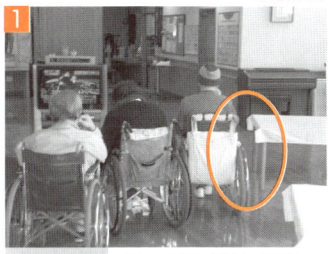

1　出入り口の通路幅　テーブルが出っ張り、通路を狭くしている

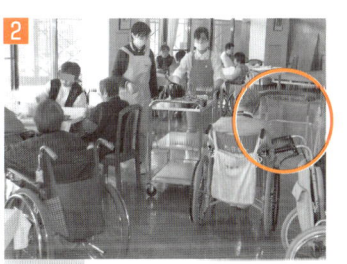

2　通路の障害物　歩行器が通路に放置され、障害物となっている

After

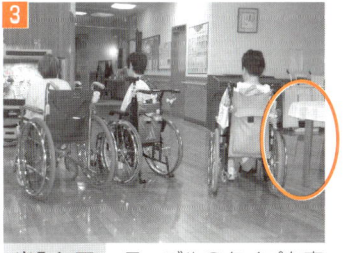

3　出入り口の通路幅　テーブルのタイプを変更し、通路幅を確保

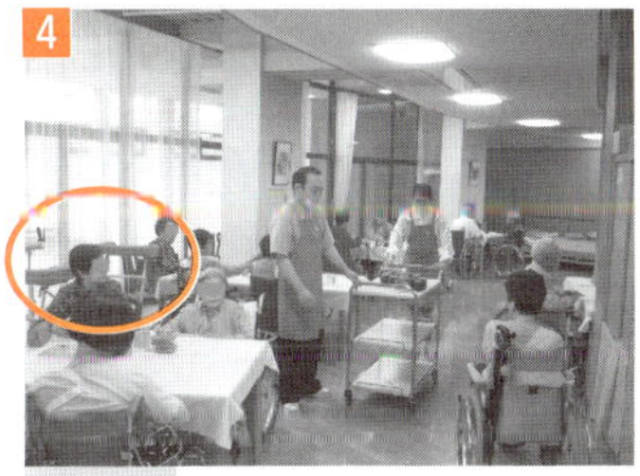

4　通路の障害物　歩行器置き場を設置し、その周辺に歩行器利用者のテーブルを配置

調査結果と対策 ❷
テーブル間隔

　テーブル間隔の狭い場所は15か所ありました。テーブル間の狭い場所においては、写真6-4の5のように、車椅子が通過できる十分なスペースがなく、通路より奥の入所者は早めの着席が必要となります。少し遅れてホールについた場合、手前の入所者をかき分けるように着席しなければなりません。また退席の際には、接触するのを避け、手前の入所者が移動するまで待つ必要があります。これらのことは、機能性やリスクに関わるだけでなく、人間関係のトラブル要因にもなっていました。

写真6-4

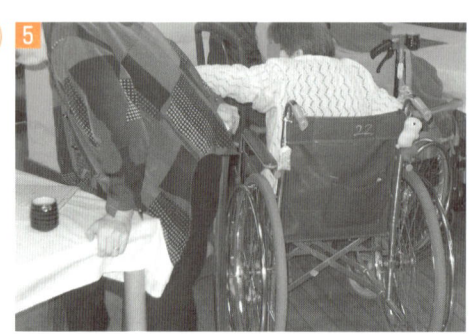

5
遅れてきたテーブル奥の利用者が通りにくいため、他の利用者が席を立っている

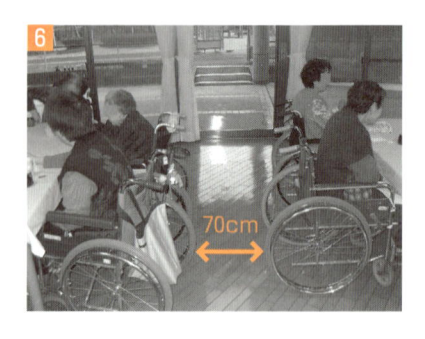

6
テーブル間隔の変更
70cm

7
1m

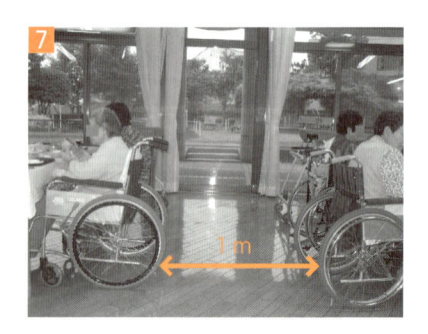

対策　すでに手前の利用者が着座していても、歩行器、車椅子が余裕をもって通過できるよう、着席した状態での後方スペースを70cm（写真6-4の6）から1mに変更しました（写真6-4の7）。

　その結果、テーブル周囲の混雑箇所は15か所から3か所に減少しました。

第6章　食事の介助

> 調査結果と対策 ❸
> 移動能力と席の配置

　移動能力と席の配置が不適切な件数は6件ありました。特に車椅子使用者の移動能力は、テーブルに着席する際の姿勢に影響します。席が不適切だと写真6－4の8のように、テーブルに対し斜めにつく結果となり、不適切な食事姿勢が摂食・嚥下機能に悪影響を与えます。

　また、正しい位置につくためには、自分で駆動できる方に対し介助が必要となります。

写真6-4 ⑧

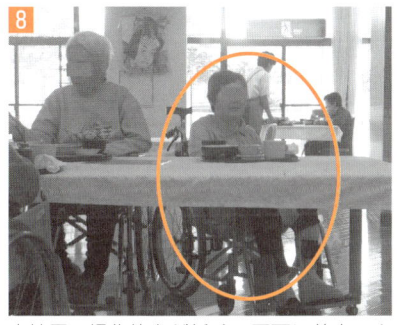

車椅子の操作能力が低く、正面に着席できない

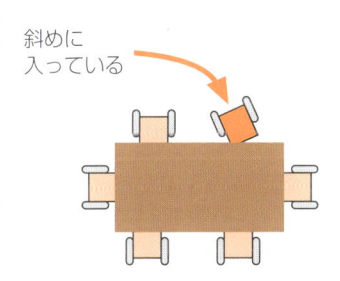

斜めに入っている

> 対策　テーブルに正しく着けない利用者に対しては、写真6－4の9のように、着席しやすい席へ移動してもらい、直進でテーブル正面につけるようにしました。また、回転の必要性が高い席は、駆動介助の必要な方を配置しました。

　移動能力と席の配置が不適切な件数は、6件から2件へと減少しました。

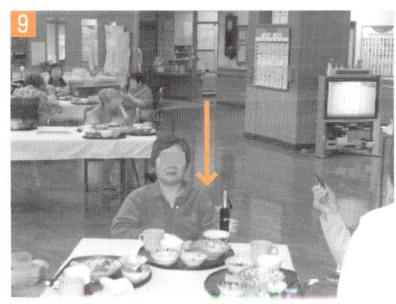

写真6-4 ⑨

直線で着席できるよう配置

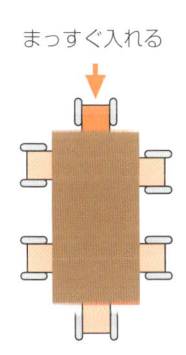

まっすぐ入れる

125

調査結果と対策 ❹
テーブル、椅子の高さ

　テーブル、椅子の高さが不適切だった件数は、テーブルが高すぎるものが2件（写真6-4の10）、低すぎて膝が当たるものが1件でした（写真6-4の11）。

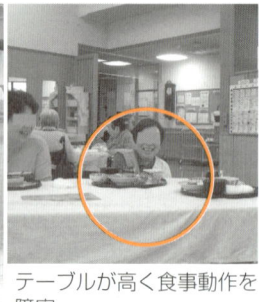

写真6-4　⑩

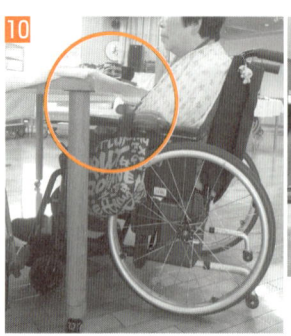

テーブルが高く食事動作を障害

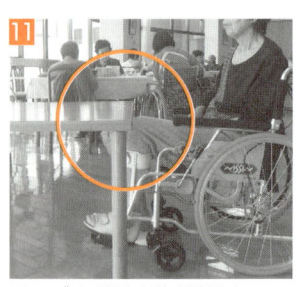

⑪ テーブルが低く膝が当たり、テーブルに近づけない

対策　テーブルの高さが不適切なケースは3件と少なく、日常的に配慮してきた効果だと思います。清雅苑で使用しているテーブルは、3段階の調節（63～70cm）が可能です。テーブルの調整機能では対応できない利用者に対しては、車椅子の台（写真6-4の12）やテーブルに載せる台（写真6-4の13）を作製して対応しています。

　今回問題のあった3例に対しては、まず適切なテーブルへの席移動を試みましたが、拒否されました。次に、テーブル台による対応を提案しましたが、他の入所者と異なる設定を受け入れてもらえず、改善できませんでした。

写真6-4

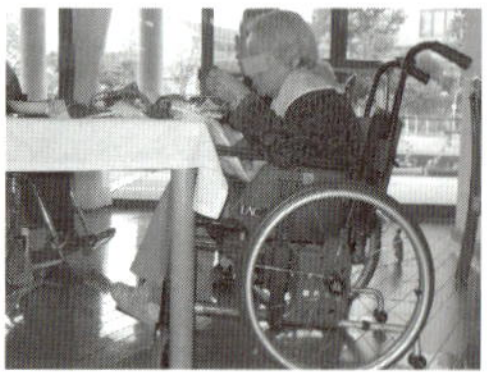

不適切なテーブルの高さ

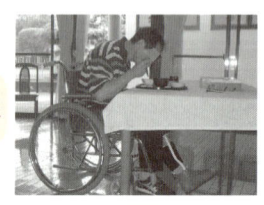

⑫ 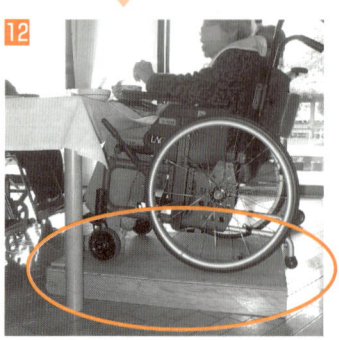 車椅子補高台の利用による高さ調整

⑬ テーブル台による高さ調整

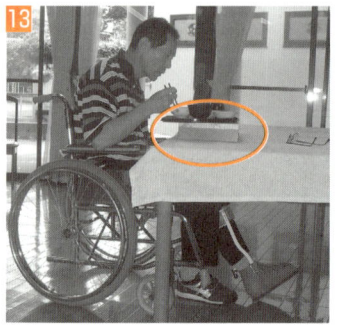

対策①②（123〜124頁）のような物理的環境の変更は容易にでき、簡単な対応で食事環境を改善できました。しかし、席移動による居場所と同席者の変更は困難であることを痛感しました。誰しも慣れた場所で、気が合う仲間と楽しく食事をしたいという思いは一緒です。後から、機能的な視点だけで居場所の変更をすることは困難です。入所時に総合的な視点で評価し、適切な食事環境を設定することが大切です。

　施設の食事場所はハード面の差が大きく、各施設で対応も異なります。今回の調査結果と対応策が、皆さんの施設でそのまま利用できるわけではありません。しかし、入所者の摂食嚥下機能や個々の環境評価に加え、食事場所全体の環境を定期的に見直してみることで、リスクの減少や利用者個々の食事能力の改善、QOL向上へのヒントにつながるはずです。

(2) 食事の道具、人に関する環境

①食事姿勢

　食事のときの姿勢は、嚥下障害がない方でも重要です。やむなくベッド上でギャッチアップして食べる方、車椅子上で食べる方、椅子に腰掛けて食べる方とさまざまですが、条件が異なっても、それぞれに食事しやすい姿勢が確保されていなければなりません。

● ベッド上での食事

　本来ベッド上でしか食事が摂れない方はほとんどないと思います。身体状況によりある一定の期間ベッド上で食事を摂る場合は、ベッドの背上げ機能に注意が必要です。正しい背上げの方法を知らないと、それだけで食事環境を阻害してしまいます。

　自分で背上げの感覚を体験したことのない方は、ぜひ体験してみてください。膝の下を上げ、お尻が滑らないようにして背上げを行っていくと、途中から背中とお腹が圧迫され苦しくなってきます。とても食事を摂れる状態ではありません。

　これは、体の関節の動きとベッドの背上げの動きが合っていないことから起こります。この問題を解決するには、背上げをした後、体を一度前へ曲げる運動と太腿の下を軽く持ち上げて降ろす運動を行うと、即座に圧迫感が解消されます（図6-4）。最近のベッドは、背上げするときの圧迫感をできるだけ取り除くよう、ボトム部にさまざまな工夫がなされていますが、背上げしたときはこの2つの運動を行うよう心がけてください。背上げしたときに体が不安定な場合は、左右にクッションなどを置き、体の安定を図ってください。

図 6-4　ベッドの背上げに対する配慮

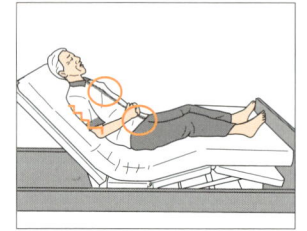

背上げをすると胸部、腹部の圧迫感と背中がマットレスに張り付いた不快感が出る。程度はベッドボトムの数や背上げの方法に影響される

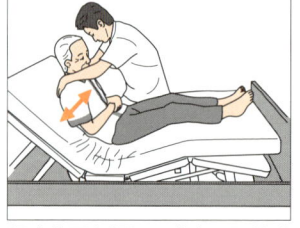

軽く前屈を促し、背中の不快感と胸の圧迫感を取り除く

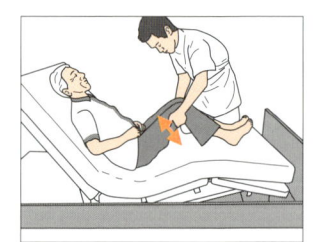

軽く大腿部を持ち上げ、腹部の圧迫感を取り除く

● 車椅子・椅子に座っての食事

　車椅子での食事は、誤嚥防止のため、あえて体を倒して摂取しなければならない方を除いては、座面が後方に傾斜した車椅子では、食事しづらい姿勢になります。円背の方やパーキンソン病の方のように顎を前に突き出した姿勢になりやすく、咽頭と気道が直線的になり誤嚥しやすくなり、前頸部の筋肉が緊張して嚥下反射が起こりにくくなります（図6-5）。

　リクライニング、ティルト式の車椅子に限らず、食事時の車椅子のクッションや背もたれの調節には配慮が必要です。標準的な車椅子は座面が少し後傾しているので、何も工夫をせずに車椅子上で食事を摂ることはあまり良い食事姿勢とはいえません。

図6-5　食事姿勢と嚥下への影響

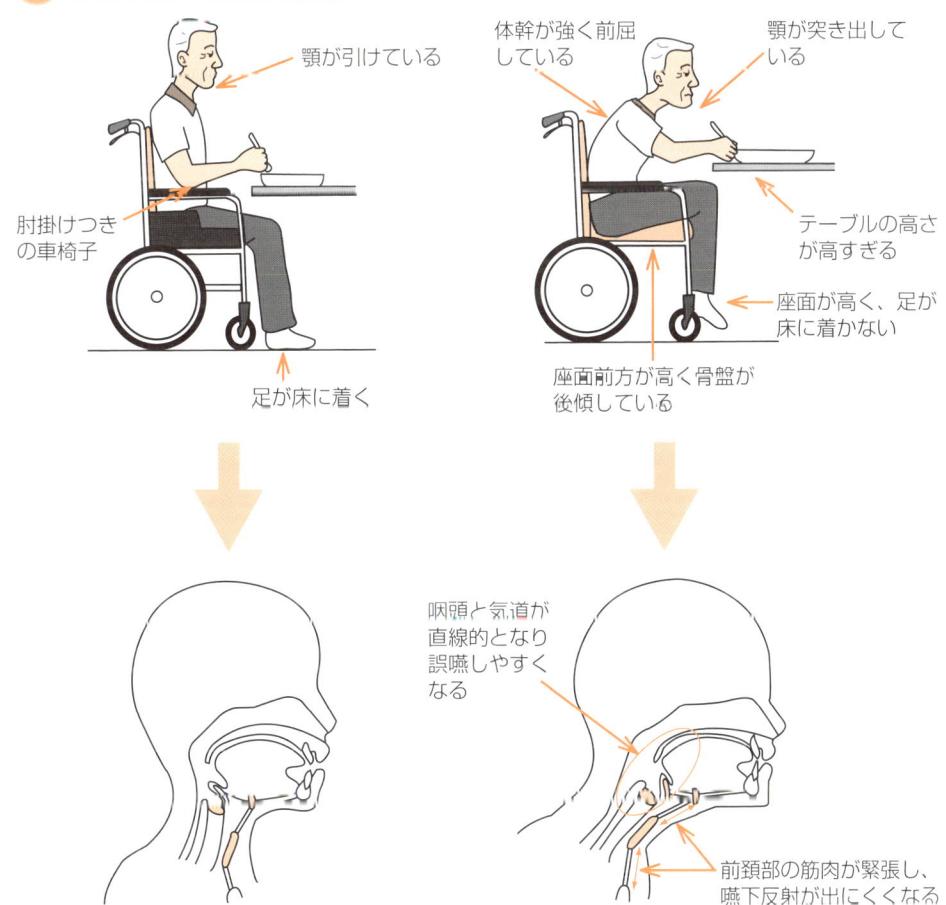

- 顎が引けている
- 肘掛けつきの車椅子
- 足が床に着く

- 体幹が強く前屈している
- 顎が突き出している
- テーブルの高さが高すぎる
- 座面が高く、足が床に着かない
- 座面前方が高く骨盤が後傾している

- 咽頭と気道が直線的となり誤嚥しやすくなる
- 前頸部の筋肉が緊張し、嚥下反射が出にくくなる

椅子に座りテーブルで食事を摂るときは、体幹が前傾し、足底は少し引いた状態で床にしっかり着いた姿勢が良いといわれています（図6-6）。ちょうど軽作業などを行う姿勢になります。この場合、座面が後傾（座面の前方が高い状態）していると、テーブルでの作業がしづらくなります（図6-7）。

　また、適切なテーブルの高さは「椅子の座面の高さ＋利用者の座高×1／3－2cm」といわれています（図6-8）。

　一般的なダイニングテーブルの高さは70cm程度であり、成人男性に適した高さになっています。70cmあると車椅子の肘掛けが障害にならず、テーブルに近づきやすいのですが、小柄な女性には高すぎるテーブルになります。

　対応策は①個別にテーブルの高さを調節する、②クッションなどで食事のときだけ座面を高くする、③車椅子を乗せる台を作製する、④食事のときは必ず肘掛け付きの椅子へ移乗して食事を摂るなど、施設によってさまざまな対応がみられます。

　食事姿勢に影響を与える因子は、テーブルや椅子の状況だけではありません。食器を置く位置や食器の形状なども重要です。

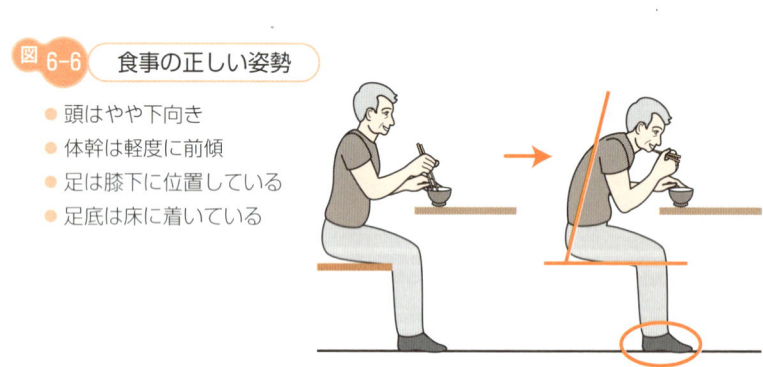

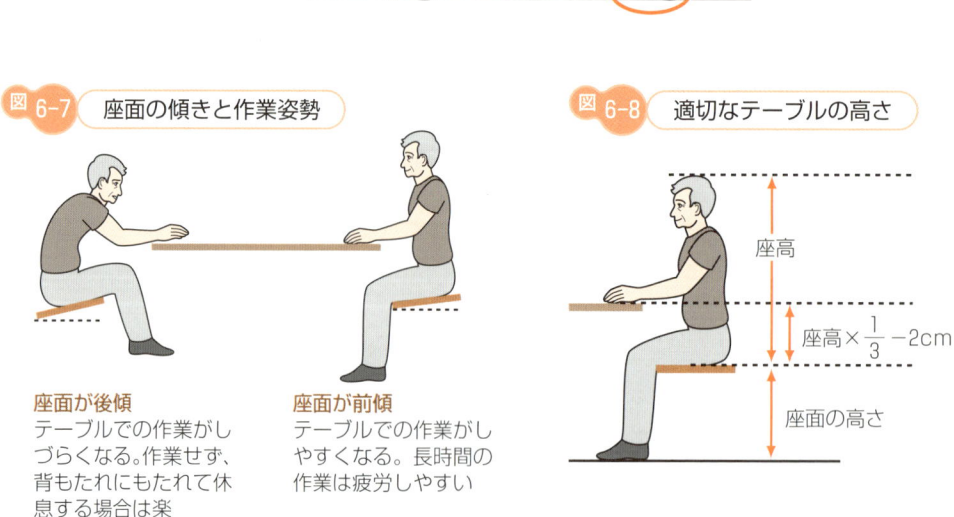

図6-6　食事の正しい姿勢
- 頭はやや下向き
- 体幹は軽度に前傾
- 足は膝下に位置している
- 足底は床に着いている

図6-7　座面の傾きと作業姿勢

座面が後傾
テーブルでの作業がしづらくなる。作業せず、背もたれにもたれて休息する場合は楽

座面が前傾
テーブルでの作業がしやすくなる。長時間の作業は疲労しやすい

図6-8　適切なテーブルの高さ

座高
座高×$\frac{1}{3}$－2cm
座面の高さ

②食事姿勢への具体的対応例

●片麻痺への対応

　日本食には、栄養バランスを考え、より多くの食材を摂取するため、400年以上前に千利休が確立した「一汁三菜」という伝統的な食事スタイルがあります。一般的に、食事の中心となるご飯（主食）を左手前に置き、右側に汁物を配置します。しかしこれらの習慣は、障害のあり方によっては食事姿勢を崩す要因となります。

　写真6-5をご覧ください。左片麻痺の方の例です。左手が麻痺しているため、茶碗を持つことができず、右手で無理に箸を伸ばしています。麻痺側に大きく体幹が傾き、左手が圧迫されています。このような利用者に対しては、ご飯（主食）と汁物の配置を逆にし、お盆全体を健側方向に移動させます。無理のないリーチ範囲で食事を摂取できるようになり、食事中の姿勢も改善し、麻痺側の圧迫もみられなくなりました（写真6-6）。

　写真6-7は別の左片麻痺の女性です。小柄な女性ですが、標準型車椅子を使用されています。足が床に着かないため、フットプレートに足を乗せたまま食事をされています。前述のように、座面が後傾しているため、体幹を前傾させてし

写真6-5　左片麻痺の例①

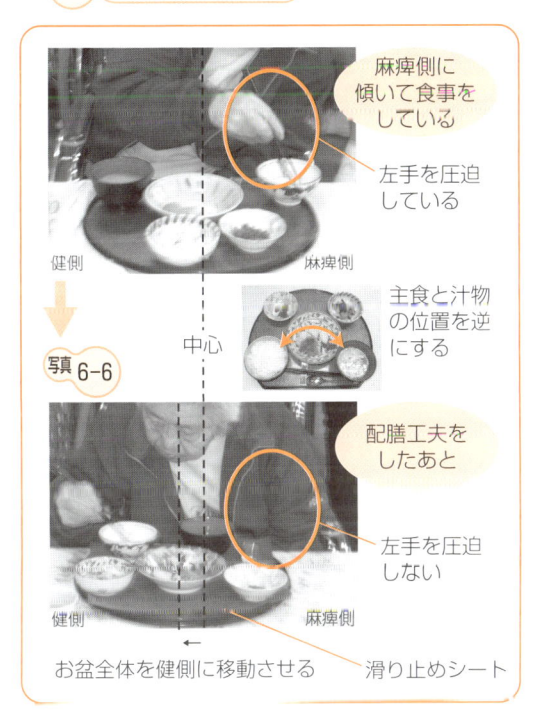

- 麻痺側に傾いて食事をしている
- 左手を圧迫している
- 主食と汁物の位置を逆にする

写真6-6

- 配膳工夫をしたあと
- 左手を圧迫しない
- お盆全体を健側に移動させる
- 滑り止めシート

写真6-7　左片麻痺の例②

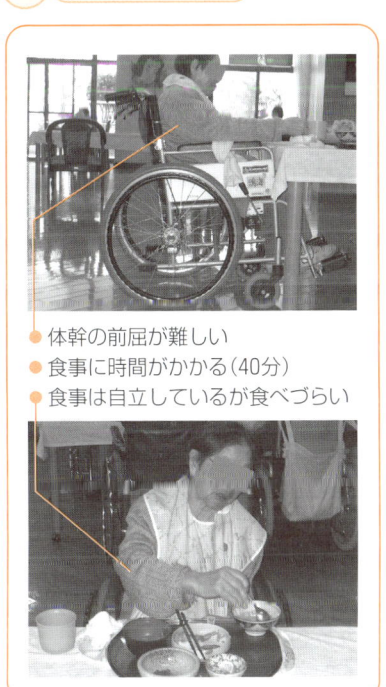

- 体幹の前屈が難しい
- 食事に時間がかかる（40分）
- 食事は自立しているが食べづらい

っかり足底を床に着けることができません。また、この方にとっては、車椅子フットプレートに足を乗せてもその位置がかなり前方に位置しているため、足を投げ出す格好になり、さらに骨盤を後傾させ食事を難しくしています（図6-9）。

特に片麻痺の症例では、座位バランスが悪く、麻痺により茶碗が持てないため、体幹を前傾させる要素は重要になります。本来は、使用している車椅子を変更し、車椅子シーティングを実施する必要があります。しかし、必ずしも全利用者がモジュール式の車椅子を利用できる環境にありません。この方の場合は、現在使用している標準型車椅子で対応しました。

まず足を少し引いた状態をとりやすくするため、足元に踏み台を設置しました。座面が後傾しているので、車椅子の後輪に補高台を設置し、座面を水平に近い状態にします。これにより、食事の際に必要な体幹の前傾がとりやすくなり、前傾姿勢を持続しやすくなりました（写真6-8）。セッティングの効果としては、食事時間が6分短くなり、体幹の前屈回数が半減しました（図6-10）。

写真6-8　左片麻痺の改善例

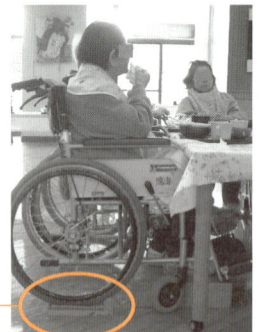

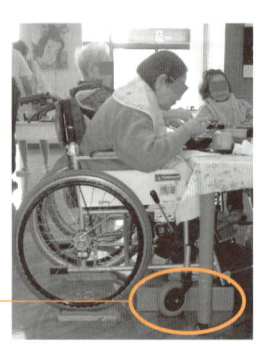

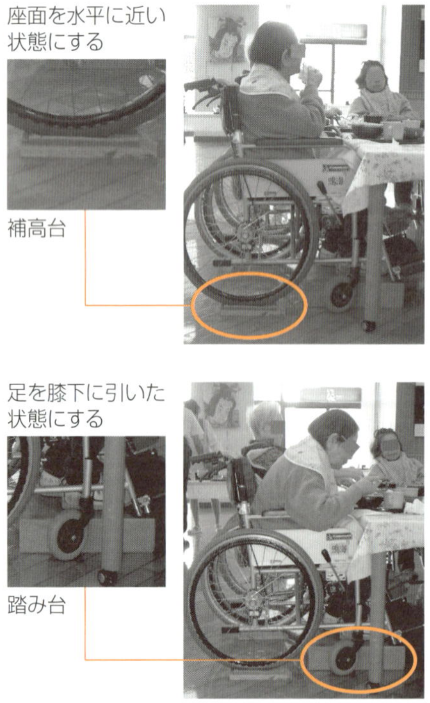

- 座面を水平に近い状態にする
- 補高台
- 足を膝下に引いた状態にする
- 踏み台
- 体幹が前屈しやすい

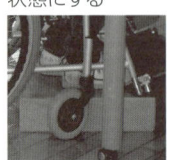

図6-9　膝の角度と骨盤

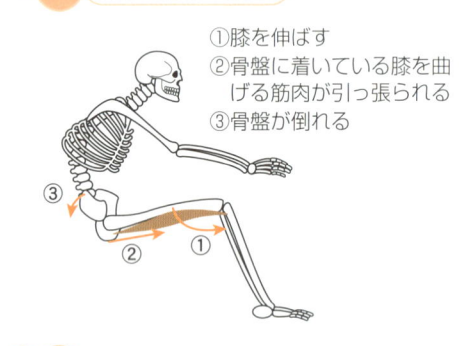

①膝を伸ばす
②骨盤に着いている膝を曲げる筋肉が引っ張られる
③骨盤が倒れる

図6-10　食事姿勢の改善による、食事時間と前屈回数の変化

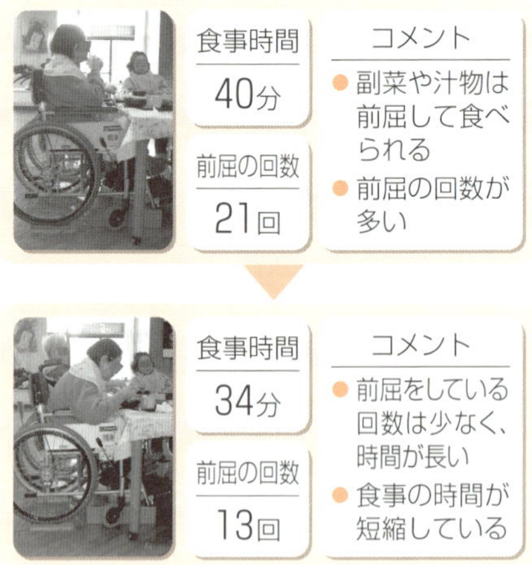

食事時間 40分	コメント ●副菜や汁物は前屈して食べられる ●前屈の回数が多い
前屈の回数 21回	

↓

食事時間 34分	コメント ●前屈をしている回数は少なく、時間が長い ●食事の時間が短縮している
前屈の回数 13回	

● パーキンソン病への対応

写真6-9はパーキンソン病の方の症例です。円背があり、体幹は右側に傾いています。そのため、体幹は車椅子の背もたれから離れており、時間が経つとさらに右側に体が倒れてくる傾向にありました。また、椅子の座面幅が広すぎるのも座位バランスを不安定にする要因になっていました。

そこでまず、座面を後傾させることで背もたれに体重がかかるようにし、体幹の支持性を改善しました。次に、左側にクッションを入れることで座幅が広すぎる部分を補い、右への傾きを改善しました（写真6-10）。しかし、前述したように、座面を後傾させることで食事の前傾姿勢がとりづらくなります。そこで、お盆を手前に配置することで対応しました。

食事場面をしっかり観察してみてください。食事のアメニティを向上するために、今すぐ対応できることが数多くあるはずです。

写真6-9 パーキンソン病患者の例（改善前）

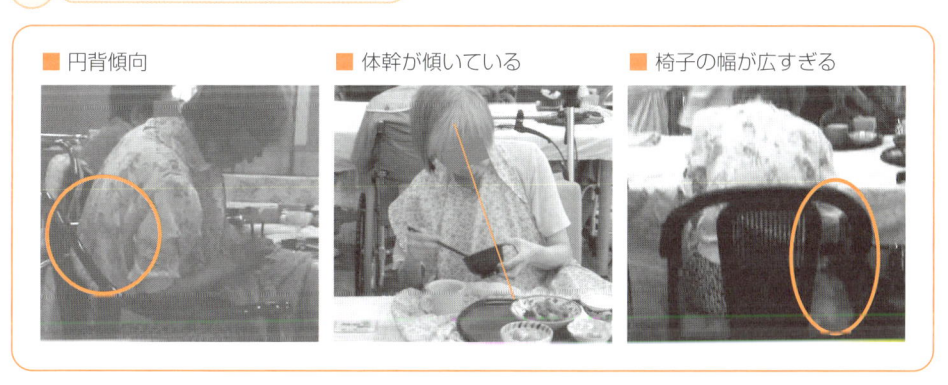

■ 円背傾向　　■ 体幹が傾いている　　■ 椅子の幅が広すぎる

写真6-10 パーキンソン病患者の例（改善後）

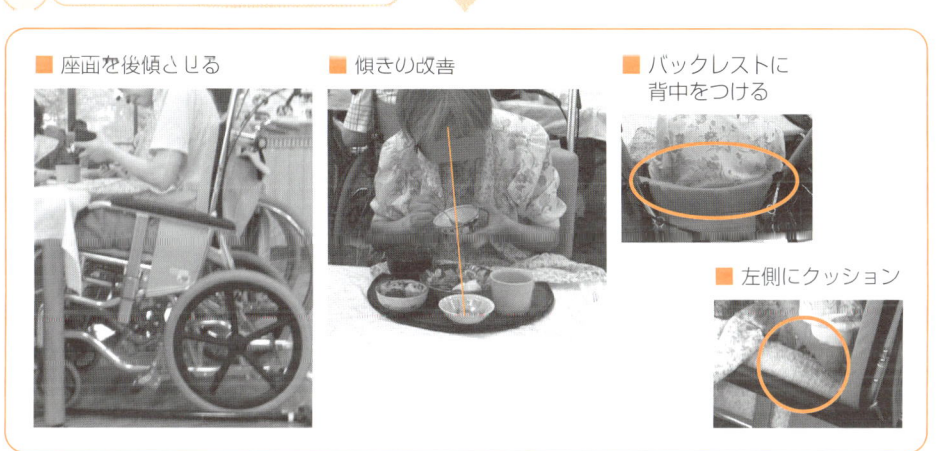

■ 座面を後傾させる　　■ 傾きの改善　　■ バックレストに背中をつける

■ 左側にクッション

③食事に関わる福祉用具

食器類は縁が高く、反りがついているものが使いやすいといえます。滑り止めのトレイや既製の滑り止めシートを敷く、または湿ったタオルを敷くなど、食器が滑らない配慮が必要です。コップ類も取っ手に工夫されたもの、あまり傾けずに口に注げるものなどさまざまです（図6-11）。

箸の操作がうまくいかない場合は、バネ箸などの福祉用具を使用します。スプーンはカレースプーンのように大きくて特にスプーン後方の容積が大きなものは、開口幅の小さい高齢者には不向きです。また掬いやすい食器との相性も良くありません。ライトスプーンやテイスティスプーンのように、大きさやスプーン前方部の容積に配慮されたものがよいでしょう（図6-12）。またスプーンの柄を延長したり、握る部分を大きくする場合は重心の位置に注意をしてください。重心の位置に配慮されていない福祉用具は力の効率が悪く、非常に使いにくいものになってしまいます（図6-13）。

図6-11 福祉用具（コップ）

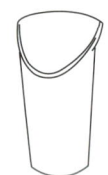

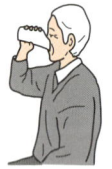

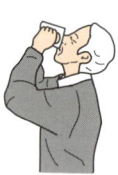

コップが一部カットされていて、飲み干すときに顔を上げなくてすむ

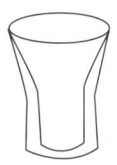

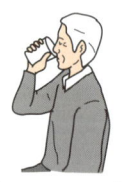

コップ内部に傾斜があり、コップをあまり傾けないで飲むことができる

図6-12 福祉用具（スプーン）

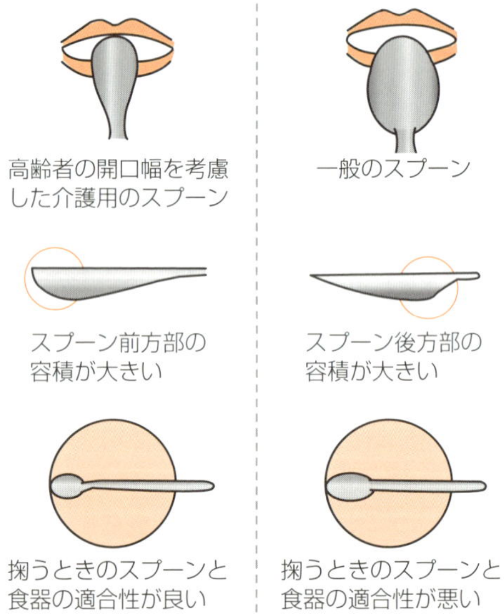

高齢者の開口幅を考慮した介護用のスプーン　　一般のスプーン

スプーン前方部の容積が大きい　　スプーン後方部の容積が大きい

掬うときのスプーンと食器の適合性が良い　　掬うときのスプーンと食器の適合性が悪い

図6-13 長柄スプーンの重心の位置への配慮

握り手の位置に重心が近いほど操作がしやすい。特にスプーンの柄を延長するときは配慮が必要

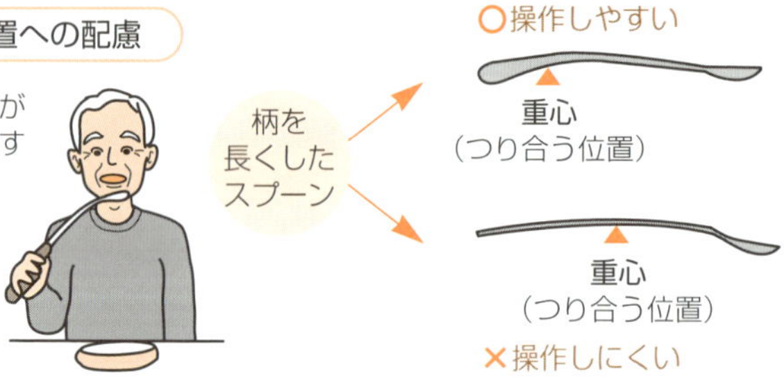

柄を長くしたスプーン

○操作しやすい
重心（つり合う位置）

重心（つり合う位置）
×操作しにくい

食事の支援において、摂食嚥下や栄養に関する評価やアプローチ、口腔ケア等が適切に行われることは重要です。本章では摂食嚥下のなかでは先行期にあたる部分の食事環境や姿勢について触れました。しかし楽しみとしての食事を支援していくためには、介護している皆さん自身が、お年寄りと同じ環境で、ともに楽しんで食事を摂りたくなる雰囲気かどうかを考えることが第一歩だと思います。

第7章 移動面からみた排泄と入浴の介助

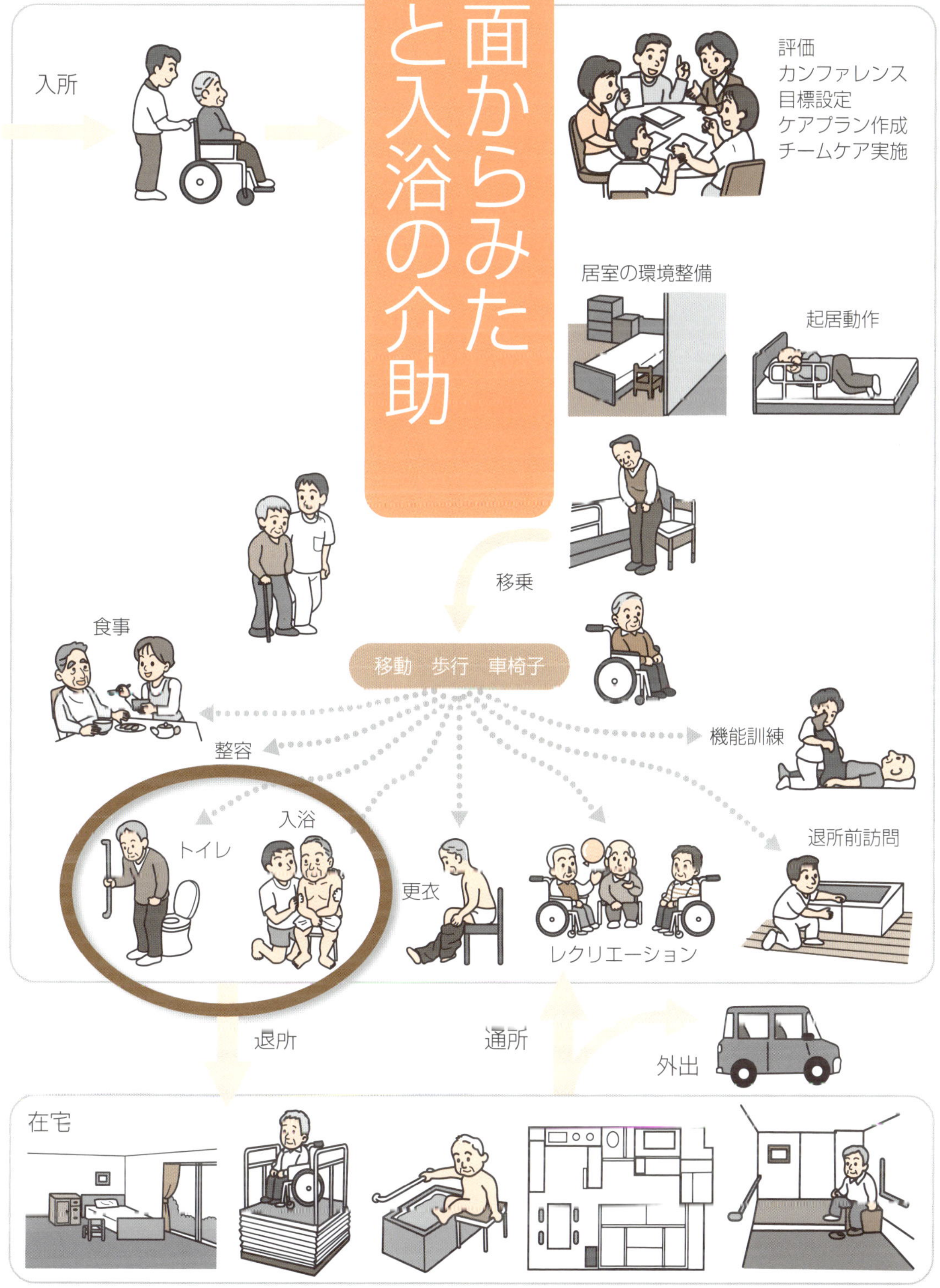

入所

評価
カンファレンス
目標設定
ケアプラン作成
チームケア実施

居室の環境整備

起居動作

移乗

移動　歩行　車椅子

食事

整容

トイレ

入浴

更衣

レクリエーション

機能訓練

退所前訪問

退所

通所

外出

在宅

本章では排泄介助についてまとめます。失禁のタイプや評価とその対応手順など、排泄介助に関わる基本事項は多数あります。その中でもここでは、排泄のための環境や動作に関する内容に限定して解説します。

図 7-1　一般的なトイレ内の環境

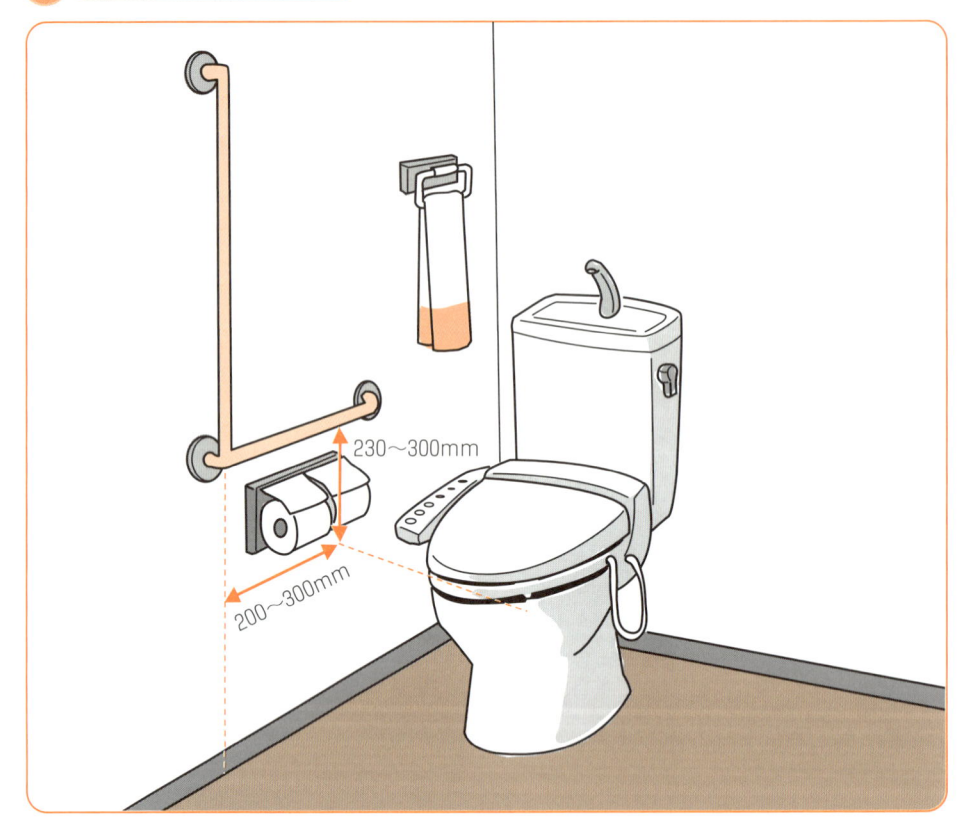

230〜300mm

200〜300mm

排泄の介助に伴う環境・動作

（1）トイレ環境の整備

　トイレ環境は排泄の自立、介助量の差に大きく影響する因子です。トイレ環境を構成しているものには、トイレを認知してもらうための表示、出入り口の構造、照明、床の材質、便器・便座の種類や高さ、手すり、フラッシュボタン、ペーパーホルダー、呼び出しボタンなどの種類・取り付け位置、介助スペース、暖房や消臭などがあり、多岐にわたります。

　トイレ位置や広さ、床材などは簡単に変えられるものではありませんが、そのほかはあまりコストをかけずに工夫が可能です。

　トイレの表示には赤い提灯や人形を飾ったり、入り口周囲の色を変えたりと施設によってさまざまな工夫がされています。認知症の方は、目線より上のものにはほとんど気付かれませんし、車椅子使用の方の目線は低いので、表示の位置、色、形、照明など現在のものを再点検してみてください。

　手すりは、壁側にL型手すり、反対側に可動式の手すりが取り付けられたトイレが多いようです。障害者や高齢者をケアする施設であっても、意外にこの手すりの取り付け位置が適切でない場合があります。手すりが適切な位置にあるかどうかは、手すりがその目的を果たしているかにあります。

　縦手すりの役割は垂直移動と回転動作を助けるものなので、L型手すりの縦の部分は、車椅子や便器からの立ち上がりと、移乗時の方向転換を助ける役割となります。横手すり部は立ち上がったあとの水平方向への移動、便座に座ったときの体幹の安定を目的としています。

　通常、縦手すり部の位置が便器の先端から200〜300mm、便座面から横手すりまでの高さが230〜300mm程度の位置に取り付けられているはずですが（図7-1）、縦の部分が便器先端より後方に取り付けてあり、握ると立ちづらくなったり、横の部分が水平移動を助けるためなのか、座位の安定を助けるものなのか目的が明確でなく、無駄な位置にまで手すりが取り付けてあったりします。

　またL型手すりが取り付けられる壁は、洗浄機能の操作パネルやペーパーホルダーなどがかさばりやすいので、トイレフレームなどの福祉用具を利用して横手すりを減らすことも可能です。

　洋式便器の床から便座までの高さは35〜45cmと、かなり差があります。高さが低い場合、昇降便座や補高便座など既存の福祉用具を使用する方法もありますが、5cm程度であれば簡単に補高便座が作製できます（図7-2）。

また、身長が低く、便器に腰掛けると足が浮いてしまう利用者の場合、足台を作製しておき（小児用の既製品もあります）、座った後に足元に置くようにすると座位も安定し、大便のとき腹圧がかけやすくなります。

　施設のトイレでは、フラッシュボタンは壁や床に取り付けられている場合が多いので問題は少ないと思いますが、背面にタンクが設置されている場合は、フラッシュレバーを延長したり、滑車などを利用して便器に座ったままでも流せる工夫が必要です。

図 7-2　簡易補高便座の作り方

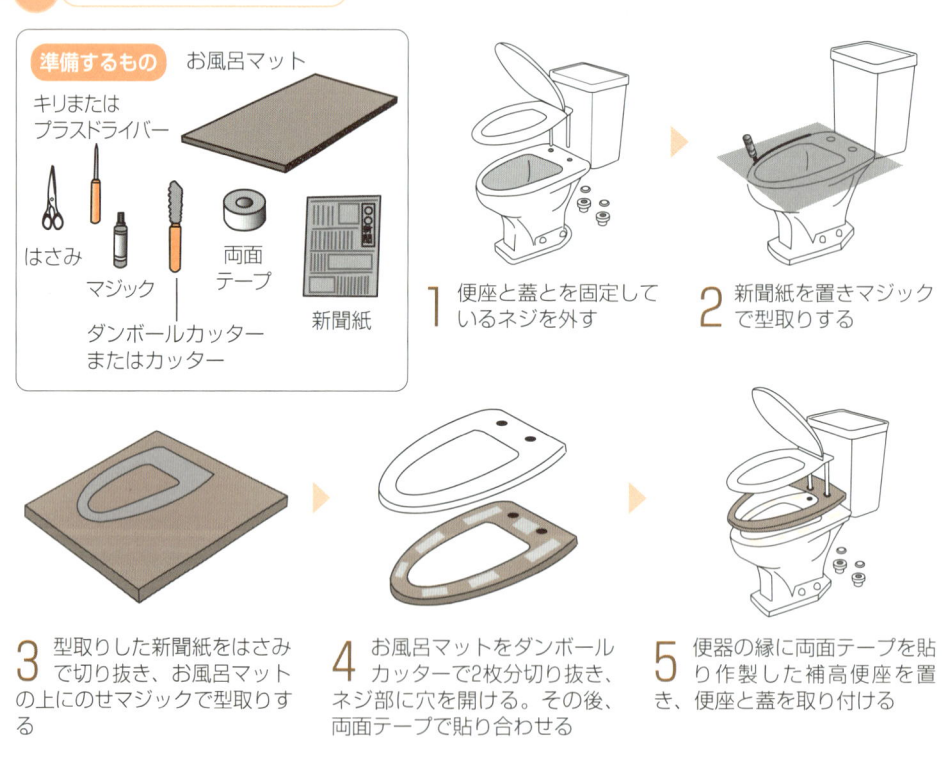

準備するもの
- お風呂マット
- キリまたはプラスドライバー
- はさみ
- マジック
- ダンボールカッターまたはカッター
- 両面テープ
- 新聞紙

1. 便座と蓋とを固定しているネジを外す
2. 新聞紙を置きマジックで型取りする
3. 型取りした新聞紙をはさみで切り抜き、お風呂マットの上にのせマジックで型取りする
4. お風呂マットをダンボールカッターで2枚分切り抜き、ネジ部に穴を開ける。その後、両面テープで貼り合わせる
5. 便器の縁に両面テープを貼り作製した補高便座を置き、便座と蓋を取り付ける

図 7-3　切りやすいペーパーホルダーの作製

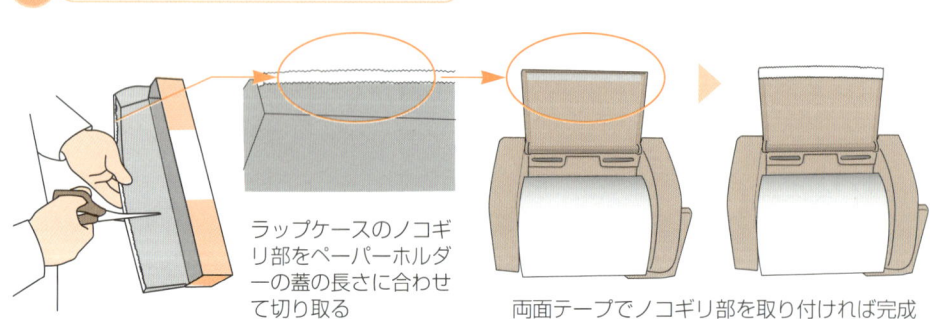

ラップケースのノコギリ部をペーパーホルダーの蓋の長さに合わせて切り取る

両面テープでノコギリ部を取り付ければ完成

ペーパーホルダーは便器の先端から200mm、床から550mmの位置が操作しやすいといわれています。片手で切りやすいホルダーなども既製品が何種類かありますが、ラップやアルミホイールのカット部に取り付けられた紙製のこぎりをテープ等でホルダーに取り付けると、ペーパーのカットが容易になります（図7-3）。

　非常用ボタンは一般に便器に座った状態で押せるよう設置されている場合が多く、トイレで転倒した場合は届かないことがあります。誤作動などの問題も考慮して、座っても、床に倒れても押せるような位置に取り付けるか、2か所に取り付けるなどの配慮が必要です。

（2）排泄動作の介助

　トイレ環境が整備、工夫されていることを前提として、次にトイレ動作について説明します。

　まずは片麻痺の方で車椅子使用者を例に、トイレでの移乗動作について触れます。施設のトイレは在宅に比べると介助スペースが広く、手すりも2、3か所に取り付けられている場合がほとんどですので、移乗方法にも選択肢が広がります。

　一般的に紹介されている方法は図7-4の方法です。

図7-4　洋式便座への移乗（1）

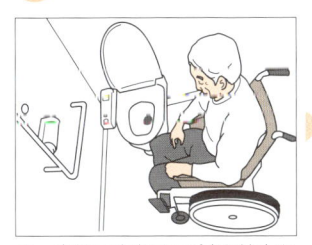

1. 車椅子を便器の斜め前方から近づける
2. 上体を起こし、お尻を前方にずらしたら、L字型手すりの縦部を握る。両手が使える場合は、一方の手は車椅子の肘掛け部を握る 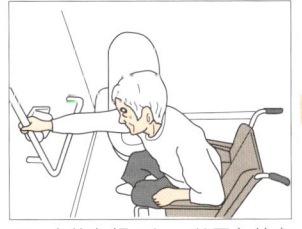
3. お辞儀をしながら立ち上がる 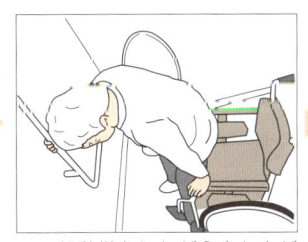
4. 方向を変える。このとき衣服を下げる 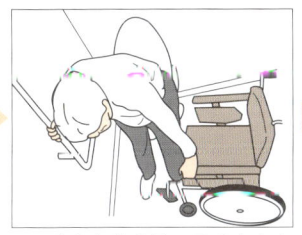
5. お辞儀をしながら腰掛ける 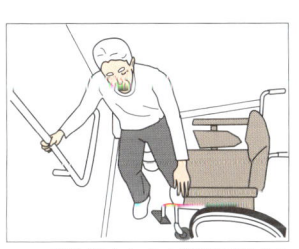

移乗のときの足と臀部の動き

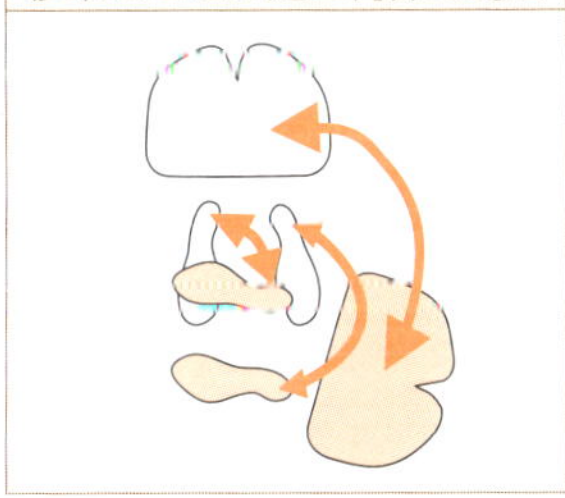

まず健側が便器に近くなる側から車椅子を近づけます。L型手すりの縦の部分を握り立ち上がります。健側を軸に方向転換します。衣服の上げ下ろしに介助が必要な場合はこの時点で衣服を下ろします（衣服を下ろす間の立位保持が不可能な場合、便座に着座した後、上体を左右に移動させながら下ろします）。

　そしてお辞儀をしながらゆっくり便器に腰掛けます。第4章の移乗動作で説明したように、立ち上がり動作と軸足の位置がポイントになります。

立ち上がり法

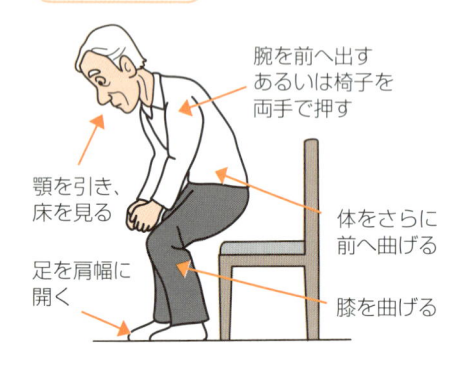

- 腕を前へ出すあるいは椅子を両手で押す
- 顎を引き、床を見る
- 体をさらに前へ曲げる
- 足を肩幅に開く
- 膝を曲げる

臀部の向きと軸足の回転角度と車椅子の着け方

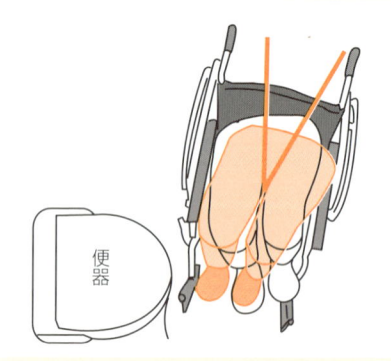

同じ車椅子の着け方でも、臀部の向きが異なると足先の向きが変わり、軸足の回転角度に差が出て、移乗のしやすさに影響する

　車椅子のフットレスト、アームレストが脱着式のものを使用している利用者で、便器の側方に十分なスペースがある場合は、便器に対して車椅子が並ぶように着けます。車椅子の外していない肘掛けと壁の手すりを握り立ち上がります。次にお尻を横移動して便器側に向け、衣服を下ろし着座します。この方法では、軸足の回転をほとんどしなくてすみます（図7-5）。

　またズボンの上げ下ろしや立ち上がりを支援する目的で、壁に縦スイングの可動式手すりを設置すると介助が楽になります。跳ね上げたときは縦手すりとしても利用できます（図7-6の（1））。現在では同様の目的で、前方に体重をのせるための手すりがあります（図7-6の（2）（3））。

第7章 移動面からみた排泄と入浴の介助

図 7-5　洋式便座への移乗（2）

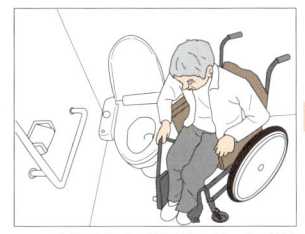

1. 車椅子を便器に並べて着け、車椅子のフットプレートを外す
2. 移乗する側の車椅子の肘掛け部を外す
3. 臀部を前方にずらし、L字型手すりの縦部を握る。両手が使える場合は、一方の手は車椅子の肘掛け部を握る
4. お辞儀をしながら立ち上がる。このとき、衣服を下げる 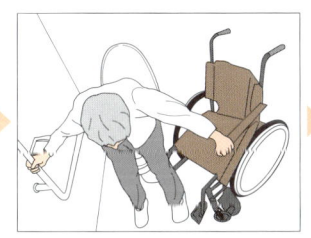
5. お辞儀をしながら腰掛ける 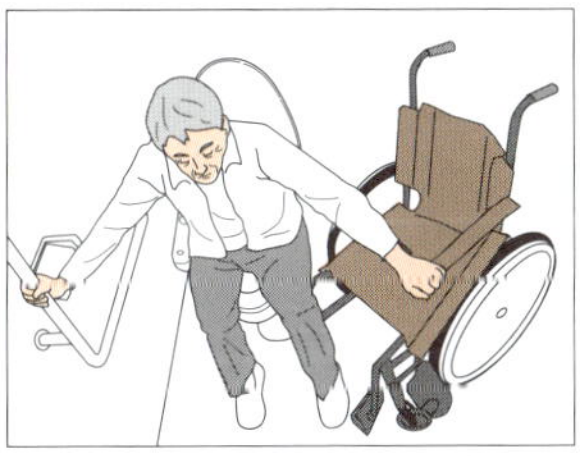

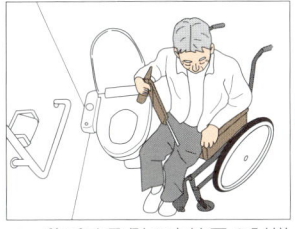

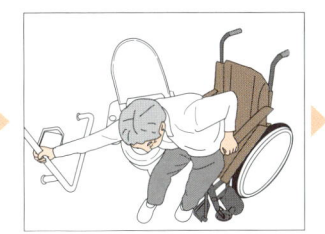

移乗のときの足と臀部の動き

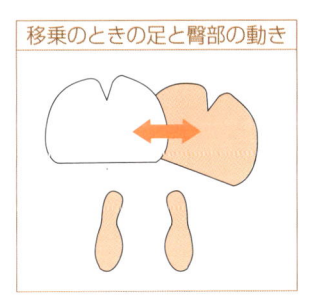

図 7-6　便器の前方にスイングアウトの手すりを設置したトイレ

(1)

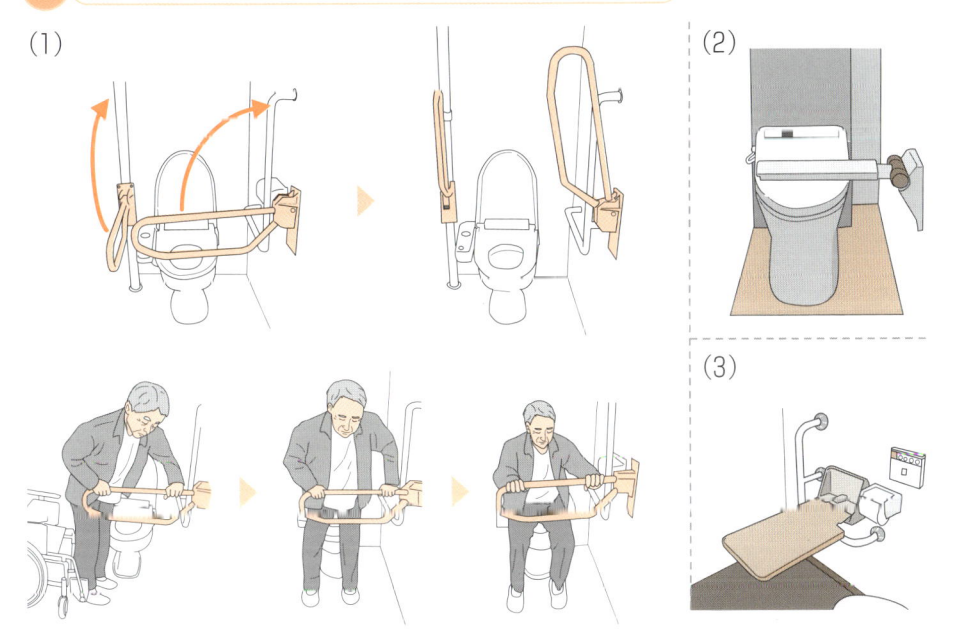

(2)

(3)

移乗用として、衣服の上げ下げ時の立位保持として、座位の安定用としても利用可能

立位が全くとれない方の場合は、床走行リフト（図7-7）を使用します。台座式の場合はリフトで立位をとらせた後衣服を下ろせるタイプが多いですが、座位が安定していて、膝に痛みや障害がない方に限られます。懸吊式の場合はトイレ用の吊具を選択すれば、吊り上げた後に衣服を下げることが可能です。

　セルフケア5大項目の中でも、排泄行為の自立は在宅生活復帰へのキーポイントになります。排泄に関わるさまざまな要素に関してチーム全体で取り組むことが重要です。

図 7-7　床走行リフト

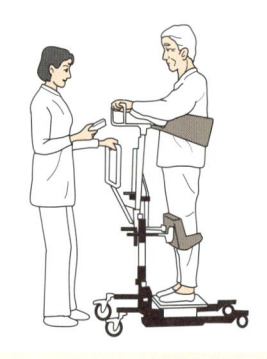

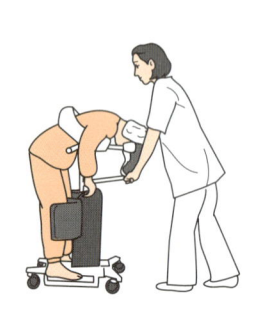

台座式床走行リフト

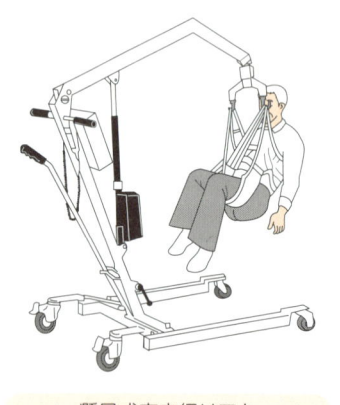

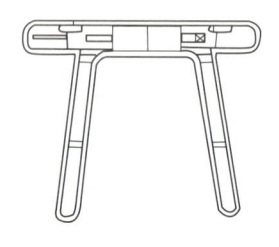

懸吊式床走行リフト　　　　　　トイレ用吊り具

II 入浴介助に伴う動作（一般浴槽での介助）

　日本人にとって、入浴は単なる保清だけでなく、心身の疲れを癒し、リラックスさせるとともに、産湯や湯灌の儀のように身を清めるといった宗教的意味合いをもつ生活行為です。その一方で、身体に負担がかかり、転倒や溺死などの事故につながりやすい行為でもあります。また介助者にとっても、高温多湿の環境で、握るところがない裸体の要介護者を介助しなければならず、リスクの高い環境でもあります。浴槽も一般浴槽、特殊浴槽、スロープやリフト付きの大浴場と施設によってもさまざまで、介助方法も異なります。
　ここでは主に、一般浴槽における入浴介助を中心に解説します。

(1) 浴槽への出入り

　施設に設置されている浴槽は、和洋折衷の半埋め込み式で、介助スペースも十分確保されていますが、在宅では、洋式の埋め込み式から五右衛門風呂までさまざまです。
　和洋折衷の半埋め込み式の浴槽への出入りの方法としてよく紹介されているのが、シャワー椅子を出入り兼用として利用する方法です。まず、浴槽の縁と同じ高さのシャワー椅子を設置します（図7-8）。シャワー椅子に腰掛けた後、手すりを握り、片足ずつ浴槽内に入れ、体を前方にずらします。浴槽の底に足がついたら手すりを前方部に握り変え、立ち上がります（立ち上がりが困難な場合はそのまま体を沈めます）。体の向きを変え、体を浴槽内に沈めます。浴槽から出るときは、健側または利き足を深く曲げ、前方に位置する手すり（理想的には縦手すり）を握り立ち上がり、方向を変え、浴槽の縁に腰掛けます。片足ずつ浴槽の外に出します（図7-9）。介助者はこの過程でできないところを手助けします。
　シャワー椅子は背もたれ付きで、床面の傾斜に合わせて微調整できるアジャスター付きのものが使いやすいといえます。座っての方向転換が困難な利用者の場合、ターンテーブルが埋め込まれたものを使用すると介助が楽です（図7-10）。
　介助歩行が可能な方で、パーキンソン病、パーキンソン症候群などの診断がついている方、円背の強い方の場合、前述したようないったんシャワー椅子に腰掛けて出入りする方法は得意ではありません。後方のバランスが悪く、座って股関節を屈曲（太腿を上方へ上げる動作）することが苦手だからです。
　また人工骨頭置換術（骨頭部分を切除し、人工骨頭を挿入する手術）後の方の

図 7-8 半埋め込み式の浴槽への出入りの方法

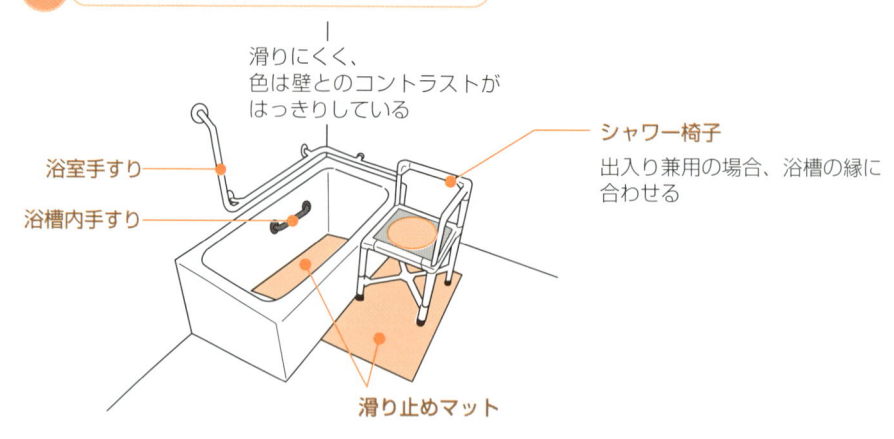

滑りにくく、色は壁とのコントラストがはっきりしている

浴室手すり
浴槽内手すり
シャワー椅子　出入り兼用の場合、浴槽の縁に合わせる
滑り止めマット

図 7-9 半埋め込み式の浴槽への出入りの手順

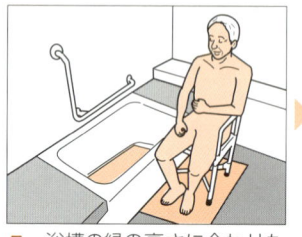

1. 浴槽の縁の高さに合わせたシャワー椅子に座る（麻痺がある方は、動かせるほうの手足が浴槽に近いように座る）

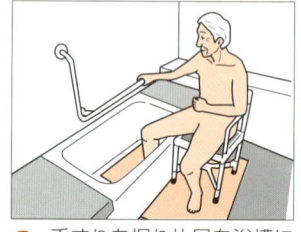

2. 手すりを握り片足を浴槽に入れ、臀部を浴槽のほうへ少しずらす

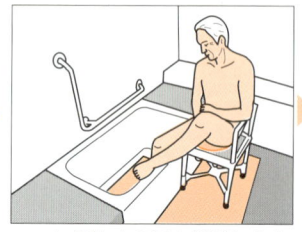

3. もう片方の足を浴槽に入れる（麻痺がある場合は、動かせるほうの手で麻痺した足を持ち上げて入れる）。無理な場合は介助する

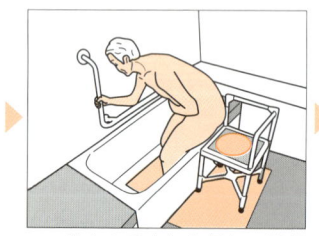

4. 前方の手すりを握り、臀部を浴槽のほうへ少しずらし、お辞儀をしながら立ち上がる

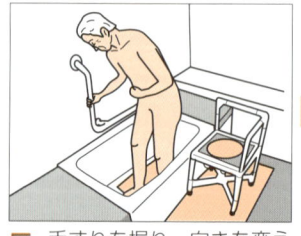

5. 手すりを握り、向きを変える

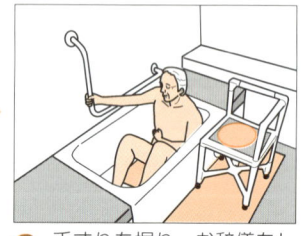

6. 手すりを握り、お辞儀をしながら座る

図 7-10 ターンテーブル付きシャワー椅子とバスボード

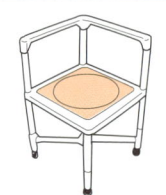

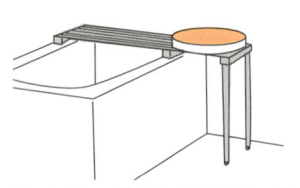

ターンテーブル付きシャワー椅子　　ターンテーブル付きバスボード

場合は、このように股関節を深く曲げることは、脱臼の危険性が増すので禁忌事項となります。この場合、手すりにつかまって浴槽をまたぐ方法を指導します。浴槽の壁面の手すり、または浴槽に取り付けたバスアームを握る、あるいはシャワー椅子に手をつくなどして浴槽をまたぎます（図7-11）。この際、洗い場と浴槽の底面に高低差がある場合は、重心移動が急に起こり危険ですので、入浴用踏み台などを利用するとよいでしょう（図7-12）。

座位のバランスが悪く介助量が大きい方の場合は、在宅では入浴用リフト、入浴用昇降装置などの設置を検討します。施設ではティルト式のシャワー椅子を利用して、スロープで出入りしている、リフト設置している、特殊浴槽を利用している、一般浴槽に複数介助しているところに大別されると思います。どの方法にしても、普段の生活場面ではあまり体験しない方法です。特に初めて施設で入浴される方は、事前に入浴場面を見てもらって説明をすることが重要です。

また前述したように、入浴は保清だけが目的ではありません。特殊浴槽での入浴は、見た目だけで緊張感を高める場合があります。施設によっては、植物や装飾品などで温泉風の雰囲気づくりをして、機械部分があまり目立たないような工夫をしているところもあります。精神的な緊張で筋肉の緊張が高まると介助も非常にやりにくくなるので、できる限り利用者がリラックスできる環境設定が重要です。

図7-11　またぎによる浴槽への出入り

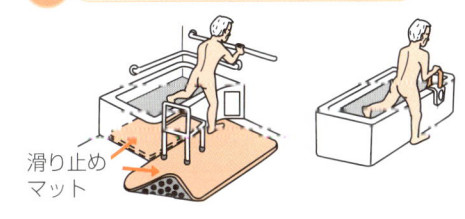

滑り止めマット

1　壁に取り付けた手すりあるいは簡易浴槽手すり（バスアーム）等を握り、片足ずつ浴槽に入る

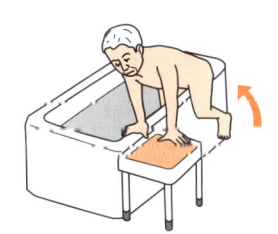

2　浴槽のエプロン部または安定したシャワー椅子等に手をつき、片足ずつ浴槽に入る

図7-12　またぎ動作と浴槽環境

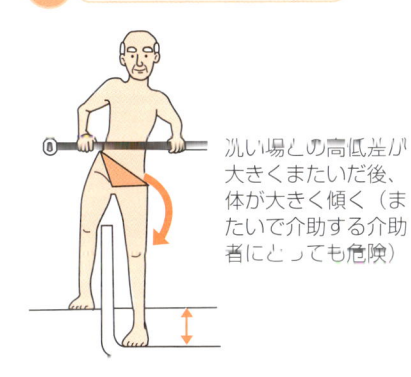

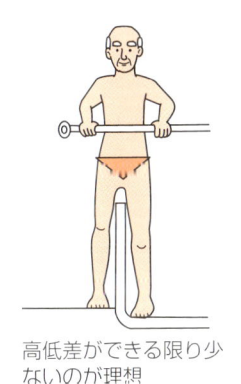

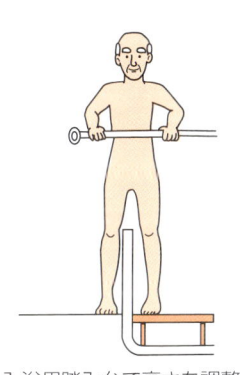

洗い場との高低差が大きくまたいだ後、体が大きく傾く（またいで介助する介助者にとっても危険）

高低差ができる限り少ないのが理想

入浴用踏み台で高さを調整

(2) 浴槽内での安定

浴槽内では、肩までお湯につかると浮力の影響で、浴槽の底には体重の約1/9〜1/10の重さしかかからなくなり、お尻が容易に滑ります。溺死事故にもつながりやすい要因ですので注意が必要です。そこで姿勢を安定させる手すり、浴槽内滑り止めマットなど設置します。浴槽の中で体が安定しない方は浴槽のコーナーを利用し、体を安定させるのも方法です（図7-13）。人工骨頭置換術後の方や股関節の拘縮が強い場合は、浴槽台を浴槽内に入れて座るようにし、股関節が深く曲がらないようにします。

(3) 体を洗う

体を洗うことは、自分である程度可能でも介助されていることが多い行為の一つです。洗い場の環境調整や自助具（図7-14）を利用することで自立できる方もいます。このような提案をするとよく、「忙しい場面でそんな取り組みは、現実にはできない」と反論される方もいます。入浴介助はスタッフにとって非常に時間に追われ、体力を必要とする介護場面の一つであることは理解できます。まずは一人の利用者からでも取り組んでいくことで、結果として、すべての利用者にとっても介助者にとっても良い結果につながります。

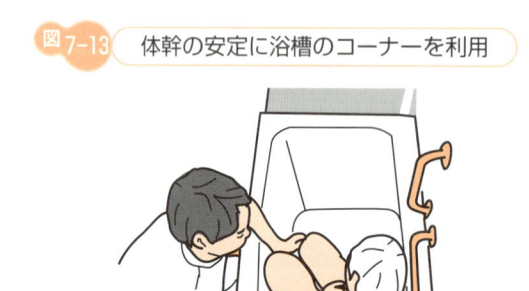

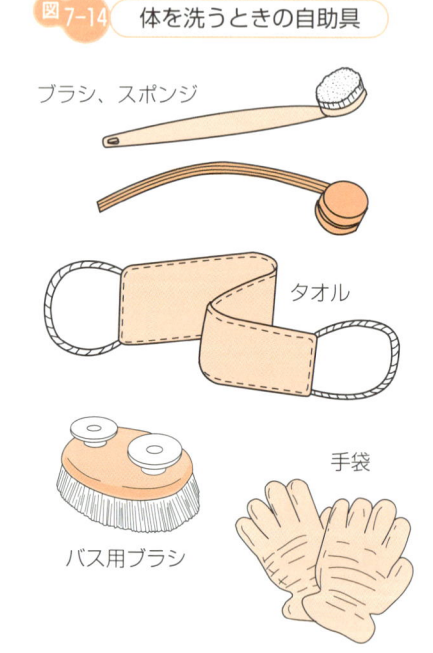

図7-13 体幹の安定に浴槽のコーナーを利用

図7-14 体を洗うときの自助具
ブラシ、スポンジ
タオル
バス用ブラシ
手袋

(4) 衣服の着脱

　衣服の着脱（更衣）動作、またその介助が円滑に行われるためには、脱衣所の環境設定が大切です。更衣用の手すり、椅子の設置は不可欠です。椅子は、座ってからの更衣動作だけでなく、股関節、体幹の障害がある方の立位での動作にも有用です（図7-15）。また体を洗うことと同様に、自助具や衣服の工夫で自立度も上がりますが、入浴直後は皮膚が湿っているため、特に下着では着衣が困難となり、居室の場合と自立の程度に差が出やすいので注意が必要です。

図7-15　椅子を利用しての立位での靴下の着脱

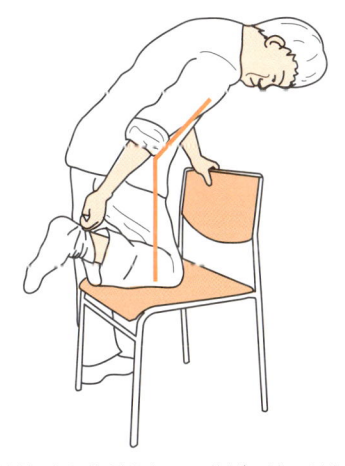

（股関節があまり曲がらない、曲げてはいけない場合）

　施設によっては浴室が、リラックスできる場所というよりは、戦場と化しているところも少なくありません。清雅苑では開設当初、入浴介助がスタッフにかなりの身体的負担をかけていることを客観的に評価しようと試みました。スタッフに腕時計式の心拍数を計る機器を装着し、入浴介助前後の血液成分の測定と体重の測定、自覚的疲労度のテストを行いました。
　その結果、入浴介助中に最大心拍数が毎分180を示しているスタッフや、体重が1Kg近く減少したスタッフもいました。そこでデータをもとに、入浴介助に限定したパート職員を雇用するなどの対策をとり解決しました。
　介助による入浴が楽しみとなって、入浴を満足させるものとなるには、介助方法のスキルアップだけではなく、入浴のシステムそのものをスタッフ全員で再検討することが必要です。

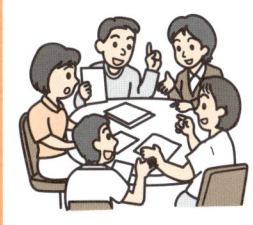

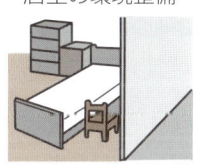

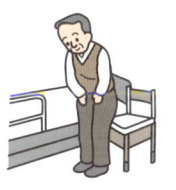

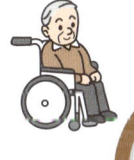

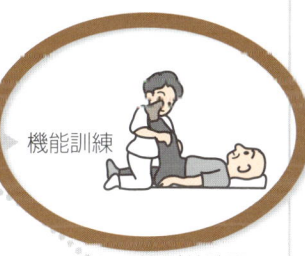

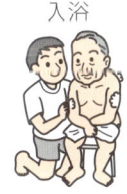

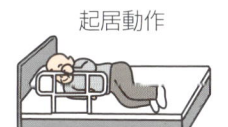

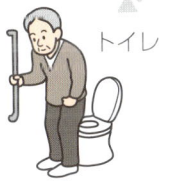

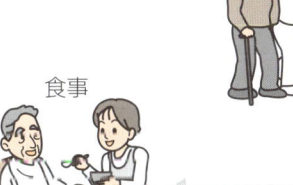

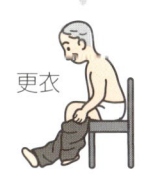

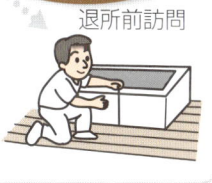

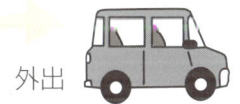

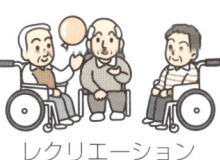

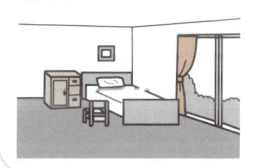

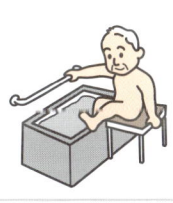

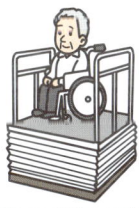

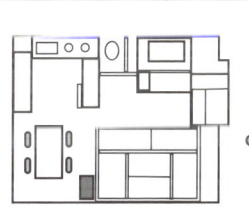

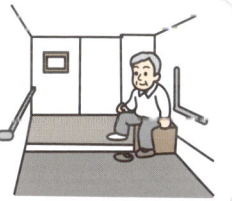

第8章 機能訓練のあり方

本章のテーマは機能訓練です。機能訓練は一般に、機能障害（麻痺、筋力低下、関節拘縮など）に対して行われる訓練の総称で、リハビリテーションの理念に包括される非常に狭い分野です（図8-1）。維持期では、表8-1のような場合を除いては、機能訓練室などの特殊な環境やリハビリテーション専門職による機能訓練ではなく、機能訓練としての要素を生活の中に取り入れ、自立を促すリハビリテーション介護を日常的に展開することが最も重要となります。

生活障害の支援として、機能訓練がターゲットにしている領域は狭いのですが、技術的には、かなり高度な知識と技術を要するものから簡単な体操程度のものまで、さまざまな機能障害に対して実施されており、深い領域になっています。

ここでは、急性期から維持期に至るすべての時期において、機能訓練や日常ケアの対象となる廃用症候群を理解することと、機能障害に対する機能訓練手技の選択をリハビリスタッフがどのように実施しているのかを、筋力を例に紹介します。

図 8-1　機能訓練の位置付け

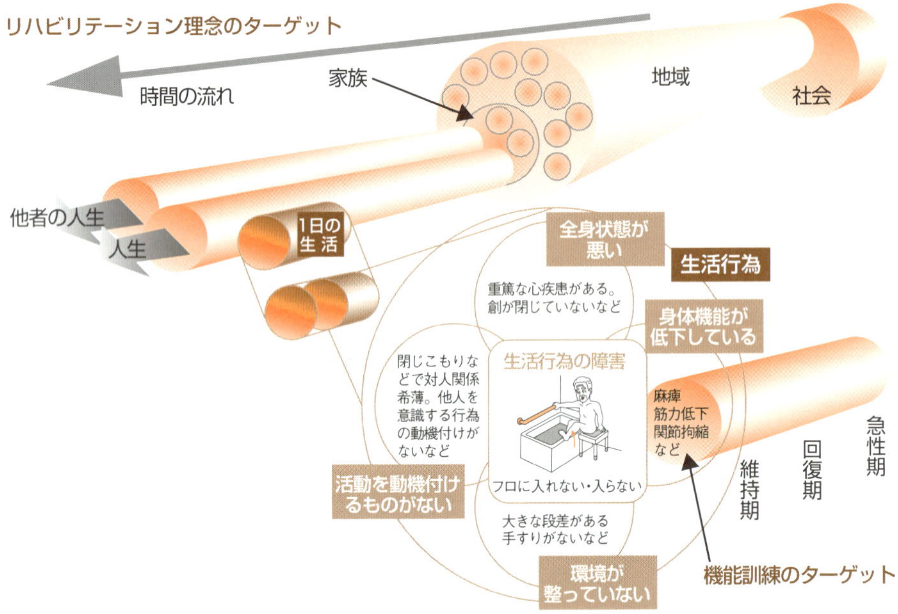

表 8-1　個別的な機能訓練が必要となる場合

①日々の活動性が低く、日常ケアの部分だけでは運動量が不足する場合
②リハビリテーション前置主義（急性期、回復期に集中的に十分なリハビリテーションを受けたことが前提で、維持期へ移行する）から逸脱したケースで、維持期に入るまで機能訓練を受けたことがない場合
③痛みや熱発など体調不良により、しばらく安静期間を必要とする時期で、安静からくる廃用症候群の予防と改善が必要な場合

廃用症候群とは

　廃用症候群とは英語でdisuse-syndrome（dis：反対の動作を示す接頭語、use：使う、syndrome 症候群）と言われます。つまり、使わないことによる症候群ともいえます。人の体は生活環境に順応するよう常に調節されています。そのため、使わないでいるとどんどん機能が低下していきます。廃用症候群には表8-2のものが挙げられます。

(1) 筋力の低下

　例えば筋力は、安静により1週間で約3～5％低下するともいわれています。また、一度低下した筋力を回復させるためには倍以上の時間がかかります。

(2) 骨の劣化

　骨も脆くなっていきます。骨は、骨を造る細胞（造骨細胞）と骨を壊す細胞（破骨細胞）の働きで常に入れ替わり、約2年間で人の骨はすべて入れ替わるといわれています。骨を丈夫に保つにはカルシウムやビタミンD摂取、ホルモンのバランスのほかに、体重をかける（骨に刺激が入る）ことが造骨細胞を刺激して、

表8-2　原因別にみた廃用症候群

I	局所性廃用によるもの	1 関節拘縮 2 筋廃用萎縮（筋力低下、筋耐久力低下） 3 骨粗鬆症―高カルシウム尿―尿管結石 4 皮膚萎縮 5 褥瘡 6 静脈血栓症
II	全身廃用によるもの	1 心肺機能低下（1回拍出量の減少、頻尿、肺活量減少、最大換気量減少） 2 消化機能低下（食欲不振、便秘） 3 易疲労性
III	臥位・低重力によるもの	1 起立性低血圧 2 利尿 3 ナトリウム利尿 4 血液量減少
IV	感覚・運動刺激の欠乏によるもの	1 知的活動低下 2 うつ傾向 3 自律神経不安定 4 姿勢・運動調節機能低下

（上田、1993）

骨形成に重要な因子となります。寝たきりで骨に刺激が入らないと破骨細胞の働きが上回り、骨は脆くなります。6週間の安静臥床により、骨密度が40％減少するともいわれています。

(3) 関節拘縮

関節も硬くなります。関節を動かさないでいると、正常な関節でも10日から2週間でさまざまな変化が起こり始め、硬くなってきます。4週間を超えると不可逆性の変化（もとに戻らない組織の変化）が起こり始めるともいわれています。

(4) 心肺機能の低下

心臓や肺の機能も低下します。4日間の安静臥床により、血管の中の水分量が15％も減ってしまいます。その水分は組織間液量を増加させます（むくみなど）。この結果、静脈還流（心臓に戻る血液の量）が減り、そのため、心室の拡張が少なくなり、結果として心拍出量（心臓から送り出される血液の量）が減ります。心拍出量が減れば末梢へ酸素が届きにくくなります。

(5) 脳機能の低下

脳の機能も低下します。140億個あるといわれる脳細胞は20歳を過ぎると1日10万個ずつ死んでいるそうですが、脳に刺激が入っていると6万個、何も刺激が入らない状態だとさらに早く脳細胞は死滅していくといわれています。

このように、寝たきりでいると全身の機能が低下し、ベッドに寝ているのに必要なだけの筋肉、骨、心臓、脳へと全身の機能が変化していくのです。NASAの実験でも、20歳代の健康男性が3週間寝たままで生活したところ、50歳代の全身状態まで低下したことが報告されています。

II 機能障害に対する機能訓練

さて、このような廃用症候群や疾病によって引き起こされる機能障害に対して、機能訓練に関わる専門職は、具体的にどのように機能訓練を組み立てるのか、筋力を例に紹介します。

(1) 熱発から機能低下した事例

> Iさん、70歳、男性。熱発で10日間ほど寝込んでしまい、その後、それまでできていたトイレへの移乗が不安定となり、トイレでの立ち上がり動作がうまくいかなくなったようです。立った姿勢を長く保持できないため、衣服を下げる動作もうまくいきません。
> カンファレンスで検討し、原因の一つとして安静による下肢筋力、特に大腿四頭筋の筋力が落ちていることが挙げられ、ケアプランの一部に、日常ケアの中での筋肉の強化と動作指導に加え、しばらくの間、PTによる機能訓練が組まれました。

熱発の原因となった疾病や全身状態にもよりますが、本来、寝込んでいる間にもこのような状態にならないような対応が必要です。Iさんの場合であれば、図8-2のマッスルセッティング程度であれば、スタッフが居室で2～3回に分けて軽め（片側10回以内で充分）に実施するだけでも、かなりの筋力低下防止につながったと思われます。

また、不幸にしてこのような状態に陥った場合も、早期の対応ができれば回復の可能性が大きいのです。セラピストはIさんの筋力評価に加え、全身状態、痛み、疲労感、動作中での筋力の発揮のされ方などを分析し、最適な強化方法を、各施設にある環境の中から選択します（図8-2）。

(2) 廃用への気付きを養う

Iさんのように、病院に入院するほどの状況でなくても、高齢者の場合、ちょっとしたアクシデントで前述した廃用症候群を引き起こしてしまいます。維持期の中に小さな急性期がたくさん隠れています。重要なことは、まず廃用に気付くことです。適切な環境と適切な介助量で自立を促す介護が提供されていれば、この気付きが早くなります。過剰介護をしていては、機能の低下に気付きません。

繰り返しますが、日常生活の中の活動で、この廃用症候群が予防・改善できる生活のあり方を、QOL向上とあわせて構築していくことが、維持期本来の心身機能に対する支援方法です。

図 8-2　大腿四頭筋筋力を維持・増強する場合の選択

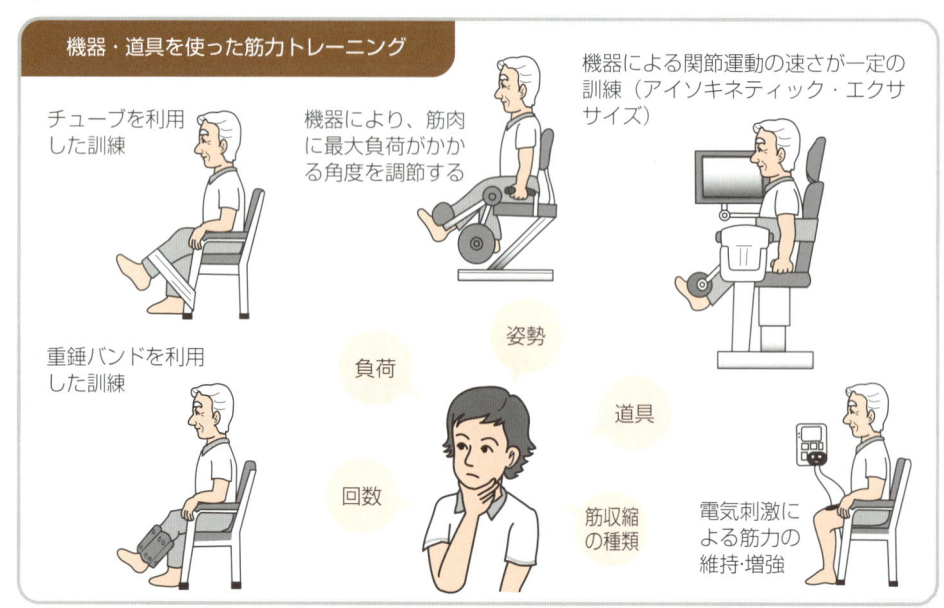

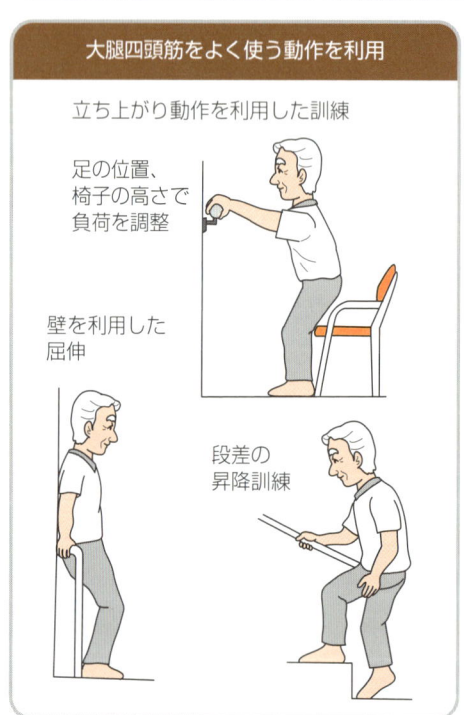

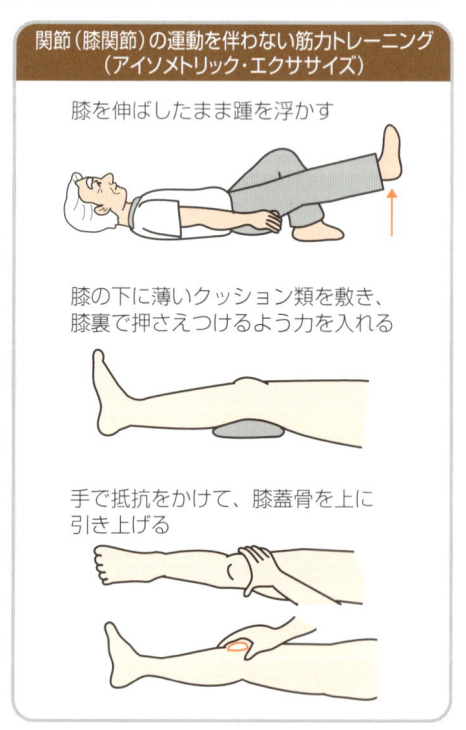

機器・道具を使った筋力トレーニング

チューブを利用した訓練

機器により、筋肉に最大負荷がかかる角度を調節する

機器による関節運動の速さが一定の訓練（アイソキネティック・エクササイズ）

重錘バンドを利用した訓練

姿勢　負荷　道具　回数　筋収縮の種類

電気刺激による筋力の維持・増強

大腿四頭筋をよく使う動作を利用

立ち上がり動作を利用した訓練

足の位置、椅子の高さで負荷を調整

壁を利用した屈伸

段差の昇降訓練

関節（膝関節）の運動を伴わない筋力トレーニング（アイソメトリック・エクササイズ）

膝を伸ばしたまま踵を浮かす

膝の下に薄いクッション類を敷き、膝裏で押さえつけるよう力を入れる

手で抵抗をかけて、膝蓋骨を上に引き上げる

III 体操の中の機能訓練

　ここまでは、機能訓練の位置付けと考え方について解説しました。ここからは、日常的に機能訓練の一環としてグループ活動やレクリエーションの中で実施されている体操について解説します。

　体操は実施目的、対象によって方法や頻度、回数などさまざまなものがあります。簡単な体操であっても疾病や障害の部位、程度によっては、行ってはいけない運動もありますので注意してください。

　よく実施されている体操について、図で解説します。

図8-3　顔面の体操

　顔面には顎関節や表情筋、咀嚼筋などの関節や筋肉があります。廃用症候群で説明したように、使わないでいると上下肢同様、筋肉や関節は硬くなり、機能も低下していきます。また、顔と手先は繊細な動きを必要とするため、大脳皮質運動野の広い領域から刺激されます。したがって顔の運動は、脳の広い領域を使うことにもなります。手先や顔の運動が、よく認知症予防の体操として取り上げられているのもこの理由からです。

　顔面の体操は、パーキンソン病などにより表情が乏しくなりやすい方や、摂食・嚥下での間接的訓練として実施されます。

皮膚や筋肉をやわらかくする

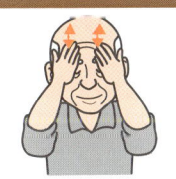

- 指の腹で、顔のしわを伸ばすようにマッサージする
- 鼻の付け根から耳たぶの方向にマッサージする 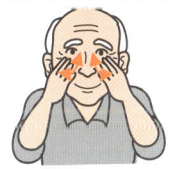
- 顎から耳たぶの方向にマッサージする 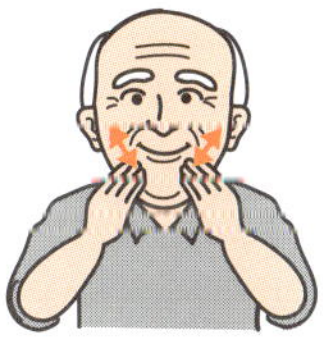

表情をつくる筋肉や咀嚼する筋肉を使う

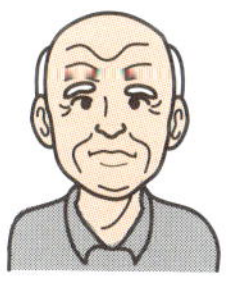

- 額にしわを寄せるように力を入れる
- 右目と左目を交互に閉じる
- 口を大きく開ける → 口を横に強く引く → 唇を突出させる

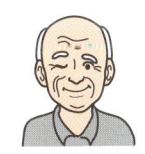

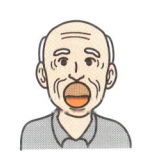

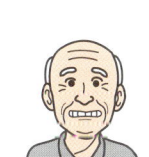

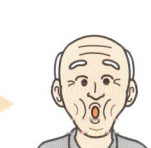

舌の運動

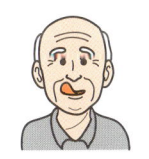

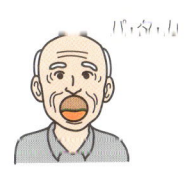

- 舌で唇の周りをなめる
- 「パ・タ・カ」を一語ずつはっきり発音して、繰り返す

図 8-4　頚部の体操

頚部の回旋・前後屈・側屈運動（頚部・体幹の運動は特にゆっくり行う）

　人の動きには頭の動きに伴う重心の移動が必要です。その意味でも、頚部の動きは座位や立位、摂食・嚥下などさまざまなところに影響が出ます。

　自由度の大きい動きをするので、障害も起こしやすい場所です。頚部の術後、慢性関節リウマチの方など、頚部に何らかの障害がある方の体操は、医師と相談して実施する必要があります。

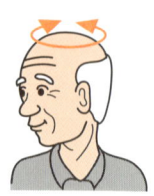

体を真っ直ぐにして、顔を左右交互にゆっくり回す

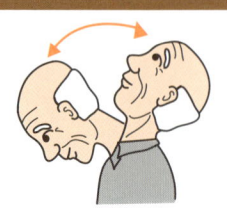

体を真っ直ぐにして、頭を前後にゆっくり動かす

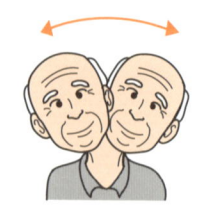

体を真っ直ぐにして、頭を左右交互にゆっくり倒す

図 8-5　体幹の体操

体幹の回旋・前後屈・側屈運動（いずれも反動をつけずに行う）

　体幹の柔軟性と安定性は、重心移動に伴うさまざまな動作、バランス、呼吸機能、上下肢のコントロールなどに大きく影響します。

手を頭の後ろに組み、体を後ろに反らす

体を前に曲げる

片麻痺がある場合は、片方の手で他方の手首を握って行う

手を頭の後ろに組み、体を左右にねじる

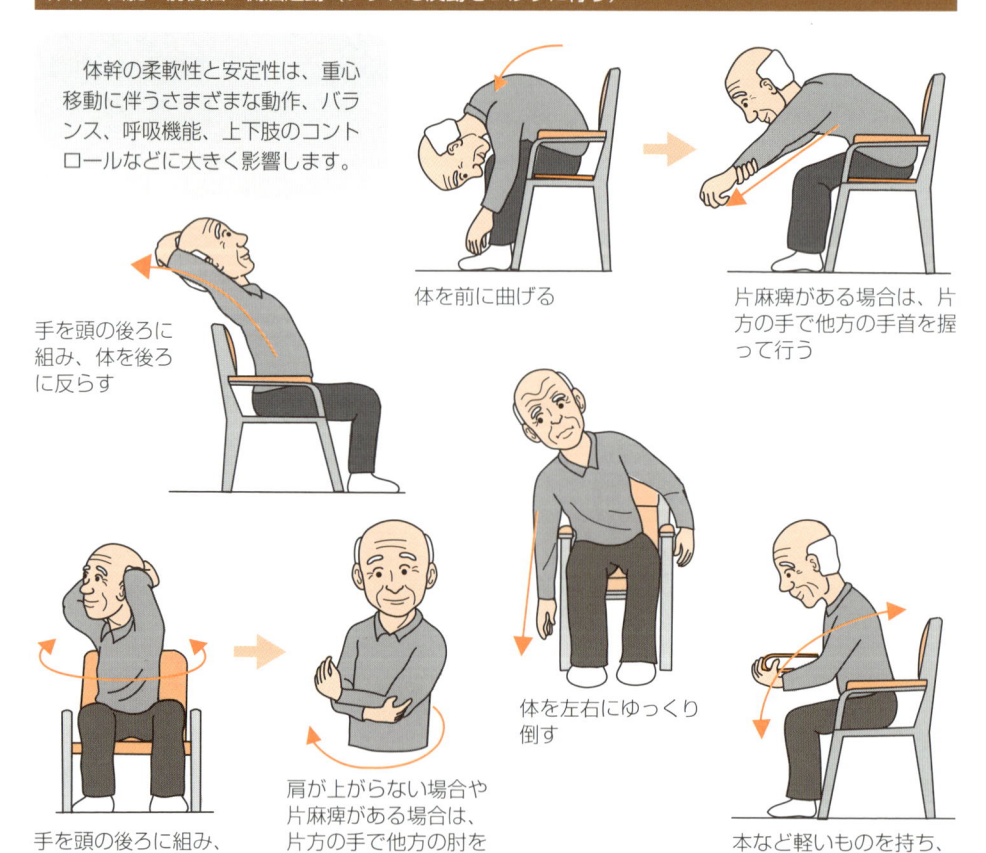

肩が上がらない場合や片麻痺がある場合は、片方の手で他方の肘を握って行う

体を左右にゆっくり倒す

本など軽いものを持ち、体をゆっくり前後に倒す

第8章　機能訓練のあり方

図 8-6　上肢の体操

肩甲帯・肩・肘・手・手指の運動

肩甲帯・肩関節の動きは、上肢による巧緻性の高い運動のコントロール、呼吸機能に大きく影響します。また手先の機能はADL・IADLの能力に大きく影響するとともに、顔面と同様に脳の広い領域を使い脳を活性化させます。

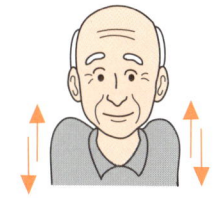

体を真っ直ぐにして、両肩をすくめ力を抜く

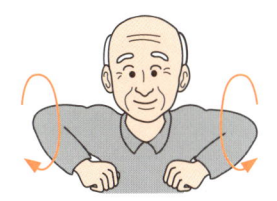

肘で円を描くように肩を回す

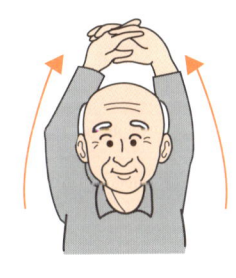

手を組んで上に上げ、背筋を伸ばす

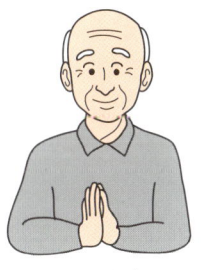

胸の前で手を合わせ左右に倒す

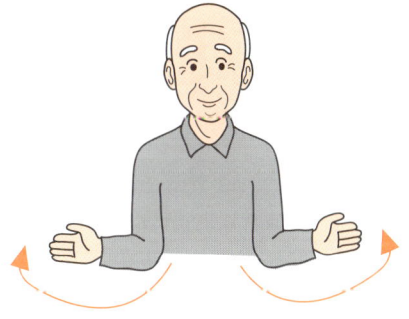

両肘を体につけて手を外に開く

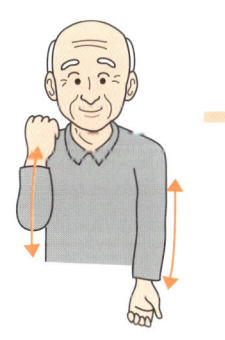

両腕を曲げ伸ばしする

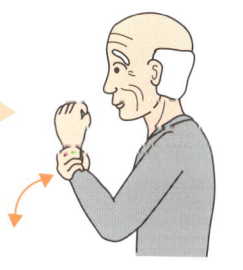

片麻痺がある場合は、片方の手で他方の手首を握り、肘の曲げ伸ばしを行う

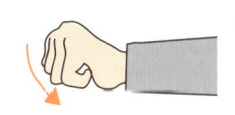

指を曲げ伸ばしする

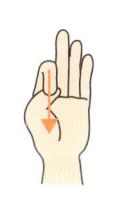

指を親指から順に曲げ、小指から開く

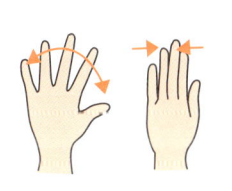

指を伸ばして、指と指の間を開いたり閉じたりする

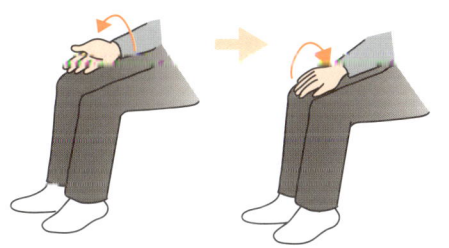

大腿の上で手のひらを返す運動をする

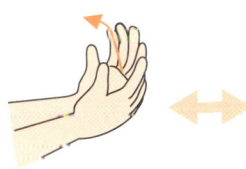

片麻痺がある場合は、片方の手で他方の手の甲を握って行う

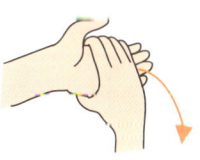

片麻痺がある場合は、片方の手で他方の手のひらを握って行う

159

図 8-7 下肢運動

股・膝・足関節の運動と周囲筋の筋力増強

下肢は移動や移乗などの動きに重要な働きをします。下肢筋力の低下は転倒や介助量の増加に影響を及ぼします。特に股関節周囲の筋肉、膝を伸ばす筋肉、足先を上に上げる筋肉は十分使いましょう。

また、人工関節や骨折後の状況などにより、行ってはいけない運動方向もありますので、そのような方が体操に参加される場合は、担当医やPTに相談してください。

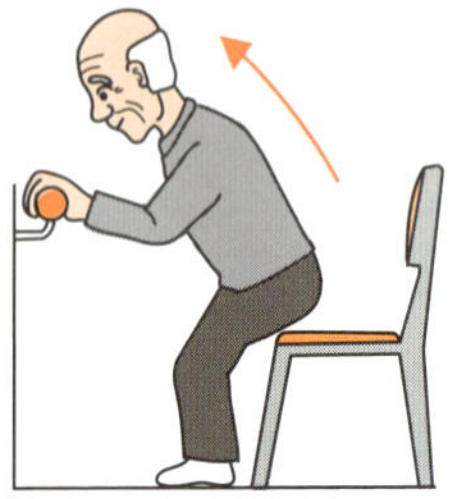

手すりなどを握り、立ち座りをする	手すりなどを握り立ち、膝を伸ばした状態で片足を真横に広げる	手すりなどを握り立ち、膝を伸ばした状態で片足を真後ろに上げる
椅子に座り、両手を大腿の下、または両膝に手を当て大腿を体のほうに引きつける	椅子に座り、片方の膝を伸ばして、足先で自分名前をひらがなで書く	片麻痺がある場合は、片方の足で他方の足を掬い上げて膝の屈伸を行う
椅子に座り、両足を床につき、左右交互に爪先を上げる	壁に手をつく、あるいは手すりなどを握り立ち、片足を後ろに引き膝を伸ばし踵をつける。上体を起こしたまま反対側の膝をゆっくり曲げる	手すりなどを握り立ち、膝を伸ばした状態で踵を同時に上げる

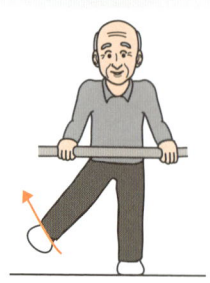

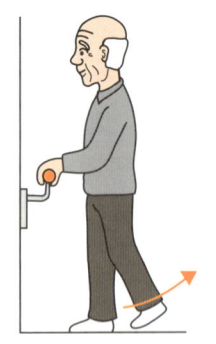

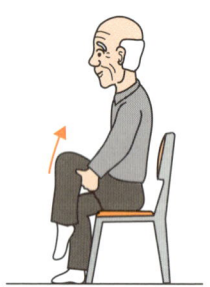

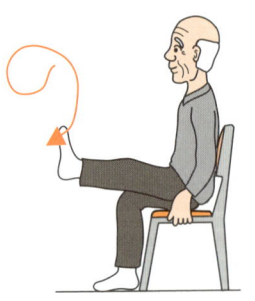

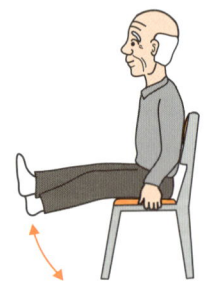

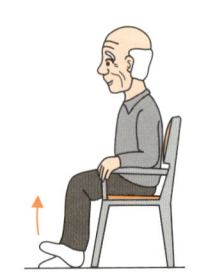

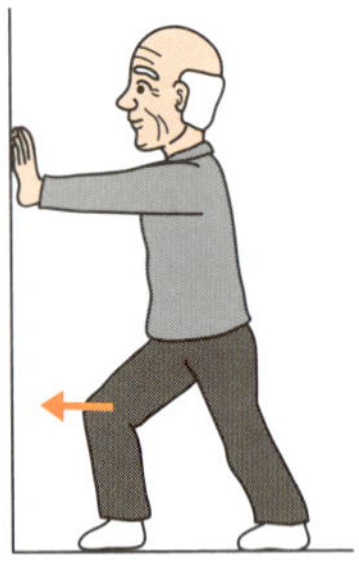

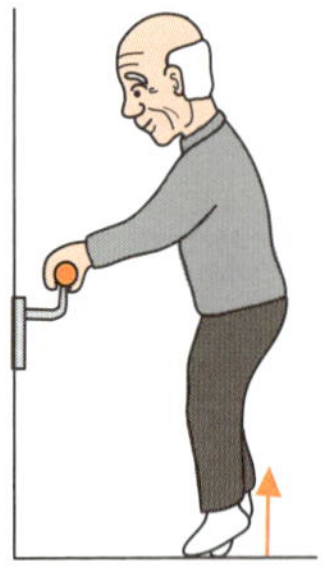

第9章 レクリエーションの援助

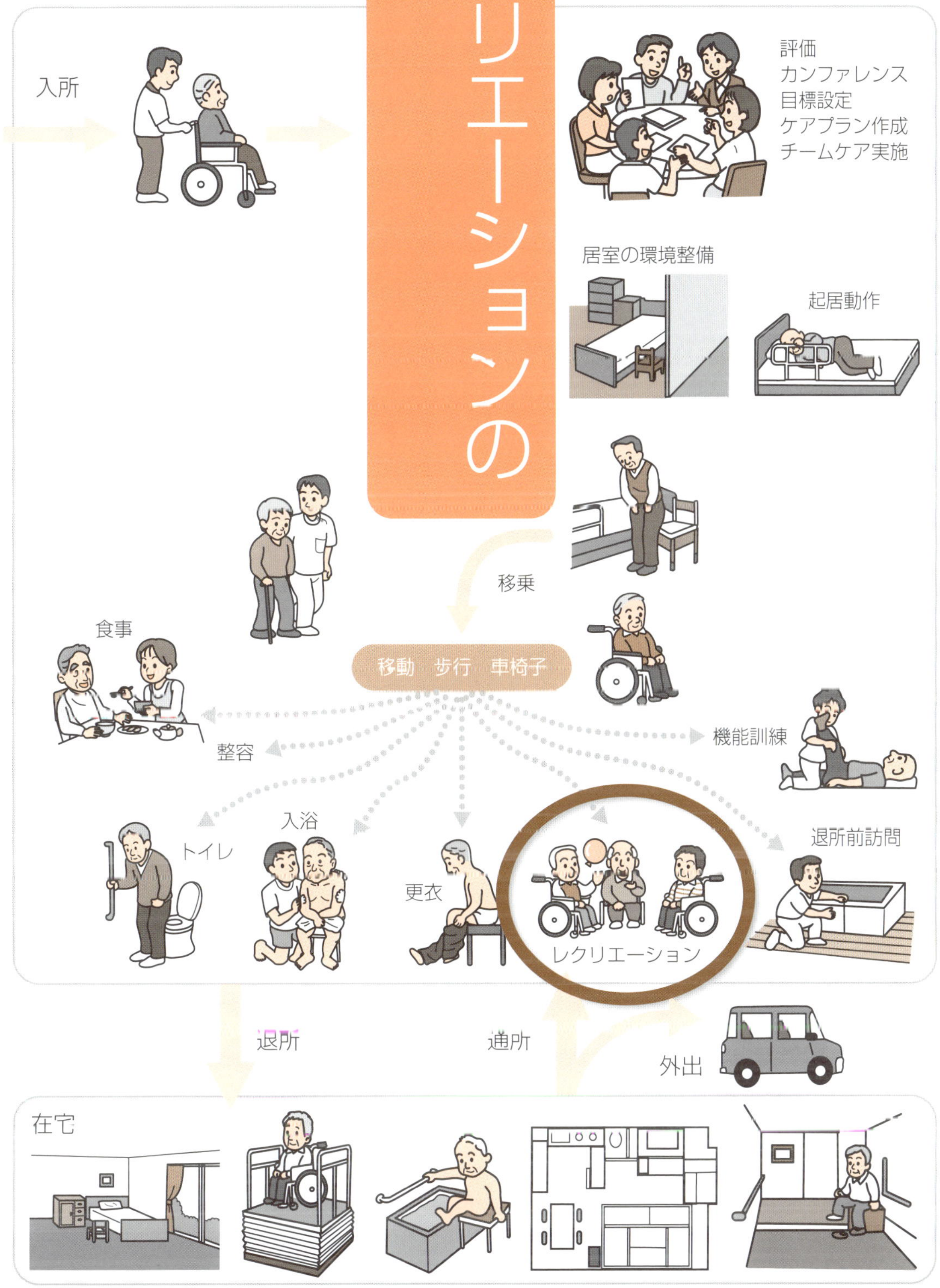

- 入所
- 評価 / カンファレンス / 目標設定 / ケアプラン作成 / チームケア実施
- 居室の環境整備
- 起居動作
- 移乗
- 移動　歩行　車椅子
- 食事
- 整容
- 機能訓練
- トイレ
- 入浴
- 更衣
- レクリエーション
- 退所前訪問
- 退所
- 通所
- 外出
- 在宅

本章では、施設や地域で実施されるレクリエーションやグループによる機能訓練について触れていきます。

レクリエーションと機能訓練

(1) レクリエーション

　レクリエーション（recreation）は「re―再び」と「creation―創造」から成り立っている言葉です。すなわち、再びつくるということから、自分自身を取り戻す、リセットするといった意味をもっています。またレクリエーションとして成立するための条件として、余暇の時間に自発的に行われ、楽しさ・喜びを伴い、心身の健康や生活の質の向上に貢献することが挙げられています。何か用事のある時間に、参加する意志もないのに半ば強制的に集められて、与えられた種目に加わるだけでは、レクリエーションではないということです。

　最も重要なことは主体性をもって参加する、参加できるということです。特に介護保険施行後は、40歳代から100歳代までの3世代が入所、あるいは通所サービスを利用されている状況です。提供できるメニューを多数用意しなければなりません。また、自発性の低下した高齢者や障害者に主体性をもたせて参加できる環境を提供していくことも必要となります。レクリエーションとして成り立つ前の支援が必要な場合も少なくないのです。

(2) 地域との連携で可能性を広げよう

　清雅苑では、日常に楽しみの要素をもっていただき、それが施設内外の活動への参加につながり、生活圏や対人交流が広がっていくように図9-1のプロセスで関わっています。

　また継続的なクラブ活動のようなレクリエーションは、単発のレクリエーションと違って、楽しみが自宅や施設内にとどまらず、地域の活動へ広がっていく有効な手段となります。利用者が特技をもっていても、スタッフの指導だけで実施されている施設ではメニューも少なく、スタッフの入れ替わりで継続性が断たれる傾向にあります。筆者は介護サービス評価の評価委員として多数の施設を視察してきましたが、ボランティアコーディネーターを配置し、地域の人材を上手にコーディネートして、30種類もの活動を実施している施設もありました。

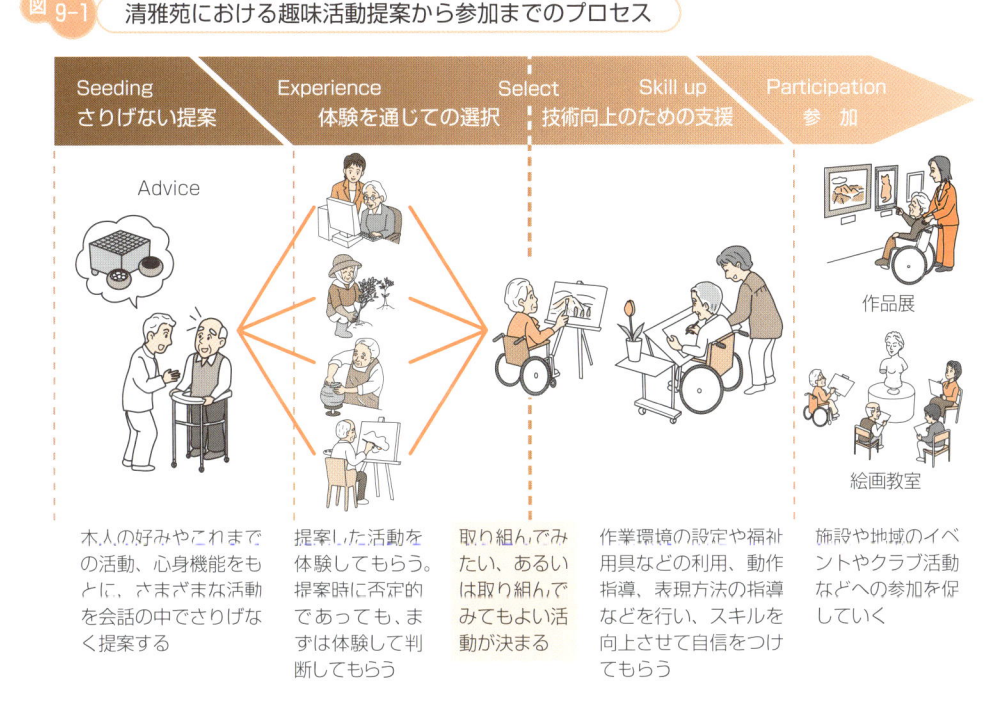

図 9-1 清雅苑における趣味活動提案から参加までのプロセス

Seeding さりげない提案	Experience 体験を通じての選択	Select 技術向上のための支援	Skill up	Participation 参加
本人の好みやこれまでの活動、心身機能をもとに、さまざまな活動を会話の中でさりげなく提案する	提案した活動を体験してもらう。提案時に否定的であっても、まずは体験して判断してもらう	取り組んでみたい、あるいは取り組んでみてもよい活動が決まる	作業環境の設定や福祉用具などの利用、動作指導、表現方法の指導などを行い、スキルを向上させて自信をつけてもらう	施設や地域のイベントやクラブ活動などへの参加を促していく

（3）グループ活動

　機能訓練として実施されているグループ活動においては、簡単な体操とゲームとを組み合わせたものから、心身機能別にグループを分けてレベル別、目的別のメニューを実施するなどさまざまです。施設形態や担当者の考え方によっても随分変わってきます。

　いずれにしても、実施するグループ活動の目的が、身体機能の維持・向上に重きを置いているのか、精神的賦活なのか、参加の場の提供なのか、そしてその計画されたメニューはそれぞれの目的にかなったものなのか、十分検討する必要があります。

（4）運動負荷量を測り目的やリスクを明確に

　単なる楽しみの場としての活動であっても、運動メニューを取り入れる場合は、その運動の負荷量の理解と、それに伴うリスク管理が必要となってきます。

　図9-2は、清雅苑の入所者が風船バレー（前衛・中衛・後衛各4人の12人制）を30分間実施したときの、風船に触る回数をポジション別に示したものです。

ＡＢＣの３チーム構成でビデオ撮影し、各チームの平均回数をグラフにしました。３チーム３試合の平均で、前衛34回、中衛26回、後衛14回となり、前衛と後衛では約2.5倍の差があります。

このとき参加者にはホルダー心電計を装着してもらい、心拍数から計算式で運動強度を求めました。図9-3は30分間の風船バレーに参加したときの運動量（運動強度×時間）が、どの程度の移動手段の訓練に相当するかを、利用者の移動能力ごとに示したものです。

これによると30分の風船バレーに参加することは、一本杖歩行をされる方（以下、歩行レベル）にとっては10分の歩行に相当し、実用的な車椅子駆動をされる方（以下、車椅子実用レベル）にとっても10分の車椅子駆動に相当します。機能訓練の一環としてのこの種目への参加のみだと、１日の運動量としては少ない気がします。一方、車椅子を長時間かけてやっと駆動している方（以下、車椅子要時間レベル）にとっては、20分の車椅子駆動に相当します。

同様に図9-4、9-5は、シーツ風船（穴が開いたシーツで風船を落とさないよう、グループでシーツを持ち上げるゲーム）とユニホック（椅子、車椅子に座ってのホッケー）を30分間実施したときのデータです。

シーツ風船は歩行レベルにとっては13分の歩行、車椅子実用レベルにとっては16分の車椅子駆動、車椅子要時間レベルにとっては24分の車椅子駆動に相当します。ユニホックは白熱しやすい種目の一つです。歩行レベルには23分の歩行、車椅子実用レベルには30分の車椅子駆動、車椅子要時間レベルには23分の車椅子駆動に相当します。

したがって日頃の活動性やポジション、種目によって、運動の効果としてはかなりバラツキがあり、リスク管理も重要になってくるということです。

図9-2 ポジション別でボールに触った回数

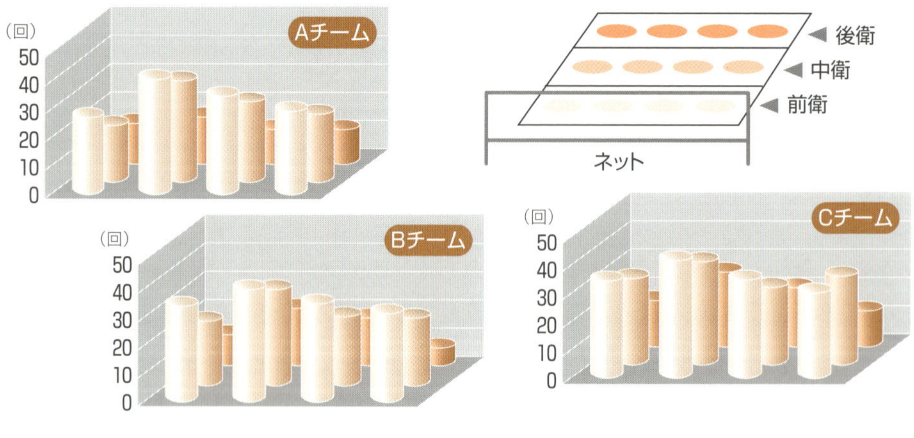

第9章 レクリエーションの援助

図9-3 30分の風船バレーに相当する歩行・車椅子駆動の運動量（運動強度×時間）

運動強度及び運動量の求め方
- 予測最大心拍数 ≒ 210 − 年齢
- 運動強度 = $\dfrac{運動時心拍数 − 安静時心拍数}{予測最大心拍数 − 安静時心拍数} \times 100$
- 運動量 = 運動強度 × 時間（分）

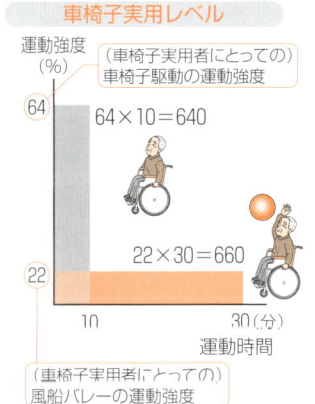

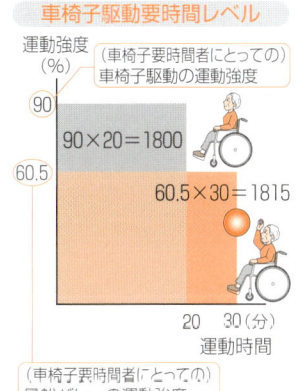

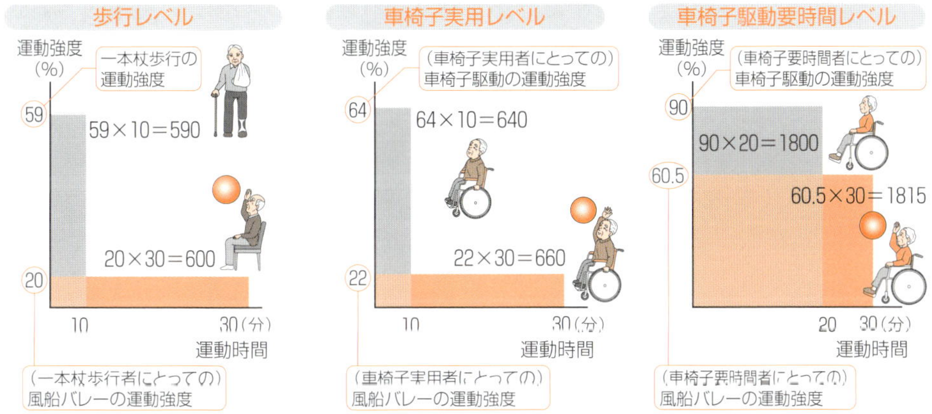

歩行レベル
運動強度（％）
一本杖歩行の運動強度
59　59×10＝590
20×30＝600
20
10　30（分）運動時間
（一本杖歩行者にとっての）風船バレーの運動強度

車椅子実用レベル
運動強度（％）
（車椅子実用者にとっての）車椅子駆動の運動強度
64　64×10＝640
22×30＝660
22
10　30（分）運動時間
（車椅子実用者にとっての）風船バレーの運動強度

車椅子駆動要時間レベル
運動強度（％）
（車椅子要時間者にとっての）車椅子駆動の運動強度
90　90×20＝1800
60.5　60.5×30＝1815
20　30（分）運動時間
（車椅子要時間者にとっての）風船バレーの運動強度

図9-4 30分のシーツ風船に相当する歩行・車椅子駆動の運動量

歩行レベル
運動強度（％）
59×13＝767
59
26×30＝780
26
13　30（分）運動時間

車椅子実用レベル
運動強度（％）
64×16＝1024
64
34.1×30＝1023
34.1
16　30（分）運動時間

車椅子駆動要時間レベル
運動強度（％）
90×24＝2160
90
72×30＝2160
72
24　30（分）運動時間

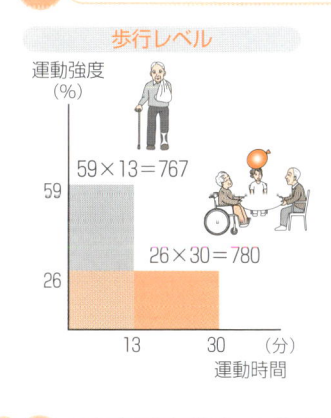

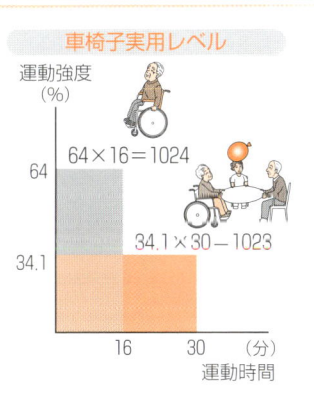

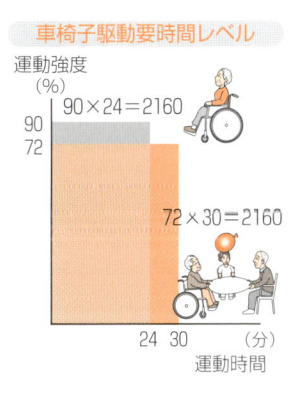

図9-5 30分のユニホックに相当する歩行・車椅子駆動の運動量

歩行レベル
運動強度（％）
59×23＝1357
59
45×30＝1350
45
23　30（分）運動時間

車椅子実用レベル
運動強度（％）
65×30＝1950
65
64
64×30.5＝1952
30　30.5（分）運動時間

車椅子駆動要時間レベル
運動強度（％）
90×23＝2070
90
70
70×30＝2100
23　30（分）運動時間

165

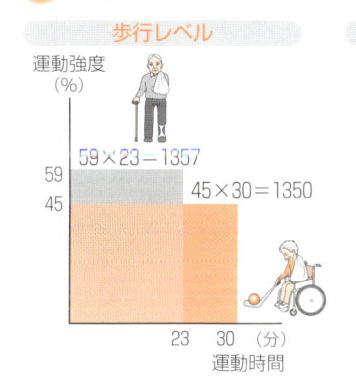

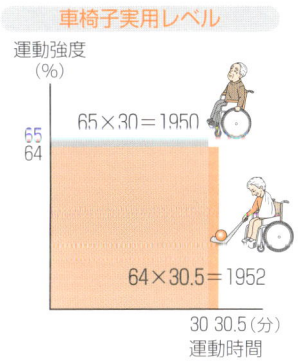

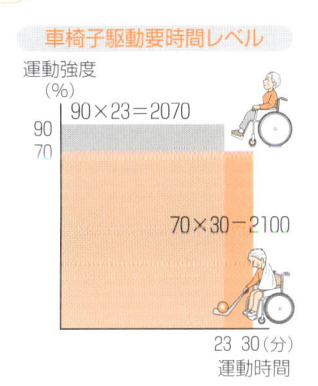

（5）人手不足を補うグループ活動にならないように

　運動の側面からとらえただけでもこのように違いがあります。前述したように、各活動が参加者にとってどのような意味、効果があるのか検討し、場当たり的な活動内容の設定にならないようチームで検討していくことが必要です。

　グループでの活動は、ともするとマンパワー不足の解消手段として導入されがちですが、グループ活動時の個々の評価や、事前の綿密な計画や準備を的確に行うと、個別の対応あるいはそれ以上にマンパワーと時間を必要とする活動になるのです。

第10章 在宅復帰への支援

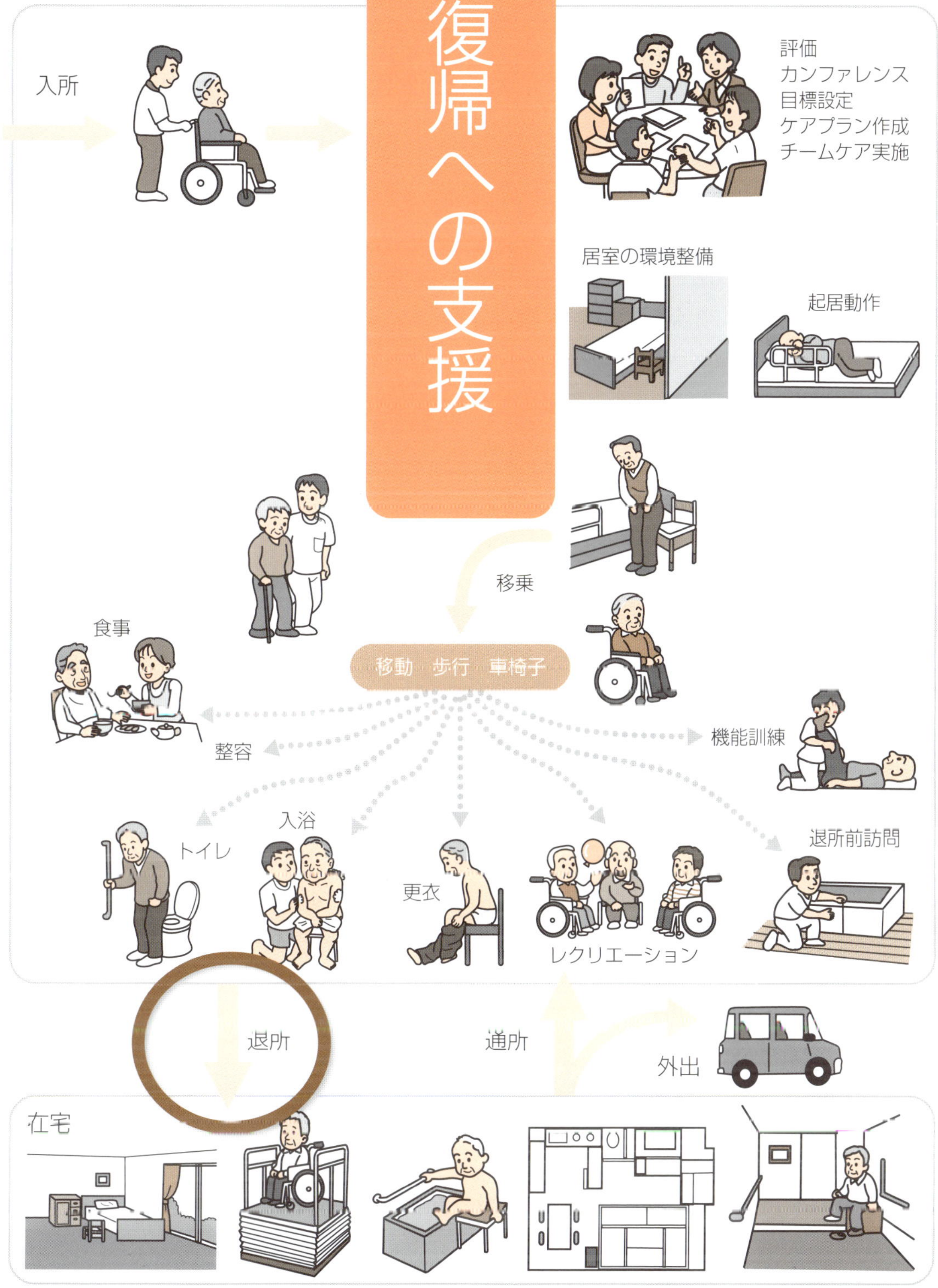

入所 →

評価
カンファレンス
目標設定
ケアプラン作成
チームケア実施

居室の環境整備

起居動作

移乗

移動　歩行　車椅子

食事

整容

機能訓練

トイレ

入浴

更衣

レクリエーション

退所前訪問

退所　通所　外出

在宅

これまでは、リハビリテーションからの基礎的な介護技術をお伝えしてきました。本章からは、これまでみてきた基礎的技術を踏まえて、在宅復帰への対応がどうなっていくのかをみていきます。

1 在宅復帰への支援をつくる

(1) 在宅支援への流れ

　老健はその機能として、在宅への復帰が謳われています。では、具体的にどうしたら自宅へ帰ることが可能になるのでしょうか。それを考え支援していく過程もまたリハビリテーションです。

　在宅復帰の支援を成功させるためには、本人および家族が在宅でともに暮らしたいという意思と、それを支える地域の社会資源が必要です。また本人と家族の意思が異なる場合であっても、在宅復帰を阻害する因子をチームで丹念に解決していくことで、復帰が可能となるケースもあります。

　本人が在宅を拒否する理由として、「完全に体が良くならないと帰れない」「こんな状態では家族に迷惑をかける」などの訴えをよく耳にします。家族の理由としては、「体調が悪く介護できない」「自分ひとりでは無理」「もう少し良くならないと無理」「自宅の環境では無理」など、さまざまな理由があります。

　これらの表現の裏には、もっとほかの理由が隠れている場合も少なくありませんが、とにかく大変で不安だという気持ちが先立って、在宅生活のイメージが、本人、家族ともに描けていないことが多いようです。日々のケアや面会時の家族指導、外泊、訪問などを繰り返していくなかで徐々に不安感が消失し、復帰が可能となる方もいます。もちろん在宅だけが望ましい生活の場とは限りませんが、ともに在宅で暮らすことを望む方にとっては、それを的確に支援していける体制が必要です（図10-1）。

　在宅復帰を理念とする老健においては、できる限り早期に在宅を訪問し、住環境や周辺環境、家族の生活状況などを調査します。復帰後のイメージを本人や家族と考えながら、日々のケアやリハビリテーションの内容を組み立てていきます。また入所中に家族への介護指導や面接、外泊を繰り返しながら徐々に実際の在宅生活にあたってのニーズを探っていきます。

　入所生活が安定し、家族の受け入れ準備もある程度整ってきた段階で、居宅介護支援事業所のケアマネジャー、建築士、福祉用具貸与事業者、支援相談員、PT、OT、看護師、介護スタッフなどとともに再度自宅を訪問し、在宅復帰の具

第10章　在宅復帰への支援

図10-1　在宅復帰支援の流れ

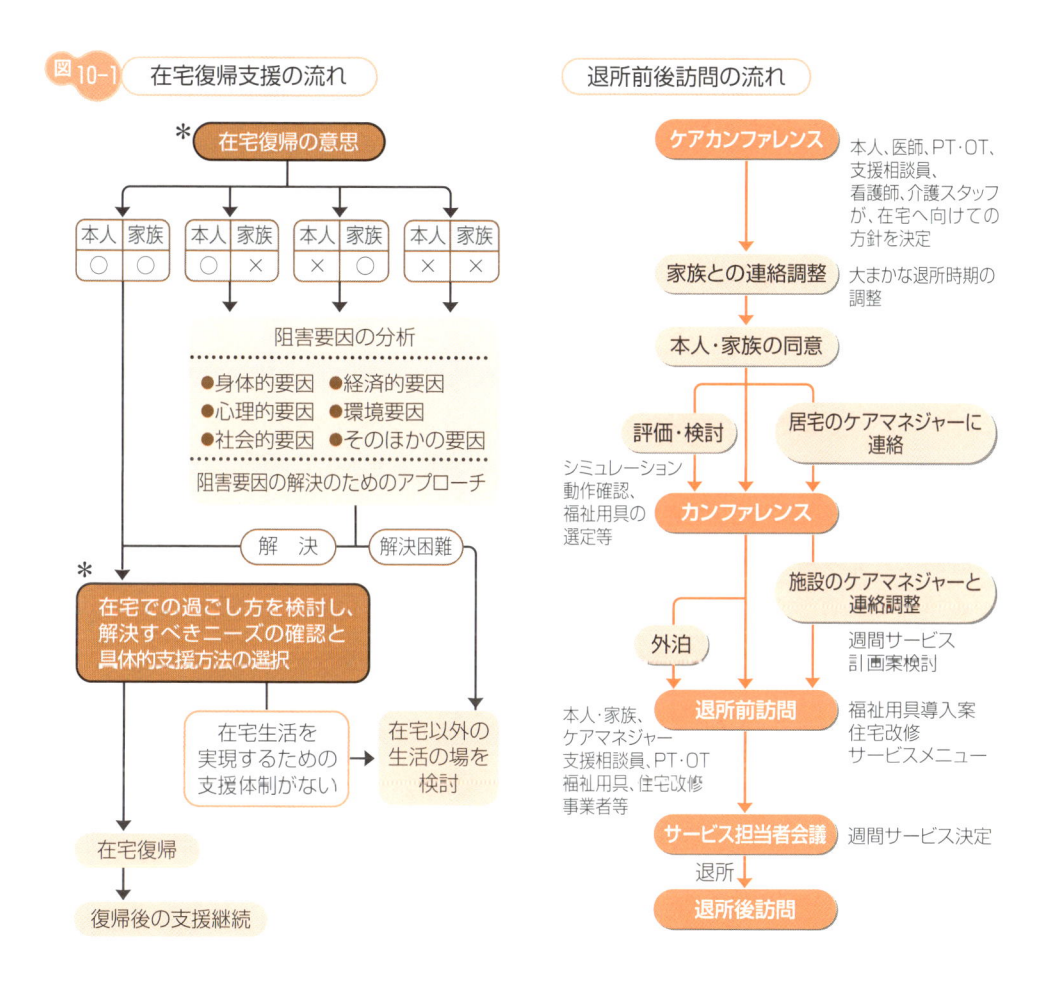

```
              ＊在宅復帰の意思
     ┌──────┬──────┬──────┐
   本人 家族  本人 家族  本人 家族  本人 家族
   ○  ○    ○  ×    ×  ○    ×  ×
              │
         阻害要因の分析
         ●身体的要因　●経済的要因
         ●心理的要因　●環境要因
         ●社会的要因　●そのほかの要因
         阻害要因の解決のためのアプローチ
              │
         解　決 ／ 解決困難
              │
  ＊在宅での過ごし方を検討し、
    解決すべきニーズの確認と
    具体的支援方法の選択
              │
      ┌──────┴──────┐
   在宅生活を         在宅以外の
   実現するための  →  生活の場を
   支援体制がない     検討
       │
    在宅復帰
       │
  復帰後の支援継続
```

退所前後訪問の流れ

```
  ケアカンファレンス ── 本人、医師、PT・OT、
        │           支援相談員、
        │           看護師、介護スタッフ
        │           が、在宅へ向けての
        │           方針を決定
  家族との連絡調整 ── 大まかな退所時期の
        │           調整
  本人・家族の同意
        │
   ┌────┴────┐
  評価・検討   居宅のケアマネジャーに
                連絡
        │        │
        └────┬────┘
         カンファレンス
              │
         施設のケアマネジャーと
         連絡調整
              │
         週間サービス
         計画案検討
   ┌────┘
  外泊
   │
  退所前訪問 ── 福祉用具導入案
              住宅改修
   本人・家族、   サービスメニュー
   ケアマネジャー
   支援相談員、PT・OT
   福祉用具、住宅改修
   事業者等
        │
  サービス担当者会議 ── 週間サービス決定
        │退所
  退所後訪問
```

体的な支援方法を検討します。その後、本人・家族・施設・在宅のチームで詳細に調整を行い、在宅復帰となります。

また在宅復帰後も生活の継続性が保てるとともに、さらに生活の質が向上していくよう短期入所、通所リハビリテーション、訪問リハビリテーションなどの在宅サービスを提供していきます。

図10-1の＊（アステリスク）部分は、在宅復帰の具体的な準備段階です。以下、各段階での住宅改修、福祉用具、日常生活の指導を中心に解説していきます。

(2) 在宅復帰準備の流れとポイント （図10-2）

①本人・家族の要望の確認

在宅生活を望む本人・家族からはさまざまな相談や要望があります。「外泊では入浴がとても大変でした」あるいは「玄関が上がれませんでした。住宅に手を加えたいと思いますが、どうしたらよいのかわかりません」などという具体的な

169

相談が、本人や家族から私たちのところに届きます。生活全体というよりは、大変だったところだけにとらわれた相談や、短絡的な解決策の依頼があったり、あるいは混乱していて訴えが支離滅裂だったりします。まず本人や家族の訴えをよく聞き、本人・家族が考えている問題点をいくつかの項目に分けて整理します。

②在宅生活ニーズの確認

問題点が整理できたら、本当に必要な支援は何か（真のニーズ）を探っていきます。改修は本当に必要か、問題となる生活行為は入浴あるいは玄関の上り下りだけなのか、さまざまな情報をもとに生活全般をみて解決すべき課題を確認していきます。そのためには以下の評価が必要となってきます。

③評価（アセスメント）

具体的な支援方法を検討するうえで、評価は重要です。日々のケアやリハビリの評価に加え、実際に自宅を訪問しての評価も必要となってきます。

❶身体機能の評価

本人の障害の程度、残存機能はどのくらいなのか、日常生活動作の能力はどのくらいか、今後その能力が変化する可能性（リハビリでまだ改善する、進行性の病気で今後徐々に悪化するなど）を評価します。

❷住環境の評価

玄関や浴室、トイレ、居室、廊下などの広さ、段差、家具類の配置、使用しているベッド、ポータブルトイレ、車椅子などの福祉用具、本人の動線、外出のためのアクセスなどを評価します。

❸介護力の評価

介護できる人は何人いるのか、どの程度の時間介護できるのか、介護者の年齢や健康状態、介護技術はどうかなどを評価します。

❹経済力

相談者の経済的能力を把握し、どの程度の出費を予定しているのか、支援できる社会資源はどの程度利用可能なのかを評価します。

お金の価値観はそれぞれ違いますので、支援者の想像で決めてしまわず（このプランは理想的だけれど、高価なので勧めても断られるだろうなど）、必要と思われる支援は適切に説明します。

❺生活様式

数十年続けてきた生活様式を大きく変えるプランは、どんなに良いプランでもなかなか受け入れてもらえません。相談者のライフスタイルを十分把握し、プランを立てることが重要です。

図10-2　在宅復帰準備の流れ

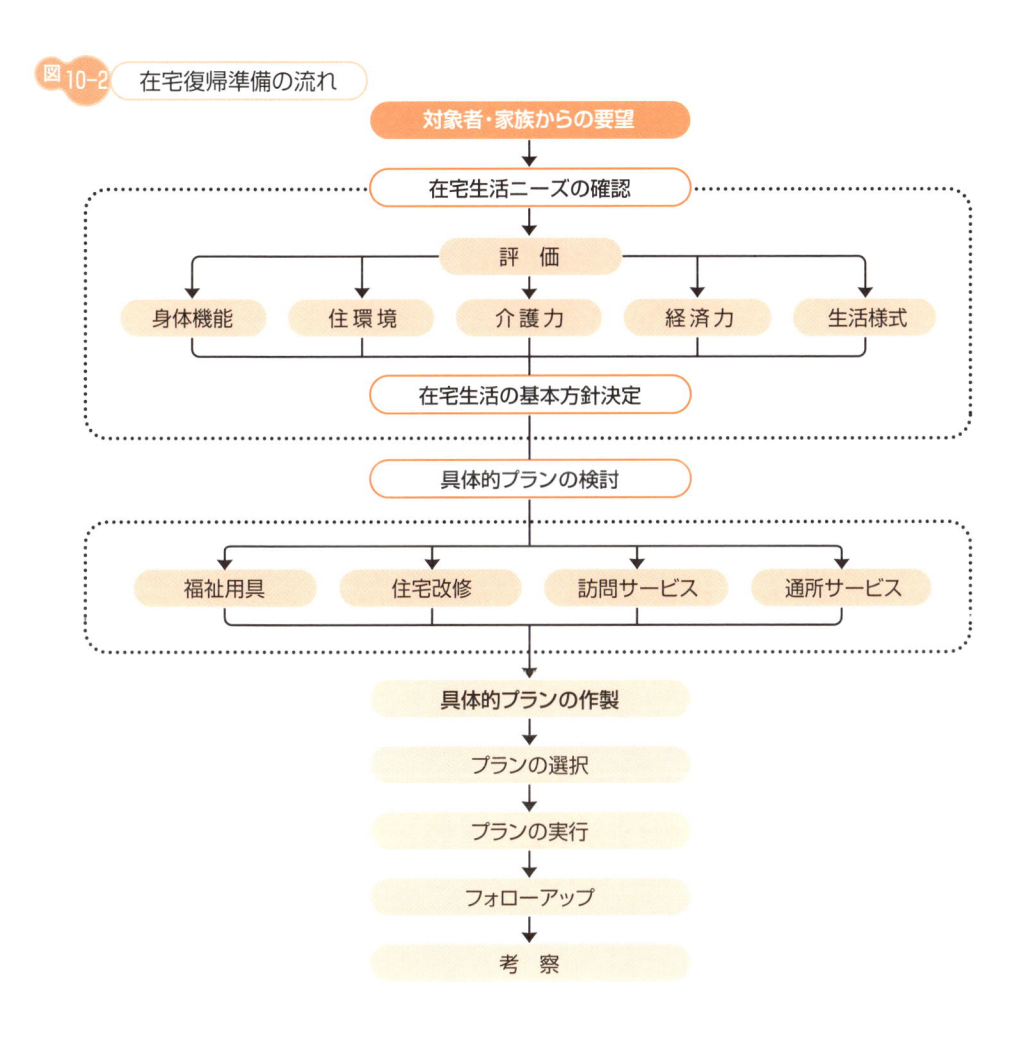

```
対象者・家族からの要望
　　　↓
在宅生活ニーズの確認
　　　↓
　　評価
　↓　↓　↓　↓　↓
身体機能　住環境　介護力　経済力　生活様式
　　　↓
在宅生活の基本方針決定
　　　↓
具体的プランの検討
　↓　↓　↓　↓
福祉用具　住宅改修　訪問サービス　通所サービス
　　　↓
具体的プランの作製
　　　↓
プランの選択
　　　↓
プランの実行
　　　↓
フォローアップ
　　　↓
考　察
```

❹在宅生活の基本方針決定

　さまざまな評価、情報をもとに、本人・家族の「こんなふうに暮らしたい」という想いと、支援するスタッフの「このように暮らしてみませんか」という提案とを調整し、「こう暮らそう」という在宅生活の基本方針を立てます。基本方針がしっかりしていないと、具体的な支援方法があいまいとなります。

　当たり前の手順のようですが、ともするとヘルパーを何回入れるか、段差解消をどうするか、手すりをどこに取り付けるかなど、細かな手法ばかりに頭を悩ませているばかりで、在宅生活の基本方針が全くできていない場合があります。

(3) 具体的プランの検討・作成

❶支援箇所、支援量、頻度の検討

　「こう暮らそう」という在宅生活の基本方針を実現するために、どの程度の住

宅改修をするのか、福祉用具は何を導入するのか、どのような在宅サービスを利用するのかについて、本人・家族・専門スタッフ間の話し合いのうえ、具体的プランを検討します。

　まずは1週間のタイムスケジュールのなかに、本人および家族の生活ぶり（各ADLやIADL、外出や趣味活動の時間帯や頻度など）を詳細に記入していくと、支援の頻度、量のイメージが作りやすいと思います。

②支援方法の検討
　福祉用具や住宅改修、訪問、通所サービスについて具体的に案を提示していきます。これに関する詳細についてはⅡ「福祉用具と住宅改修」で述べます。

③プランの選択
　上記の経過を経ていくつかのプランを提示し、それぞれのメリット、デメリットを本人・家族に説明し、選択してもらいます。

④プランの実行
　プランを確実に実行し、その過程で新たに生じた問題点は、本人・家族と専門スタッフの間で再度検討します。

　また、住宅改修は決定した内容で施行されているか、決定した福祉用具が導入されているかなどもチェックが必要です。

⑤フォローアップ（モニタリング）
　整えた在宅生活のプランは、はたして良かったのか悪かったのか、その後のフォローは定期的かつ継続的に、本人・家族・ケアマネジャーやサービス提供者を通じて行います。

⑥考察
　十分検討したプランでも、大なり小なり問題点が発生するものです。フォローしていくなかで、今後の支援のためにも、支援体制のどこに問題があったのかを考察しておくことが大切です。

　ここで述べたプロセスは、まさにケアマネジメントの過程です。在宅支援に関わるスタッフは、ケアマネジャーの資格の有無に関わらずケアマネジメントの視点をもつことが必要です。

福祉用具と住宅改修

　これまでは在宅支援の流れとポイントを示してきました。次に、在宅支援のための福祉用具導入と住宅改修の基本的事項について触れていきます。

(1) 福祉用具と住宅改修導入のポイント

　福祉用具導入や住宅改修を行う際に最も重要なことは、支援することによって本人の自立性が高まり、生活圏が広がり、家族を含めて質の高い生活が営めるかということです。支援方法を誤ると、寝たきりを助長する結果にもなりかねません。

　例えば、介護が大変だからという理由で、ベッド上で食事・入浴・排泄ができるような福祉用具の導入や住宅改修を行えば、その人の生活圏はベッド上だけとなり、社会や家族との関係も稀薄となり（閉じこもり）、あまり動かないので機能は衰え（廃用症候群）、ひいては寝たきり状態になってしまいます。家族の介護もさらに大変になっていきます。

　食事は家族と同じ場所で、排泄はできるだけトイレでといった当たり前のことを、どこまで適切に支援していけるかがポイントです。

①福祉用具に関する基本事項

　『福祉用具の研究開発及び普及の促進に関する法律』（平成5年）では、福祉用具とは「心身の機能が低下し日常生活を営むのに支障のある老人又は心身障害者の日常生活上の便宜を図るための用具及びこれらの者の機能訓練のための用具並びに補装具をいう」と定義されています。介護機器、福祉機器、補助器具、テクニカルエイドなど、類似した表現がたくさんありますが、法律上は福祉用具に統一されています。

　ひと昔前まで日本の福祉用具は少品種大量生産で、体を用具に合わせなければならないといわれていました。介護保険施行前には「福祉用具は6兆円市場」といわれ、急激に種類も増え、どれが最も利用者に適した福祉用具なのかを、中間ユーザー（PT、OT、看護師、介護スタッフなど）として利用者・家族に選定・適合する作業が重要になり、現在、その新しい知識と技術が求められています。

　福祉用具ははさみや包丁と同じ道具です。有用な用具にもなり、また使用方法を誤ると人を傷つける道具にもなります。

福祉用具導入に関する注意点

本人の身体機能に合っていますか？

障害に対する用具の支援が不足しても過剰でも、本人の自信喪失や身体機能の低下につながる場合があります。

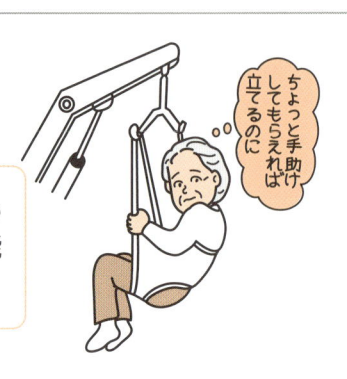

ちょっと手助けしてもらえれば立てるのに

用具は現在の環境、あるいは住宅改修後の環境で使えますか？

用具がすばらしいものであっても、環境次第で効果が発揮できない場合があります。

ガツン

介助者がその用具を使えますか？

介護の専門家にとっては簡単な操作にみえても、介助者の年齢や健康状態などにより、用具の操作が困難な場合があります。また用具によっては、一定のトレーニング期間が必要なものも少なくありません。一度きりの指導で判断しないことも必要となります。

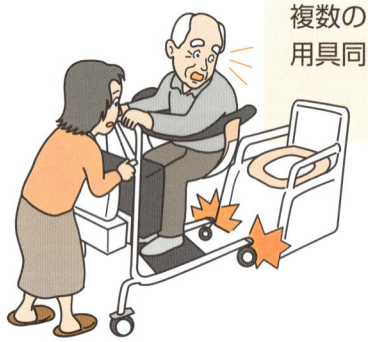

複数の用具を導入する場合、用具同士はマッチしていますか？

使用する用具同士が合わない場合があります。選定したリフトとベッド、各々は非常によく利用者に適合しているけれど、このベッドにはこのリフトが使えないといった相性の問題です。

用具の使用期間は？

利用者の心身機能の変化に伴って用具も変化します。福祉用具は単なる介護量の軽減ではなく、「積極的に導入して自立支援を図っていく用具」という発想が重要です。どの状態までこの用具を使用するのか、使用期間の検討が必要です。

用具の紹介、説明は適切に行われていますか？

以下のような紹介・説明はしてはいけません。
①口頭、カタログのみの説明で福祉用具の選択を勧める
②自分がわからない福祉用具を勧める
③初めて検討する福祉用具を、最初に利用者で試す
④福祉用具の利点だけを説明する
⑤利用者の経済状況で、勧める用具を制限する

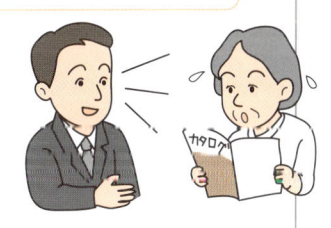

問題解決の方法として、福祉用具導入のほかに効果的な支援はありませんか？

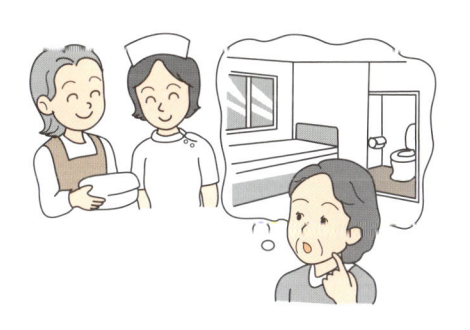

訪問介護、訪問看護、訪問リハビリなどの在宅サービスを利用することや簡単な住宅改修で、より効果的に解決できませんか？

②住宅改修・環境整備に関する基本事項

　住宅改修は、居住する地域の気候や風土、サービスの整備状況などによって、問題解決の手法が異なってきます。また、個々の家庭でも生活様式や宗教などが異なり、対応にはバリエーションが要求されます。

住宅改修を行う際の注意点

本人の身体機能に合った改修ですか？

　本人の身体機能を十分把握し、残存機能を生かし、生活圏を広げ、自立を促す改修が必要です。

身体機能が今後大きく変化する可能性はありますか？

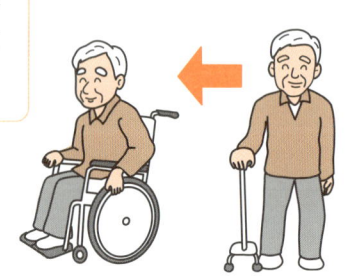

　進行性の疾患や、脳卒中の再発作を繰り返しているケースなど、今後障害の悪化が予測される場合、ある程度先を見越した改修が必要です。現在杖で歩行されている方でも、近い将来車椅子の可能性が高ければ、悪化に備えて対処できる配慮が必要です。

家族も一緒に生活できる改修ですか？

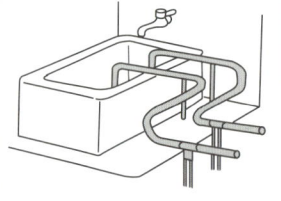

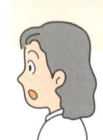

　本人のためだけに改修した結果、家族の生活が困難になる場合もあります。共に住みやすい改修プランが必要です。

本人が使用している、あるいは使用予定の福祉用具が、改修後使えますか？

　車椅子や歩行器など、本人が使用している福祉用具が使いやすい環境が必要です。そのためには、用具の特性を知ることが大切です。

同様に、手すりの設置位置やタイプなどは、図書館や美術館などの公共施設を対象に考えられた基準値では、個々の住宅改修には利用できません。したがって、同じような問題点であっても、解決方法は千差万別となります。

家具や電化製品の配置は適切ですか？

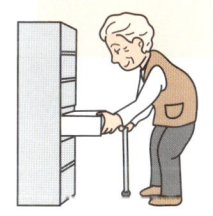

車椅子使用者や関節障害のある方、バランスの悪い方は、腕の長さの範囲が一般の人と異なります。タンスの引き出しや棚の高さ、洗濯機や乾燥機、冷蔵庫などの高さ、スイッチやコンセントの位置の調査などが必要です。

経済的支援制度は必要ですか？

介護保険の住宅改修費は三段階リセットや転居の例外など、さまざまなパターンがあります。介護保険のほかにも、住宅改修のための貸付制度や助成制度があります。市町村によって制度や内容が異なる場合があります。

施行業者との連携はとれていますか？

障害者や高齢者に対する住宅改修に慣れた業者と経験が全くない業者とでは、確認事項やその時期も異なってきます。提案してくれるアイデアにも差が出ます。初めての業者の場合は、特に詳細に内容を確認する必要があります。

改修のほかに有効な問題解決の方法はありませんか？

お金をかければ不可能な改修はほとんどありませんが、福祉用具の導入や在宅サービスの利用で、より効果的な問題解決ができないかを検討する必要があります。

III 在宅での生活環境への支援

　ここからは、在宅での生活環境の支援方法について、リハビリテーションの立場から解説していきます。

　図10-3は、清雅苑が担当した利用者のうち、住宅改修を実施した場所の割合を示したものです。玄関、浴室、トイレで全体の80％以上を占めています。この3か所は、軽い障害の方でも何らかの問題が生じる場所で、入念なチェックが必要です。まずは玄関から説明していきます。

(1) 玄関への支援（段差解消の方法）

　玄関は生活者の視点からみて、家の顔といわれるほど重要な空間です。リハビリテーションの観点においても、地域社会とつながる重要な場所です。

　日本家屋は湿度の高い気候などへの対応のため、建築基準法により床面を地盤面から450mm以上にするよう規定されており、大きな段差が生じやすい場所です。段差の解消方法には本人、介助者の能力によってさまざまな方法があります。

❶歩行可能な場合

　歩行可能な方が上がり框を上がる方法には、図10-4の方法があります。玄関にほとんど手を加えない場合、上がり框が高い場合はいったん框に腰掛けて靴を脱ぎ、床からの立ち上がり動作で立ち上がります。あるいは式台で段差を分割し、靴箱などを利用して上がります。この際、式台はコの字型のものではなく、前面を塞いだものにします（図10-5）。これは、装具を装着している方はコの字型だと足が引っかかりやすいためです。

　框が低い場合は、立ったまま靴を脱ぎ、階段を上がる要領で上がります。不安な場合は框の上に台を載せ、腰掛けることのできる高さにして、いったん座って靴を脱いだ後、体を回転して立ち上がります。框の下に椅子を置いても同じような方法がとれます。

　玄関に手を加えることを頑なに拒否される場合は、前述の方法を反復して指導しますが、玄関は転倒などのリスクが高い場所です。歩行能力が高い方であっても、手すりの設置程度は施行することをお勧めします。

　また、手すりと聞いただけで、金属のギラギラしたものを思い浮かべる方も多いので、説明不足による拒否も少なくありません。デザインの良い手すり、あるいは棚風なつくりで、一見手すりらしくないように、つかまる箇所をつくること

第10章 在宅復帰への支援

図10-3 住宅改修に関わった場所

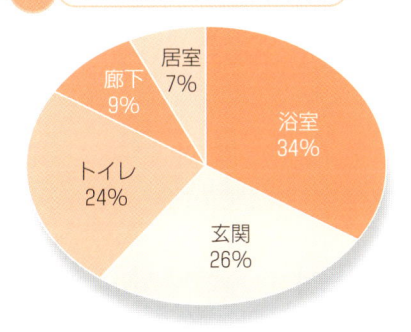

- 浴室 34%
- 玄関 26%
- トイレ 24%
- 廊下 9%
- 居室 7%

図10-5 式台の形状

× ○ 前面を塞いだもの

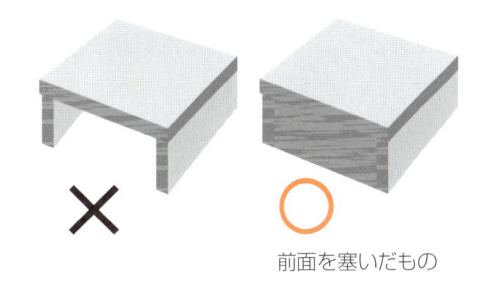

図10-4 玄関上がり框への支援方法

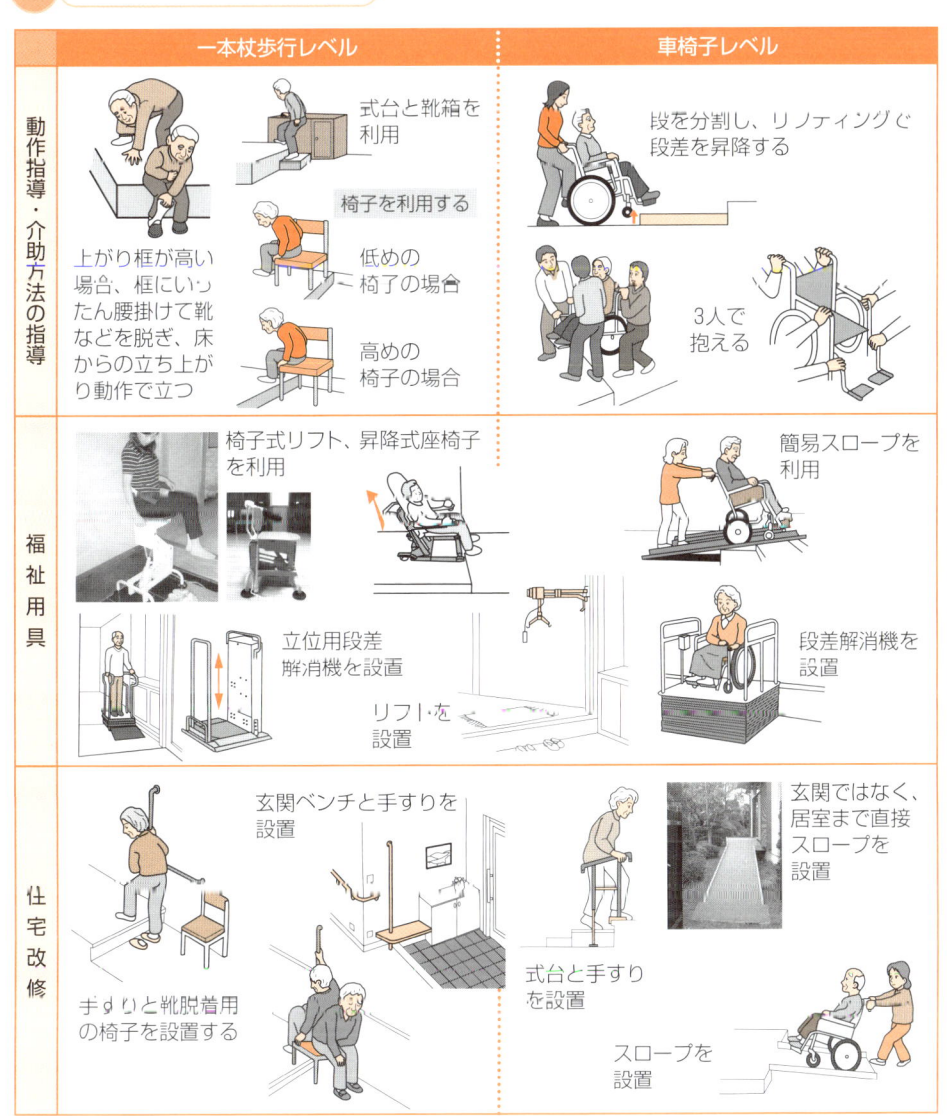

	一本杖歩行レベル	車椅子レベル
動作指導・介助方法の指導	式台と靴箱を利用／上がり框が高い場合、框にいったん腰掛けて靴などを脱ぎ、床からの立ち上がり動作で立つ／椅子を利用する（低めの椅子の場合／高めの椅子の場合）	段を分割し、リノフティングで段差を昇降する／3人で抱える
福祉用具	椅子式リフト、昇降式座椅子を利用／立位用段差解消機を設置／リフトを設置	簡易スロープを利用／段差解消機を設置
住宅改修	手すりと靴脱着用の椅子を設置する／玄関ベンチと手すりを設置	玄関ではなく、居室まで直接スロープを設置／式台と手すりを設置／スロープを設置

179

も可能ですので、勧め方にもコツがあります。

福祉用具を利用する方法としては、椅子式リフトにより座ったまま上がり框を上る方法や、立位用の段差解消機を利用する方法とがあります。また介助者がいる場合は、昇降式座椅子を利用して昇降することも可能です。

住宅改修で対応する場合、上がり框が低ければ靴脱着用の椅子を用意し、昇降用に手すりを設置するか、玄関ベンチを利用してベンチの上で方向転換し、手すりを握って立ち上がる方法があります。なお玄関ベンチを作製する場合は、ベンチの両側の高さを検討する必要があります（図10-6）。また現在、玄関ベンチは介護保険の対象になっていません。上がり框が高い場合は、式台で段を分割し、手すりを取り付けます（式台は平成18年4月現在、固定すれば介護保険の住宅改修費の対象になります）。

図10-6 玄関ベンチの配慮点

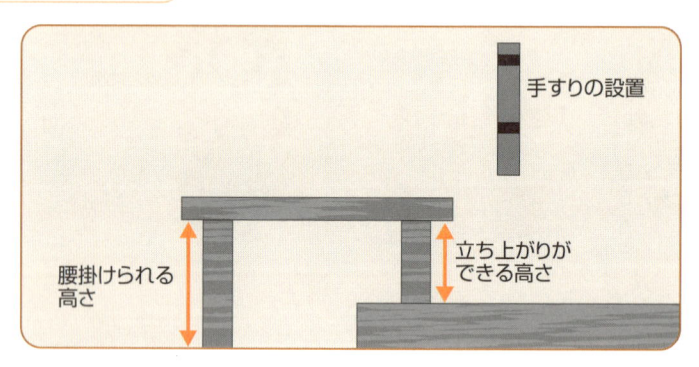

②車椅子の場合（図10-7）

車椅子利用者で、玄関にほとんど手を加えない場合、上がり框が低ければ、キャスター上げで段差を上り、下りるときは後ろから下ります。上がり框が高ければ、車椅子と介助者が乗る幅の台などを置き、段を分割し、同様の方法で昇降します。また常に介助者が確保できる場合は、抱えて昇降する方法もあります。この方法は介助者への負担が大きくなりがちで、本人も介助者に遠慮して外出を控えたりします。

福祉用具を利用する方法としては簡易スロープを設置する方法があり、さまざまなサイズやタイプがあります。レール式のものは軽くて持ち運びも簡単ですが、レールと車椅子のタイヤを上手に合わせないと、途中であたって昇降しづらくなります。また介助者はレールの間に立つので、車椅子を押す高さが大きく変化します。全面式のものはその心配はありませんが、長さが長くなるとかなりの重量

図10-7　車椅子介助による段差の上り下り

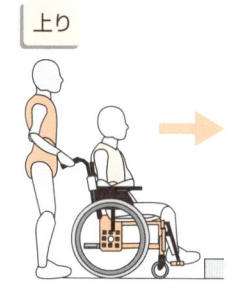

上り

- 段差に足先がぶつからないように注意しながら近づく。車椅子の前が上がり、体が傾くことを利用者に伝える
- ティッピングレバーを片方の足で踏み、キャスターを持ち上げ、段差上に載せる
- 左右の大輪が段差に当たったら、車椅子を前へ押す。グリップで車椅子を真上に持ち上げてはいけない
- 車椅子が段差を上ったら、介助者も上がる

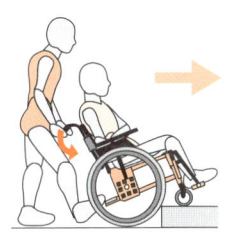

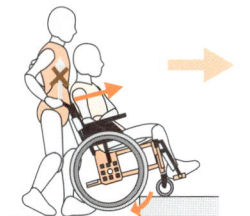

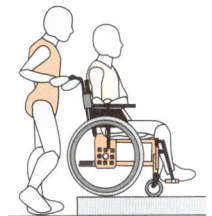

下り

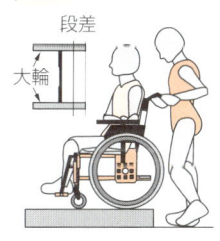

- 車椅子を後ろ向きにして注意しながら段差に近づく。車椅子の両大輪を結ぶ線が段差と平行になるようにする。段差を下りるため車椅子が傾くことを利用者に伝える
- 車椅子の大輪が急に落ちないように体全体で受け止め、ゆっくり下ろす
- ティッピングレバーを片方の足で踏み、キャスターが急激に落ちないようにゆっくり下ろす
- キャスターを下ろすとき、段差に足先がぶつからないよう注意が必要。段差を下りたら方向転換をして前に進む

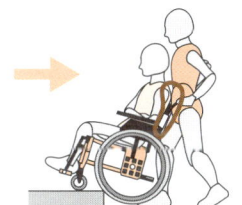

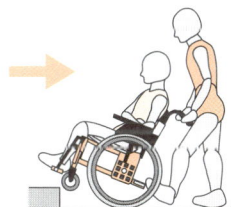

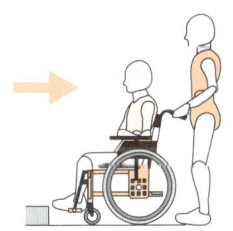

になり、スロープの脱着が大変になります。そのほかリフトや段差解消機による昇降方法がありますが、介護保険では工事を伴うものは福祉用具貸与の対象となりませんので、機種の検討が必要です。

　住宅改修による方法としては、スロープを設置する方法があります。その際、スロープの勾配が問題となります。

　バリアフリーの教科書的なものには「屋外1／20以下」（1mの段差に対し20m必要）、「屋内1／12以下」となっています。建築基準法では8分の1以下です。また高さによっては、この基準の緩和度が設けられています（図10-8）。

　しかしながら、狭い日本家屋の現状では、この基準で玄関にスロープが設置可能なところはあまりありません。基準値より厳しい設定でも、介助者によっては十分可能な場合があれば、基準に従った設定でも困難な場合もあります。これら

図10-8 スロープ勾配の指標

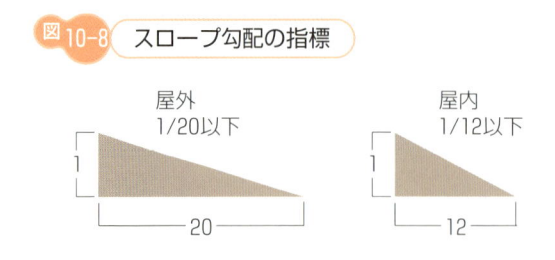

屋外 1/20以下
屋内 1/12以下

勾配の緩和度

高低差	勾 配
75cm以下	1/10以下
50cm以下	1/9以下
35cm以下	1/8以下
25cm以下	1/7以下
20cm以下	1/6以下
12cm以下	1/5以下
8cm以下	1/4以下
6cm以下	1/3以下
2cm以下	1/2以下

はあくまでも大まかな目安ですので、実際は自走できる、あるいは介助する人が安全で楽に昇降できる勾配をシミュレーションしてから十分検討する必要があります。

また玄関ではなく、直接、居室や他の部屋までのスロープを設置する方法もよく施行されます。もちろん、住宅改修や福祉用具、介助方法の工夫を組み合わせた方法もケースごとに検討します。

このように、解決策はさまざまです。玄関の段差解消を考えるときにどのような観点から支援するかは、「Ⅰ 在宅復帰への支援をつくる」で示したように、在宅生活の基本方針が決定していないと支援策が絞り込めません。例えば、「リハビリで立ち上がる方法を身につけたので、大変だけど、生活の中で毎日使うことが身体機能の維持につながるので、住宅改修は行いません」とする考え方もあれば、「通所やカルチャーセンターなどに毎日出かけて行きたいし、運動はそこで行うので、楽に出入りする環境を整えたい」という意見もあります。

障害のない方であっても、運動は通勤で歩く、エレベーターは使わないなど、日常生活の中に工夫をする人もいれば、歩いて5分の会社に車で通勤して、運動はスポーツクラブに通うといった方もいます。どちらも、生活の中で不足しがちな要素を自分なりにどう補うかです。自分に合ったスタイルでよいのです。玄関の上り下りがリハビリになると家族は考えているけれど、本人は消極的な場合、出入りの億劫さが閉じこもりを招く原因になることもあります。

玄関の上り下りがその方の在宅生活にどのような意味があり、どんな影響があるのか、その場の動作確認で昇降ができた、できないではなく、毎日継続する生活としての視点で考えることが重要です。

(2) 排泄環境への支援

　セルフケアの中で在宅復帰の大きなカギを握るのは排泄です。したがって、在宅復帰に際して、排泄環境をどのように整えるかが非常に重要となります。

　介護老人保健施設から退所される方であれば、入所中から在宅での排泄を想定して、さまざまなトライアルを実施します。在宅復帰される方は、住宅改修や福祉用具導入などの環境整備を実施すれば自宅トイレでの排泄が可能となる方、やむを得ずポータブルトイレや採尿器、おむつなどを使用する方、状況に応じてこれらを使い分ける方とさまざまです。また在宅復帰後も訪問看護、訪問介護、訪問リハビリの中で、排泄に関わるトレーニングや環境整備を行い、より良い排泄の方法を支援していく必要があります。

　ここでは、排泄場所ごとに在宅復帰にあたってのいくつかのポイントを紹介します。主にスキルに関する内容です。スキルを検討する前に、本人や家族の排泄に関して抱えている問題をどのように生活全体の中で支援していくかといった基本方針が立っていることが前提です。

① トイレでの排泄（3つのゾーン）

　トイレでの排泄行為が完結するためには、図10-9のプロセスを経なければなりません。ここでは大きく3つに分類しています。本人がよくいる場所（居室ゾーンとしています）、移動する場所（廊下・部屋ゾーン）とトイレ（トイレゾーン）です。トイレでの排泄を支援する場合、これら3つのゾーンの位置関係と各ゾーンの環境、そこで使用される用具、心身機能の評価を実施し、相互の関係の中で支援方法を決定していきます。

【3つのゾーンの位置関係】

　トイレまでの動線に関わる部分です。居室からトイレまで最も移動しやすいルートを、往復の移動にかかる時間、移動の耐久力などの検討をするとともに、廊下幅や段差、使用する杖や車椅子などの移動支援用具との関係を考慮し、日中と夜間、季節を想定して検討します。

　宗教的な要素や風習などにより、機能的側面だけでは設定が困難な場合もありますが、教義や風習を守りながら、家具類の位置変更やトイレ位置の変更が可能となる場合もありますので、すぐにあきらめずに、宗教の内容や風習の根拠などをよく聞くことが必要です。また、移動することが訓練になるので、あえて遠い位置に設定を望む方もあります。しかし、そのことで機能性尿失禁の要因となったり、転倒のリスクが高くなったりすることもあるので、確実に安全にトイレで

の排泄ができることを最優先とし、運動は別のメニューで考えるほうがよいでしょう。

● 居室ゾーン

　自宅で本人がいる頻度が高い場所です。日中は車椅子上や居間の椅子やソファかもしれません。夜間はベッド上、あるいは敷布団の上と変化します。トイレでの排泄を促すためのトレーニング段階の場合、失敗する可能性が高い場所でもあります。本人の自尊心をできるだけ傷つけないように、事前の失禁対策も必要です。

　また椅子やソファ、ベッドなどの配置はタイプや高さは身体機能に合っているか、ベッド上では布団のかけ外し、起き上がり動作、ベッドからの立ち上がり動作などが安定・確実にできるか、時間はどれくらいかかるかなどをチェックします。夜間と日中では異なることも多いので、どちらも状況を把握することが必要です。

図10-9　在宅におけるトイレでの排泄の流れと分類

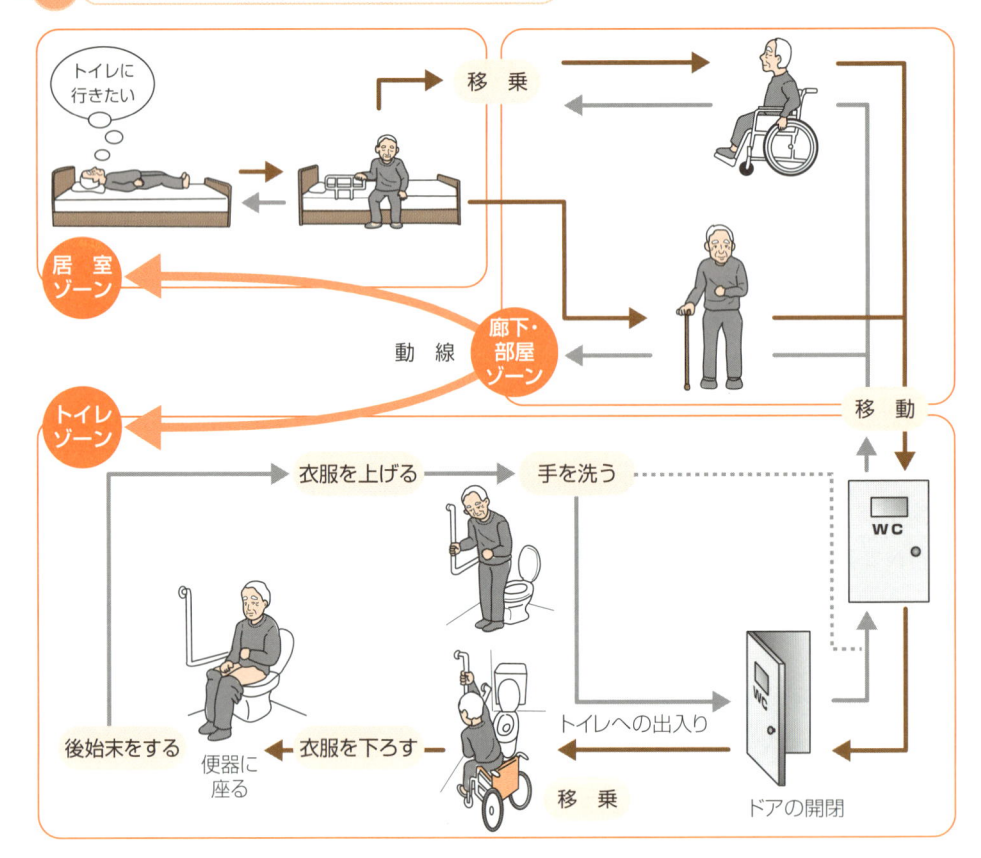

● 廊下・部屋ゾーン

　居室からトイレまでの移動で通過する場所です。トイレまでのルート、移動手段、移動時の安定性、移動時間、方向転換の回数や程度、使用している杖、歩行器、車椅子などの福祉用具のタイプ、廊下幅や段差、床材、照明、動線となる部分のドアタイプなどを検討します。トイレの出入り口に対してどちらの方向からアプローチするかによってもさまざまに設定が変化しますので、細かな配慮が必要です。

● トイレゾーン

　トイレ内でも実に多くのチェックポイントがあります（図10-10）。以下に簡単に説明します。

　■ トイレの出入り口とトイレ内スペース

　日本家屋の多くは3尺（910mm）を基本モジュールとして設計されているため、廊下幅が最大で780mmと狭いことに加え、出入り口は建具幅750mm程

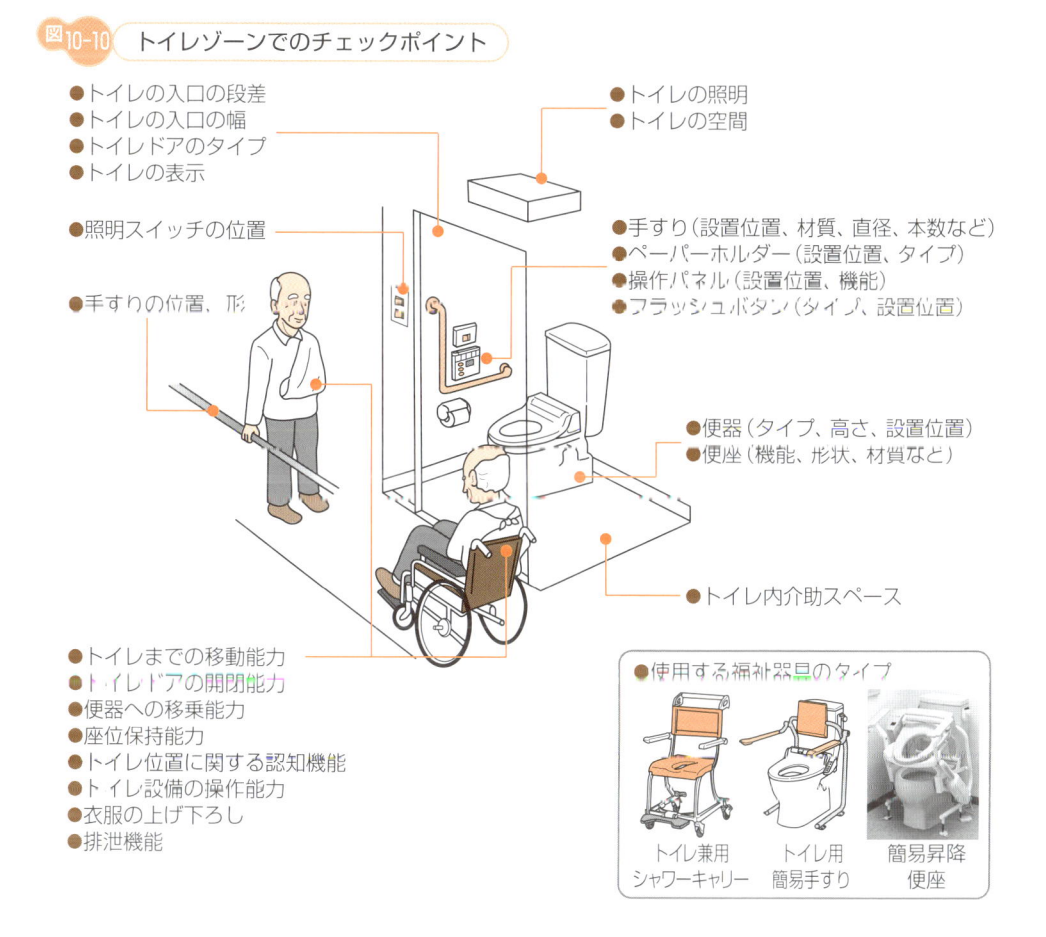

図10-10　トイレゾーンでのチェックポイント

- トイレの入口の段差
- トイレの入口の幅
- トイレドアのタイプ
- トイレの表示
- 照明スイッチの位置
- 手すりの位置、形
- トイレの照明
- トイレの空間
- 手すり（設置位置、材質、直径、本数など）
- ペーパーホルダー（設置位置、タイプ）
- 操作パネル（設置位置、機能）
- フラッシュボタン（タイプ、設置位置）
- 便器（タイプ、高さ、設置位置）
- 便座（機能、形状、材質など）
- トイレ内介助スペース
- トイレまでの移動能力
- トイレドアの開閉能力
- 便器への移乗能力
- 座位保持能力
- トイレ位置に関する認知機能
- トイレ設備の操作能力
- 衣服の上げ下ろし
- 排泄機能

● 使用する福祉器具のタイプ

トイレ兼用シャワーキャリー　　トイレ用簡易手すり　　簡易昇降便座

度となります。移動手段が杖歩行程度の方であればさほど問題となりませんが、歩行器や車椅子では、トイレへの出入りがかなり困難となります。

教科書的には、車椅子で出入りしやすい廊下幅と建具幅の関係は、廊下幅780mmでは建具幅950mm以上、850mmでは850mm以上、900mmでは800mm以上確保するとされています（図10-11）。仮に廊下幅と建具幅が確保されても、トイレのスペースそのものが狭くてトイレのドアが閉まらない、介助スペースがないなどの問題がよく発生します。そのため、洗面所などが壁を隔てて隣接する場合、壁を外して1室にするなどの住宅改修もよく実施されます（図10-12）。

したがって、車椅子で使用しやすいトイレ環境を整えるためには、住宅改修だけで考えると比較的大きな改修となりやすく、介護保険の住宅改修費を超え

図10-11 車椅子で楽に出入り可能な廊下幅と建具幅の関係

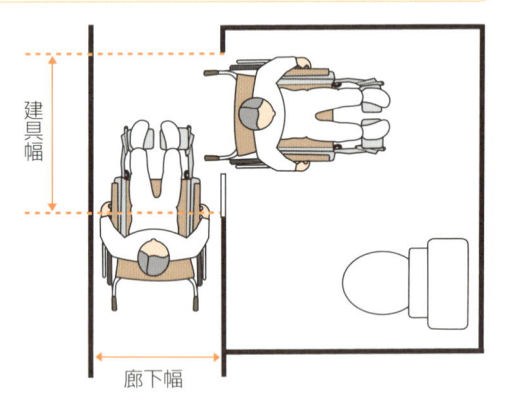

廊下幅	建具幅
780mm	950mm
850mm	850mm
900mm	800mm

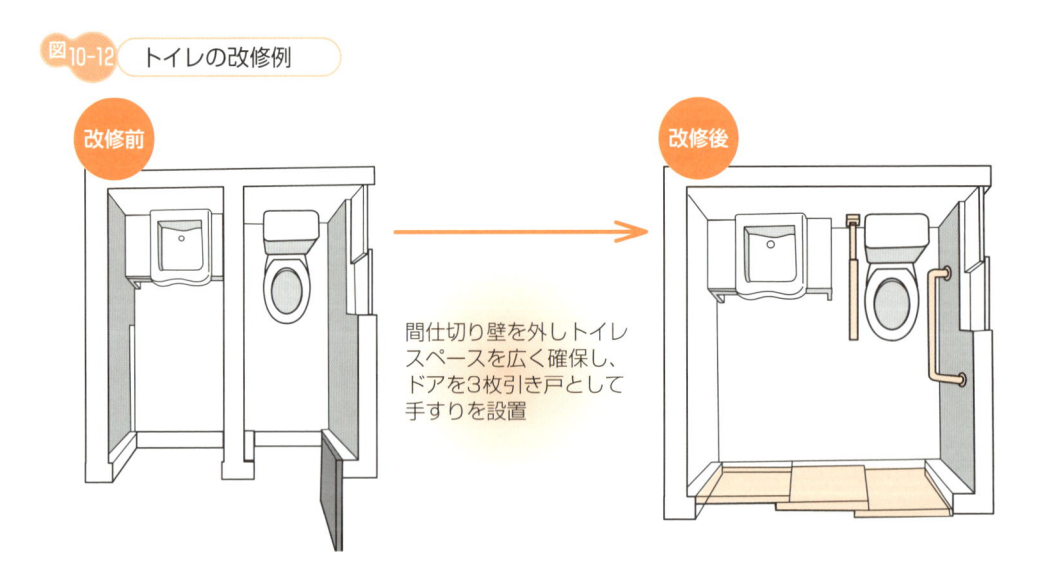

図10-12 トイレの改修例

改修前 → 改修後

間仕切り壁を外しトイレスペースを広く確保し、ドアを3枚引き戸として手すりを設置

ることが少なくありません。車椅子のタイプ変更やトイレ兼用のシャワーキャリーを利用することで、改修を行わずに対応できる場合もあります。

　また出入り口の敷居による段差は、一般にすりつけ（ミニスロープ）で解消します。プラスチックの下肢装具を使用して歩行する方は、足が滑って出入り困難となる場合があります。段差が認識しやすいように蛍光テープなどを貼るほうがよい場合もあります。車椅子や歩行器の使用者でも、廊下の正面に出入り口が位置する場合はすりつけは効果的です。図10-11のように廊下の側面にある場合は、廊下幅を狭めたり、上り下りするときも車輪が平行にならないため、歩行器や車椅子の操作が困難となる場合があるので注意が必要です。

■ トイレ内手すり

　トイレの手すりについては、動作を適切に助ける位置に設置することが重要です。ただし在宅の場合では、壁の構造により必ずしも設置したい箇所に付くとは限りません。その場合、動作指導による対応やトイレ用簡易手すり（図10-10）など、便器に直接取り付ける手すりを検討します。

■ 便器、便座

　洋式便器の高さは、通常家庭で使用されているもので37～39cmです。低くて立ち上がりが困難な場合は、高さの高い便器（45cm前後）への交換、補高便座の利用、昇降便座（図10-10）などによる解決方法があります。昇降便座を用いる場合は、垂直に便座が上がるもの、斜めに傾斜するもの、両者の動きが複合されたものがあるので、身体機能や便器前方のスペースを考慮して検討する必要があります。

　便座は座位姿勢や座り心地に影響を与える部分です。便座には、形状によりO型とU型があり、O型はサイズの違いにより、440mmのレギュラーサイズと470mmのエロンゲートサイズがあります。また、かぶせて使う小児用便座（内径180mm）もあります。骨盤の大きさや座位の安定性、後始末のしやすさなど考慮して選びます。

　保温便座利用の場合は、臀部に感覚障害がある方は低温やけどの危険性もあるので注意が必要です。温水洗浄機能付便座の利用者でトイレ兼用のシャワーキャリーを利用する場合は、タイプを合わせないと洗浄機能が使えない場合があります。

② **トイレ以外での排泄**

次に、在宅におけるトイレ以外での排泄について述べます。

　トイレ以外で排泄する場所には、ポータブルトイレ、尿器、便器、おむつなどがあります。ここではその中でもポータブルトイレについて解説します。

【ポータブルトイレ】

　ポータブルトイレを使用されている方は、住環境や介護力などの問題でトイレまでの移動が困難な方、夜間や体調不良時など状況によって移乗・移動能力に変動があるためトイレと併用される方、トイレでの排泄のための通過点として練習用に使用する方などさまざまです。

　また、ポータブルトイレの種類も現在では実に多くの製品があり、どの製品を選べば目的を十分果たしうるのか、選択するのにも一苦労です。さらに、ポータブルトイレの配置や介助バーの種類との関係も十分検討する必要があります。

　以下にポータブルトイレを利用する際のポイントについて、リハビリテーションの視点から解説します。ここからの説明はスキル（技術）の話なので、排泄の

図10-13　ポータブルトイレによる排泄のプロセスとチェックポイント

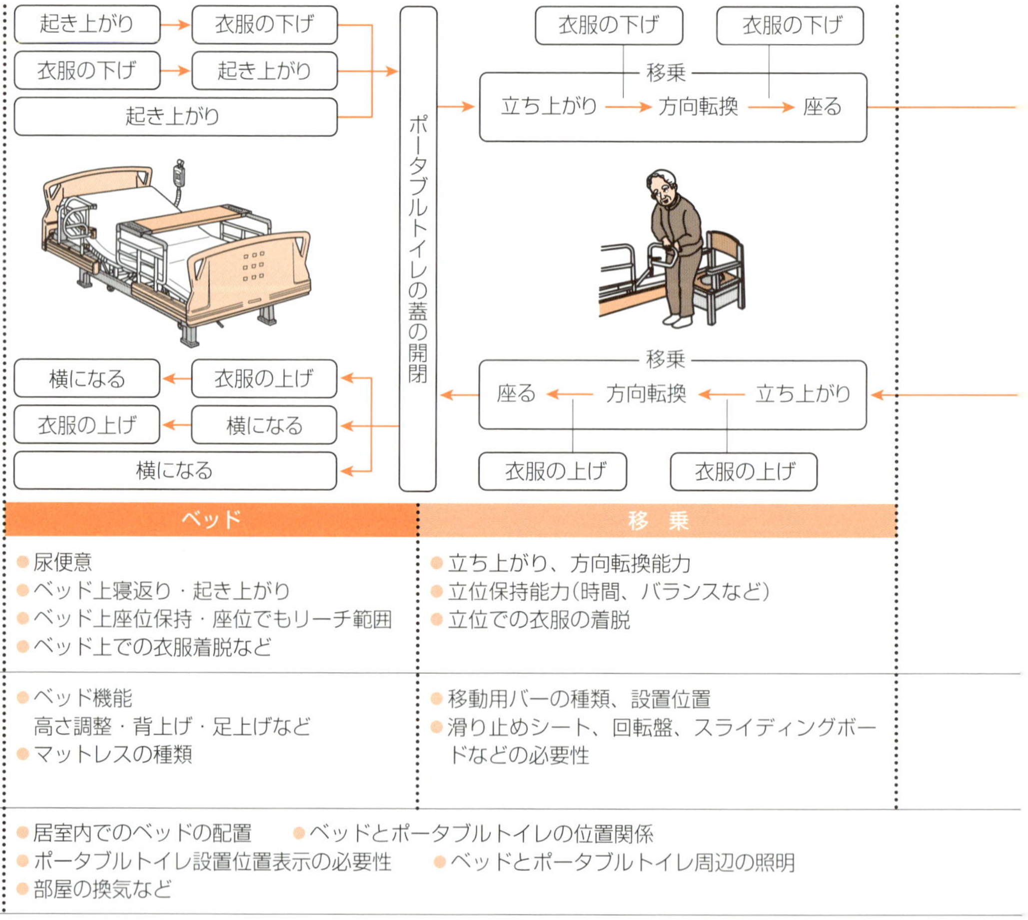

プロセス：
- 起き上がり → 衣服の下げ
- 衣服の下げ → 起き上がり
- 起き上がり
→ ポータブルトイレの蓋の開閉
→ 移乗（衣服の下げ／衣服の下げ・立ち上がり → 方向転換 → 座る）
→ 移乗（座る ← 方向転換 ← 立ち上がり／衣服の上げ・衣服の上げ）
→ 横になる ← 衣服の上げ
　衣服の上げ ← 横になる
　横になる

	ベッド	移乗
心身機能	●尿便意 ●ベッド上寝返り・起き上がり ●ベッド上座位保持・座位でもリーチ範囲 ●ベッド上での衣服着脱など	●立ち上がり、方向転換能力 ●立位保持能力(時間、バランスなど) ●立位での衣服の着脱
福祉用具	●ベッド機能 　高さ調整・背上げ・足上げなど ●マットレスの種類	●移動用バーの種類、設置位置 ●滑り止めシート、回転盤、スライディングボードなどの必要性
住環境	●居室内でのベッドの配置　●ベッドとポータブルトイレの位置関係 ●ポータブルトイレ設置位置表示の必要性　●ベッドとポータブルトイレ周辺の照明 ●部屋の換気など	

問題を十分検討した結果、解決する手段としてポータブルトイレが選択されたことが前提です。

● **ポータブルトイレによる排泄とチェックポイント**

ベッド横にポータブルトイレを設置したと仮定しましょう。図10-13は排泄行為の一連の動きを、ベッド周辺や移乗時、ポータブルトイレ使用時に分けて示したものです（衣服の上げ下げはベッド上臥位あるいは座位、移乗時立位、ポータブルトイレ上の座位などさまざまな想定ができます）。また検討すべき点を心身機能、福祉用具、住環境の面から項目を挙げています。すべての項目の詳細には触れることができませんが、いくつかのポイントについて説明します。

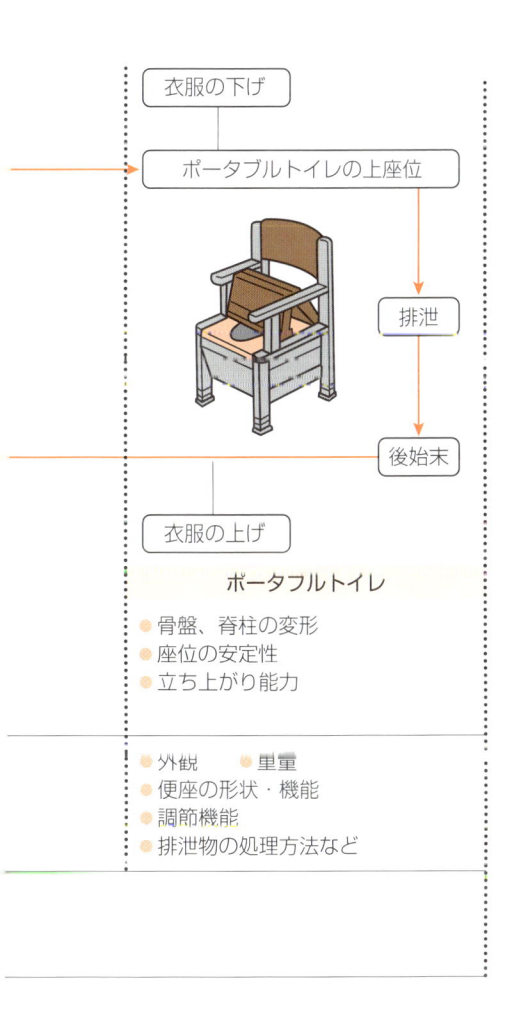

```
衣服の下げ
    ↓
ポータブルトイレの上座位
    ↓
   排泄
    ↓
  後始末
    ↓
 衣服の上げ
```

ポータブルトイレ
- 骨盤、脊柱の変形
- 座位の安定性
- 立ち上がり能力

- 外観　● 重量
- 便座の形状・機能
- 調節機能
- 排泄物の処理方法など

● ポータブルトイレとベッドの位置関係

　図10-14のAからDは、居室の右隅にベッドを配置した場合のポータブルトイレの配置パターンを示したものです。Aはよく見かける配置です。使用時のみ、夜間のみの設置では問題ありませんが、車椅子使用者でポータブルトイレを常設する場合は、移乗の妨げになります。

　Bは車椅子のアプローチは容易になりますが、移動用バーの設置が困難となります。しっかりした家具を金具等で固定して手すりを付けたり、間仕切りを作製し手すりを付けるなどの方法もとれます。起き上がりが両側に可能な場合はC、Dのように壁側にポータブルトイレを配置することもあります。この場合、対側は車椅子の移乗用に使いやすくなりますが、移乗に介助が必要な場合はポータブルトイレへの介助がしづらくなります。

　居室出入り口とベッドとの関係も車椅子操作のしやすさに大きく影響しますので、これらのことを総合的に考えて配置を決めていきます。後から変更すると機能的に良くなる設定であっても、転倒などの原因となりやすいので、最初に十分検討することが重要です。

　また、畳の上を這って移動し、生活されている場合は、ポータブルトイレを床に埋め込むような設置も可能です（図10-15）。

● ポータブルトイレの選択

　ポータブルトイレを選択する基準はさまざまです。目的・用途にできるだけかなったものを選択するためには、利用者の心身機能を十分把握し、ポータブルトイレの特徴について精通しておく必要があります（図10-16）。

■材質

　材質はポリプロピレンやポリウレタン樹脂、天然木、籐など多数あり、また使われている材質は各部位で異なります。外観や肌触り、重量などに影響を及ぼします。

■重量

　安定性と可動性に影響を及ぼしますが、両者は背反する要素なので、常設で置くのか、使用するたびに介助者が運ぶものなのか、移乗時の肘掛けにかかる力はどのくらいかなどを検討し選択します。また、重くてもキャスター付きのもので移動が比較的楽にできるタイプもあります。

■肘掛け

　座って肘を掛けた際、体重の約2％を支える部分です。高さや形状、肘を乗せる部分のクッション材は座位姿勢の安定に影響します。また、肘掛けの脱着機能や長さは移乗のしやすさに影響します。移乗時の動作確認と座位の安定性

第10章　在宅復帰への支援

図10-14　ベッドとポータブルトイレの配置例

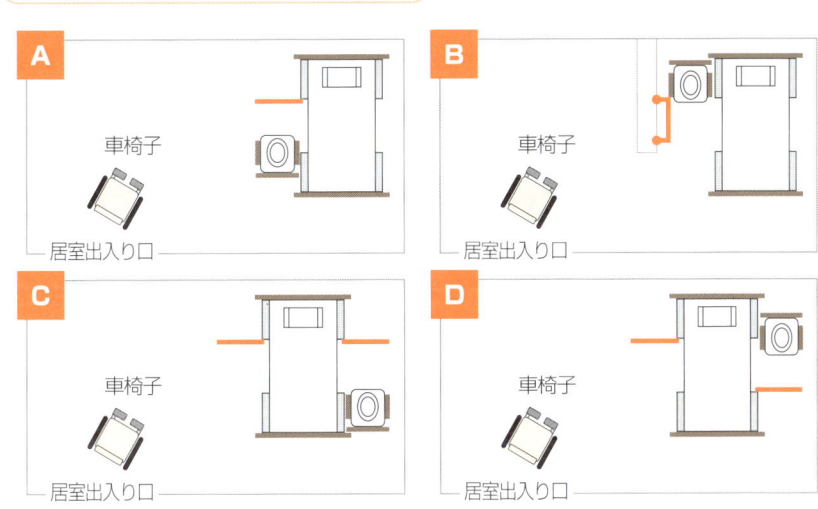

A　居室出入り口　車椅子

B　居室出入り口　車椅子

C　居室出入り口　車椅子

D　居室出入り口　車椅子

図10-15　畳に埋め込まれたポータブルトイレ

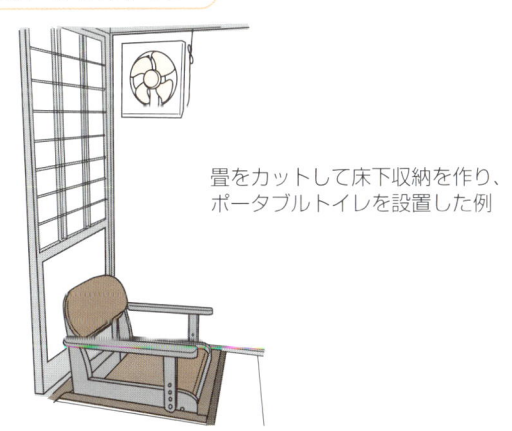

畳をカットして床下収納を作り、ポータブルトイレを設置した例

図10-16　ポータブルトイレ各部のチェックポイント

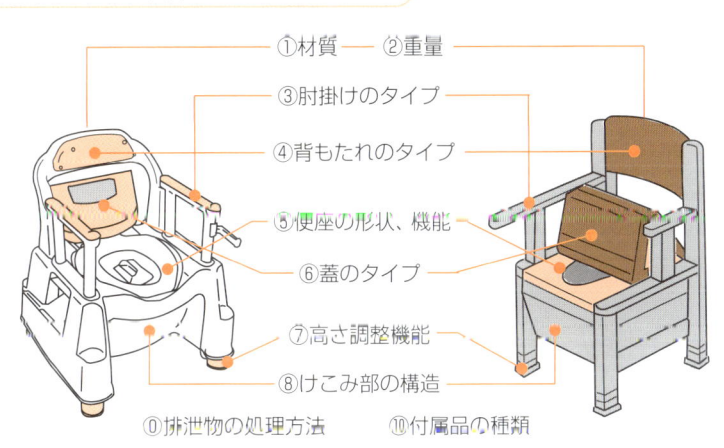

①材質　②重量
③肘掛けのタイプ
④背もたれのタイプ
⑤便座の形状、機能
⑥蓋のタイプ
⑦高さ調整機能
⑧けこみ部の構造
⑨排泄物の処理方法　⑩付属品の種類

191

を観察して選びます。

■背もたれ

背もたれの傾き、材質も座位姿勢を大きく左右します。便座との位置関係で排尿の失敗にもつながりますので注意が必要です（後述）。

キャスター付きで動かす場合、介助者にとっては、背もたれの高さは押し手の位置にもなりますので、介助者の体型にも配慮が必要となります。

■便座の材質、形状、機能

材質や形状もメーカーによってさまざまです。座位の安定性を得るためには、大腿部をサポートする面積が広い便座を選択するとよいでしょう。

痩せ型や円背傾向のある方は、尾骨部のスペースが確保されている便座、あるいは便座のホール部に向かって緩やかに傾斜しているもの、発泡ポリエチレンなどの素材を使ったソフト便座を選択すると、痛みや座位時の不快感が少なくなります（図10-17）。

また、便座ホールの後方の縁と背もたれとの距離（図10-18）及び便座の前後径は、円背者の場合注意が必要です。距離が短いと、円背者では座る位置が前へずれ、排尿時に失敗する可能性が高くなります。

そのほか、便座にも暖房便座や洗浄機能や立ち上がり補助装置付き、センサー感知による消臭機能などが備わったものもあります。

■蓋

蓋は一枚蓋や折れ蓋、落とし込み式の蓋などがあります。衛生面からは折れ蓋や落とし込み式の蓋がよいですが、開閉操作は一枚蓋のほうが使いやすいようです。最近では折れ式でも取っ手の工夫などにより開閉がスムーズなものも出てきています。また、落とし込み式は座位姿勢に蓋が干渉しないので、背も

図10-17　便座形状の選択のポイント

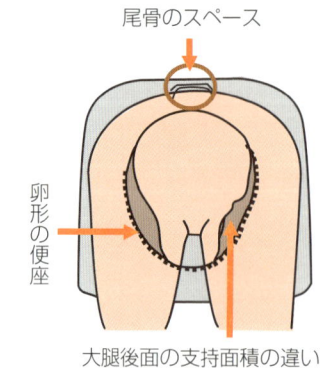

尾骨のスペース
卵形の便座
大腿後面の支持面積の違い
便座中央部までゆるやかに傾斜

たれの機能が十分使えますが、壁面に近い位置に設置すると、蓋の開閉がしづらくなります。

■高さ調整機能

　座面までの高さは立ち上がりや移乗動作にとって重要なので、調節機能が付いたものがよいでしょう。調節機能も無段階式や段階調節のものなどさまざまです。調節機能がない場合や段階式調節が適合しない場合は、補高台などを独自に作製することも可能です。

■けこみ部

　けこみ部は立ち座りに大きく影響する部分です。膝を曲げるスペースが十分確保されることが必要です。また、膝を曲げるときに座面の縁が干渉しないようなデザインが施されているものもあります。

■排泄物の処理方法

　便座部を上げてバケツ部を取り出し、トイレで処理するものが多いです。また、バケツの取り出しがポータブルトイレ後方からスライドで取り出せる機能を併せもったタイプもあります。このタイプだと、座薬を入れるときに利用できます。

　最近では、排泄物の処理が不要なバイオ消滅式のトイレや、排泄物を分解してホースで通常のトイレに流すものが登場しています。

■付属品の種類

　付属品としては、トイレットペーパーのフォルダーや消臭材を収納する部分がありますが、利用者本人が操作するのか介助者が使うのかによって、設置場所が変わり、使い勝手が異なってきます。

図10-18　便座ホールと背もたれの距離

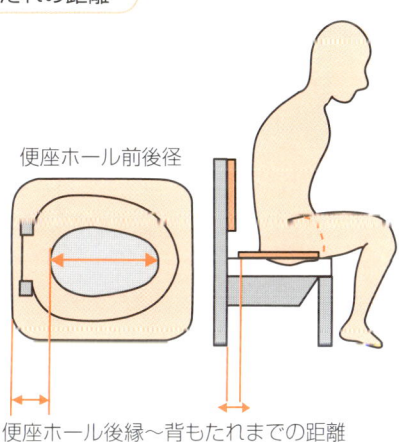

IV 在宅における入浴支援

　浴室は水場で滑りやすい環境にあります。日本では（沖縄地方を除き）浴槽に浸かる習慣があるため、在宅での入浴は、身体機能が良い方でも、介護が必要となる可能性が高く、難易度の高い生活行為です。

　在宅での入浴では、住宅改修や福祉用具を利用して家族で介助する場合、訪問入浴サービスを利用する場合、訪問介護や訪問看護による介助入浴、あるいは訪問リハビリテーションの一環として入浴するなど、さまざまな場面が考えられます。また入浴はすべて通所サービスを利用し、自宅では清拭しか行わない場合もあります。

　家族による入浴の介助かプロによる入浴の介助か、それとも、最初はプロが実施してその後家族に介助技術を伝達するのかによって、住宅改修の程度や福祉用具の種類が異なる場合があります。また通所でしか入浴しない方も、失禁がある利用者や夏場の入浴などを考えると、少なくともシャワー浴程度は自宅でできる環境を整えておきたいところです。

　さて、自宅での入浴行為を完結するためには、一般に図10-19のような一連の

図10-19　入浴行為の構成要素

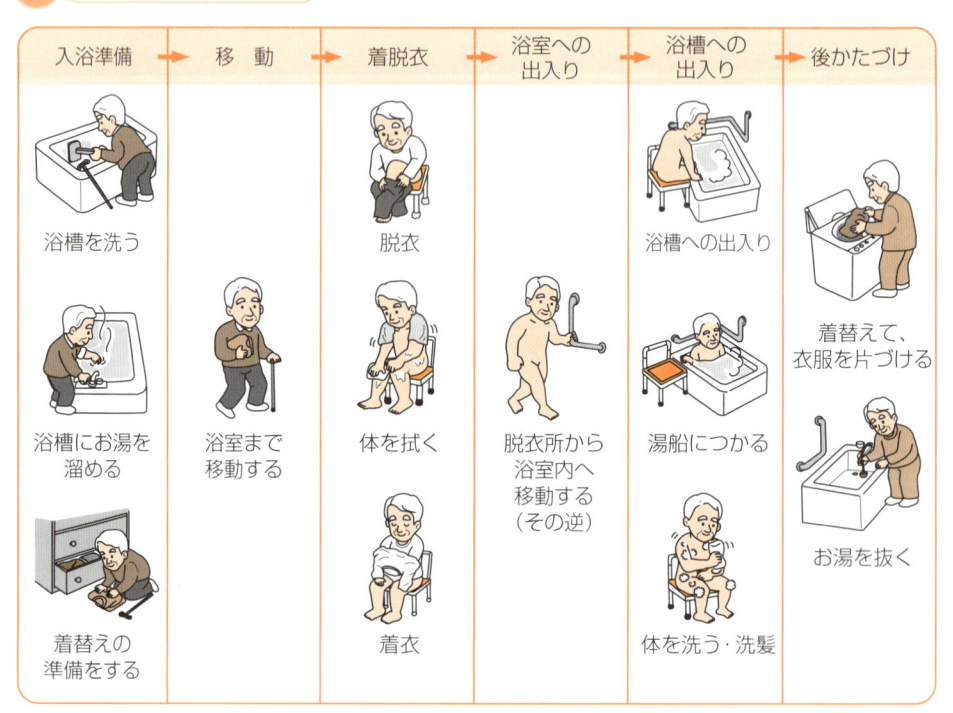

入浴準備	移動	着脱衣	浴室への出入り	浴槽への出入り	後かたづけ
浴槽を洗う		脱衣		浴槽への出入り	
浴槽にお湯を溜める	浴室まで移動する	体を拭く	脱衣所から浴室内へ移動する（その逆）	湯船につかる	着替えて、衣服を片づける
着替えの準備をする		着衣		体を洗う・洗髪	お湯を抜く

流れが必要になります。独居者が入浴するためには、図10-19のすべての行為を自分で行う必要があります。介助者がいる場合でも、この一連の流れを誰がどのような環境でどれくらいの頻度で実施するのかを検討して、在宅復帰の準備を整える必要があります。

ここでは、着替えの準備から浴室までの移動、入浴、着脱衣までの支援方法について解説します。

(1) 着替えの準備

あまり自立していない行為の一つだと思います。自分で着替える衣服を選ぶことができる方であれば、収納環境を整えることで可能となるケースも少なくありません（図10-20）。

図10-20　衣服の取り出し、収納のための環境設定

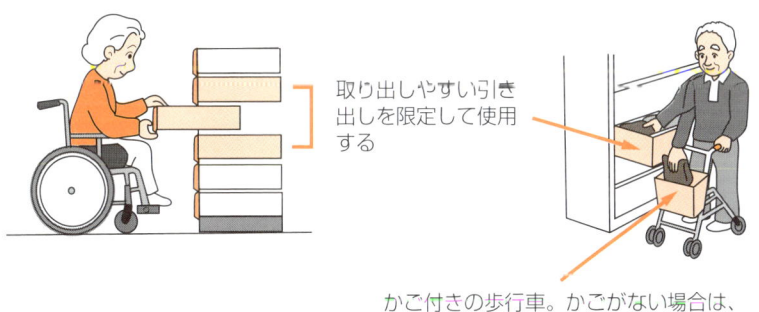

取り出しやすい引き出しを限定して使用する

かご付きの歩行車。かごがない場合は、袋などをかける部分を工夫する

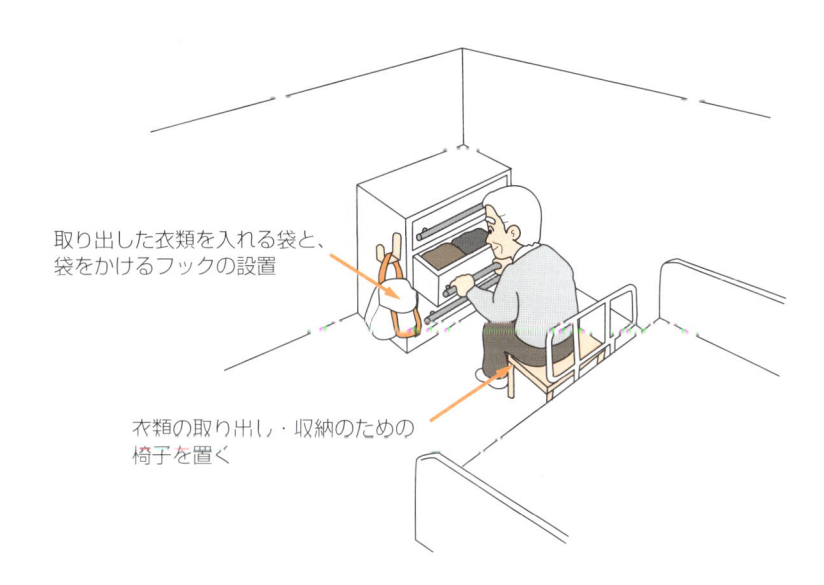

取り出した衣類を入れる袋と、袋をかけるフックの設置

衣類の取り出し・収納のための椅子を置く

(2) 浴室までの移動（図10-21）

　浴室までの移動は、伝い歩き、杖、歩行器、車椅子とさまざまです。トイレまでの移動と異なる点は、着替えや入浴用品などの物を持ちながらの移動となることです。このことも着替えの準備が介助になりやすい要因の一つです。自分で準備して脱衣所まで行くためには、使用している移動支援用具に物を運ぶ機能を持たせる工夫が必要です。

　また居室で着脱衣をして、車椅子やシャワーキャリーで浴室まで移動する場合は、下着のみ、あるいはバスタオルをかけるだけでの移動となりがちです。プライバシーの面も含めて動線をどう確保するか、また脱衣所のみならず廊下や居室の室温などにも配慮が必要になります。

図10-21　浴室までの移動

	浴室までの移動	脱衣	浴室への出入り	浴槽への出入り
杖歩行レベル	1本杖、手すり、歩行車を利用しての歩行	脱衣所に椅子を設置し、脱衣する	手すりを利用して出入り／手すりとベンチを利用	麻痺の程度が軽く、バランスが良い場合／手すり／滑り止めマット
車椅子自走レベル	段差を解消し、車椅子で移動	手すりにつかまり、脱衣する	すのこによる段差解消／グレーチング	いったん、台やシャワー椅子に腰掛け、出入り
車椅子介助レベル	据え置き式リフトでシャワー用車椅子に移乗して移動	居室で脱衣を行う	3枚引き戸で出入り口を広げる	体を回すのが困難な場合、ターンテーブルを利用する／入浴用ブースターを利用して出入り
寝たきりレベル	天井走行リフトで移動		天井走行リフトで浴室、浴槽への出入り	据え置き式リフトで浴室、浴槽への出入り

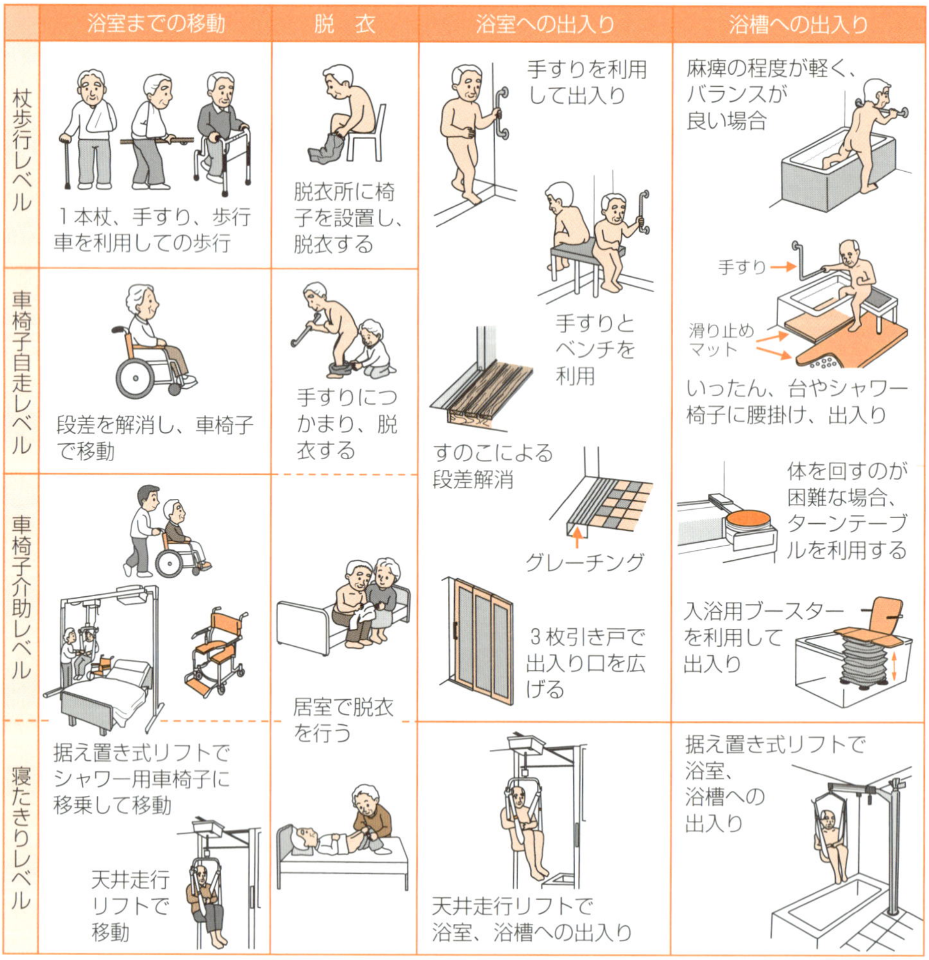

(3) 脱衣所

　脱衣所は、洗面所と同じスペースであったり、洗濯機や整理ダンスが置かれていてほとんどスペースがないなど、介助スペースや移動スペースの確保が困難となりやすい場所です。あるいは脱衣所がない場合もあります。スペースが確保できるのであれば、着脱衣用の椅子（できれば肘掛け付き）を置くと便利です。車椅子使用者でも、立位が保持できる方であれば、手すりを設置すると体を拭きやすく、着脱衣が容易になります。

(4) 浴室出入り口

① ドア

　開き戸や折り戸は、歩行レベルの方にとっては開閉時にバランスをくずしやすいので引き戸がよいでしょう。変更できない場合は、ドアの開閉時につかまる手すりが必要です。また浴室出入り口の幅は通常600mm程度のものが多く、車椅子では入れません。シャワーキャリーでも全幅550mm前後なのでギリギリの幅です。脱衣所のスペースと出入り口の位置によっては出入りできません。3枚引き戸などへ変更し、有効幅を広げる改修が必要となります。

② 段差

　洗い場で湯水を流すため、通常浴室出入り口には100mm程度の段差があります。これに対し、よくすのこによる段差解消が行われます。このとき浴槽の縁までの高さを考慮して段差解消を行わないと、浴槽への出入りが困難となるので注意が必要です。

　シャワー椅子やバスボードを使用して浴槽に出入りする方は、「浴槽の縁の高さ」－「段差」＝「立ち上がり可能な高さ」となる必要があります。段差解消をした結果、浴槽への出入りや椅子からの立ち上がりが難しくなる場合は、高さが変えられるシャワー椅子を利用することも方法です（図10-22）。

　その他、椅子やキャスター付きのシャワー椅子（足載せ部がないか、格納または取り外しできるもの）を利用して浴室へ出入りする方法もあります（図10-23）。

　また住宅改修で段差をなくしてしまう場合は、設置するグレーチングの種類（目の間隔や素材）、床材への配慮が必要です。

図10-22　浴室段差解消時の留意点

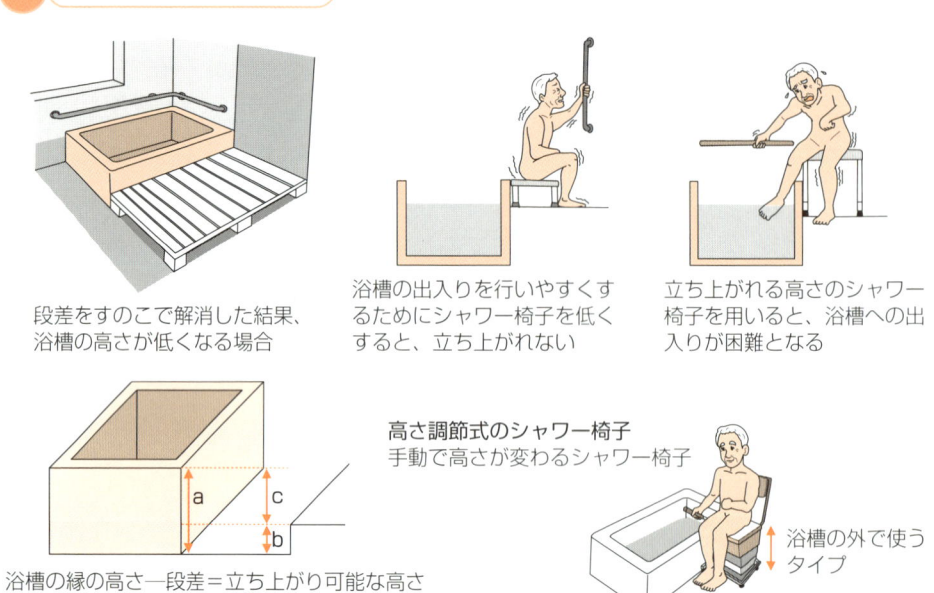

段差をすのこで解消した結果、浴槽の高さが低くなる場合

浴槽の出入りを行いやすくするためにシャワー椅子を低くすると、立ち上がれない

立ち上がれる高さのシャワー椅子を用いると、浴槽への出入りが困難となる

浴槽の縁の高さ－段差＝立ち上がり可能な高さ
a－b＝c

高さ調節式のシャワー椅子
手動で高さが変わるシャワー椅子

浴槽の外で使うタイプ

（5）浴槽への出入り

　福祉用具を利用する方法としては、入浴用昇降装置、入浴用リフトを用いる方法があります。動力源には水圧式や電動式、空気圧を用いたものなどさまざまですが、水圧式の場合は山間部やマンションの高い階では設置できない場合があるので注意が必要です。

（6）湯船につかる

　よく「肩まで入らないとフロに入った気がしない」といわれます。お湯に浸かる高さが高いほど浮力も大きくなりますので、浴槽内で体を安定させる配慮が必要です。滑り止めマットや浴槽内手すり、入浴用踏み台などを利用したり、浴槽のコーナーを利用する方法などがあります。

（7）体を洗う、洗髪

　体を洗うことや洗髪は、ほとんどがシャワー椅子の上で実施されます。浴槽への出入り兼用で使用している場合は、体を洗うときに石鹸水が浴槽へ入らないよう、シャワー椅子を浴槽から離す必要があります。利用者が乗ったまま引きずっ

図10-23 キャスター付きのシャワー椅子を利用しての浴槽の出入り方法

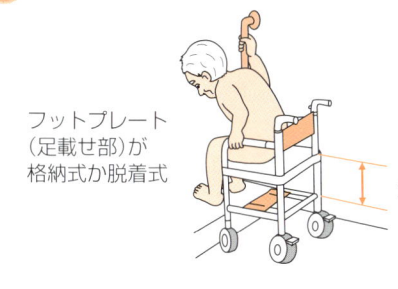

フットプレート（足載せ部）が格納式か脱着式

シャワー椅子の高さ－段差＝立ち上がり可能な高さ

図10-24 体を洗う、洗髪時の工夫

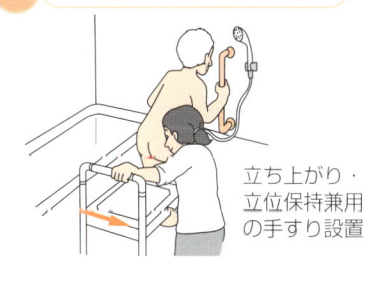

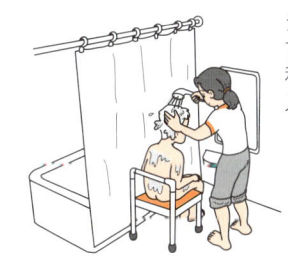

立ち上がり・立位保持兼用の手すり設置

シャワー椅子はずらさずに、防水カーテンを利用し、湯水が浴槽に入るのを防ぐ

たり、ちょっとお尻を持ち上げた瞬間に反動をつけて少しずつ横へずらしている光景を見かけることがありますが、これは危険です。前方に手すりを設置するとともに床に滑り止めマットを敷いておくと、立ち上がりが容易となり、臀部を洗うときやシャワー椅子をずらすときに便利です。介助量が大きい方はキャスター付きのものやシャワーキャリーを使用するか、シャワー椅子をずらさなくてよいように防水カーテンを用いるのも方法です（図10-24）。

(8) 衣服の着脱

　夏場発汗したあとの脱衣や入浴後の着衣、特に下着については、通常の着脱衣が自立している方でも、体が湿っているため困難となりやすい行為です。ゆとりのある下着で伸縮性のある素材を選ぶなどの工夫が必要です。

　入浴はその行為の難しさや、湯上りの着衣のように早さも要求される場面があるため、援助する側が介助を前提としてしまい、できることも介助してしまいがちです。とはいえ、楽しみの要素が強い行為でもあります。自力で行うことを強調するあまり訓練的要素が強い入浴になっても、本人にとっては苦痛となります。両者のバランスをとりながら、段階的に自分でできることを増やす支援が必要です。

Ⅴ 在宅復帰に向けたチームアプローチ

　ここでは、早期から訪問を行い、在宅復帰に向けたチームアプローチを実施することで、比較的短期間で在宅復帰が可能となった要介護5の方の事例を紹介します（図10-25）。

(1) 早期の自宅訪問による課題抽出と対応事例

Jさん（女性・51歳）の事例

病　歴　平成元年…脳梗塞
　　　　　2年…脳出血（左被殻出血）
　　　　　7年…脳梗塞を再発
　　　　　15年9月には体調不良から併設病院へ入院し、脱水症および多発性脳梗塞と診断。併設病院にて入院治療、リハビリテーション後、平成16年1月に在宅生活への準備・調整のため清雅苑に入所。

身体機能　四肢麻痺、嚥下障害、構音障害

精神機能　認知症高齢者の生活自立度Ⅱ、感情失禁

ＡＤＬ　食事…嚥下障害が著明。併設病院からは、嚥下造影検査の結果より、食事形態は全粥でトロミ食、体幹45度臥位にて摂取するよう申し送りあり。
　　　　　排泄…尿意・便意はあるが、頻尿で夜間には時々失禁あり。排泄動作は全介助。
　　　　　移動…車椅子で介助が必要。
　　　　　更衣・整容・入浴…全介助。
　　　　　コミュニケーション…コミュニケーションボードを使用し、指さしやジェスチャーにて意思を伝えることが何とか可能。

●**在宅での生活状況**●

　入院前は夫、長女家族、三女と6人暮らしで、住まいは2階建て（持ち家）。キーパーソンは夫（公務員）で、長女、三女は日中仕事に出ている。本人は日中一人で過ごし、屋内はいざりで移動。食事は、夕食以外は弁当。排泄はポータブルトイレ。在宅サービスは利用せず、夫、長女、三女の介護と、実母が週に2～3回来て家事を手伝っていた。

図10-25 家族構成

6人暮らし

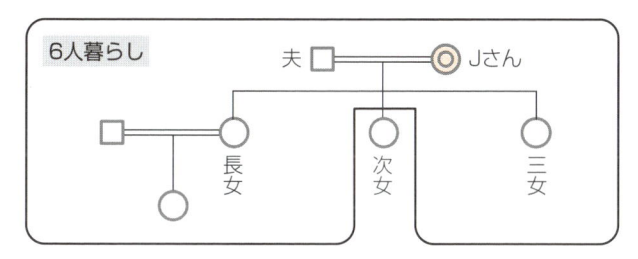

夫 — Jさん
長女／次女／三女
（長女に子）

図10-26 初回ケアプランの課題

1 | ADLすべてに介助が必要。脱水を起こしやすく、脳梗塞の再発の恐れがある。また、誤嚥の危険性がある

2 | 清雅苑の生活環境に慣れておらず不穏で、コミュニケーションが不十分である

3 | 自宅の住環境が整っておらず、今後の在宅生活に不安がある。また、家族の介護負担が大きい

Jさんが在宅復帰するまでのケアプランに沿った具体的支援は、大きく2期に分かれます。以下にその経過を説明します。

① I期（入所1～53日目）

入所当初は、暫定的ケアプランに沿ったケア、リハビリテーションを提供しながらJさんのアセスメントを実施し、13日目にケアカンファレンスを実施しました。初回ケアプランの課題は図10-26のとおりです。

● ケアプラン課題への対応と経過

図10-26の課題に対し、次のように介護方法の統一を行いました。また、早期に訪問を実施し、自宅環境を確認しました。

食事 誤嚥防止のための体位設定をスタッフ全員が理解するよう、医師とOTにより指導を行いました。Jさんは45度臥位にて摂取する必要がありましたが、ギャッチアップによるベッド上の食事ではなく、ホールで他の入所者と会食を楽しめるよう、ティルト機能付き車椅子で食事の体位設定を行いました。体位設定する際は、角度が一目でわかるように、車椅子をティルト、リクライニングするときの目印を設けました（図10-27）。

また栄養士を中心として、脱水の危険性や栄養状態管理の検討を行い、飲水時間や食事量のチェックを実施しました。

排泄 OTにより、起立訓練、車椅子とトイレ・ベッド間の移乗練習を実施しました。移乗の際は体が緊張して突っ張ってしまう傾向が強いので、本人の不安感や緊張感を少しでも緩和できるよう、使用するトイレを統一し、繰り返し練習しました。また、夜間は時間誘導や尿とりパッドの交換などで対応していましたが、頻度が多いためJさんの睡眠が十分とれませんでした。

Jさんの睡眠と在宅復帰後の家族の介護負担を想定すると、現実的な設定が必要と考え、夜間はおむつを選択しました。その際尿量測定を行い、Jさんに適したタイプを選択しました。

コミュニケーション コミュニケーションボードやジェスチャーにて意思表示が可能でしたが、常に接しているスタッフ以外とは意思疎通が困難で、相手が限定されていました。そのため、全スタッフが能力を把握し、車椅子の肘掛けにコミュニケーションボード入れを取り付け、日常的に使用できる環境にし、スタッフによる声かけを頻回に行いました。

住宅環境 退所前訪問1回目（入所12日目）を支援相談員とOTにて実施し、住宅環境の状況を確認しました。玄関、廊下に段差があり、屋内は和室環境で、トイレは狭く車椅子の使用は困難でした。キーパーソンである夫は、在宅生活を希望していますが、具体的な生活イメージはまだつかめていない様子でした。

そこで、施設の支援相談員、OT及び在宅のケアマネジャーと連絡を取り合い、退所後のケアや福祉用具の選定、住宅改修について検討しました。

退所前訪問2回目（入所47日目）では家族、ケアマネジャー、建築士を加えて、より具体的な日常生活の支援体制を検討しました。

図10-27 Jさんの食事体位

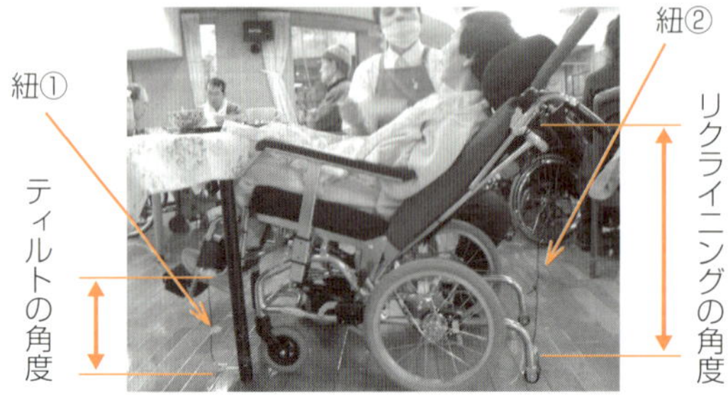

紐①の先端が床に接するよう、座面をティルトさせる。次に、紐②の先端が床に接するよう、背もたれをリクライニングさせる

② Ⅱ期（入所54～84日目）

入所54日目に、全スタッフによる2回目のケースカンファレンスを開催しました。ケアプラン変更後の課題は図10-28のとおりです。

● ケアプラン変更後の課題への対応

Ⅱ期は、これまでスタッフが取り組んできたケアを家族に伝達し、在宅復帰のための住環境整備や福祉用具の導入を具体化していった時期です。

住宅環境 屋内動線上の段差に「すりつけ」を設置することで段差を解消し、車椅子による移動を可能にしました。また、屋内への出入りは玄関を利用せず、縁側に段差解消機を設置しました（図10-29）。

図10-28 ケアプラン変更後の主な課題

1 | 住環境整備や使用する福祉用具が具体的に決定していない
2 | 本人、家族は在宅生活のイメージができず、漠然とした不安がある
3 | 家族は在宅での介護に不安がある

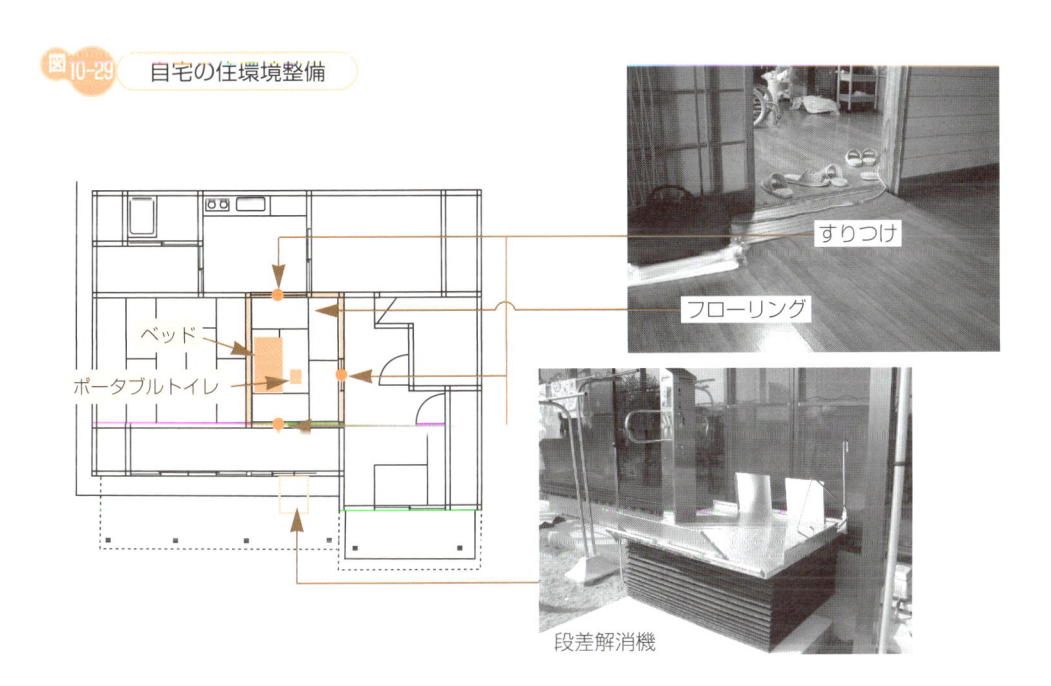

図10-29 自宅の住環境整備

すりつけ
フローリング
ベッド
ポータブルトイレ
段差解消機

車椅子は、姿勢制御機能や乗り心地、介助のしやすさ、他の福祉用具との適合を考慮し、数種類選択した中から実際に使用してもらい、決定。決定後は、OTによる適合調整をしました。入所中はデモ機として試用し、退所後は福祉用具貸与にて使用できるよう、ケアマネジャー及び貸与業者と調整しました。
　排泄は、トイレの介助スペースが確保できないため、住宅改修を検討・提案しましたが、現時点ではトイレの改修は行わないとの家族の判断であったため、以前のようにポータブルトイレを利用する設定とし、プライバシーと動線に配慮して設置位置を決定しました。

家族指導　施設内で介護方法の統一のために使用してきた細かな写真入りパンフレット（図10-30）を利用し、ケアスタッフとOTにより、家族へ指導を行いました。また、とろみ食の調理方法について不安があったため、栄養士が夫と娘への栄養指導、食事の作り方の指導を実施しました。

退所後のサービス　退所前のサービス担当者会議にて、これまでのように日中一人の状況は無理であることを本人、家族に説明しました。
　脳梗塞の再発防止、栄養管理の目的及びキーパーソンの帰宅時間、医療的管理などの条件を考慮し、夕食まで提供可能で医療的サポートも得やすいサービスを検討。その結果、かかりつけ医に隣接する介護老人福祉施設の通所介護週5回（昼食・夕食（施設のサービス）を通所で摂取）と福祉用具貸与にてプランを組むことに決定しました。

③退所（入所85日目。退所時訪問）
　Jさんの退所に合わせ、ケアマネジャー、OT、支援相談員、建築士、通所介護スタッフにて、退所時訪問による環境整備の最終確認を行いました。また、福祉用具の使い方や介護方法を記載したパンフレットを手渡し、家族や通所介護のスタッフへ、在宅の現場で指導しました（写真10-1）。

　退所後約10か月が経過していますが、Jさんは特に大きな問題もなく、在宅生活を継続されています。

第10章 在宅復帰への支援

図10-30　Jさんのための介護法パンフレット（全26ページ）

目　次

① お食事.................. P 1- 6
② 移る時................. P7-11
③ 夜寝る時............ P12-14
④ 起きる時............ P15-17
⑤ 着替え................ P18-21
⑥ 車椅子について... P22-24
⑦ その他................. P25-26

移る動作（車椅子からポータブルトイレ）

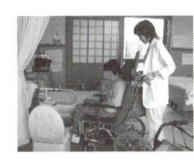

①写真のように準備する（ベッド手すりを平行にし、この位置に車椅子を止める）

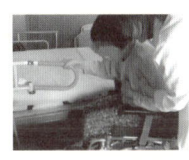

②本人に右手で手すりを握ってもらい、介助者は左脇の下と腰を支える

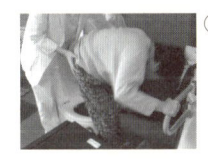

③そのまま立ち上がり、お尻をトイレの方への回転させる。そして、ズボンとパンツを下ろす

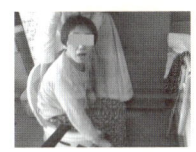

④トイレの奥のほうまでしっかりと座る

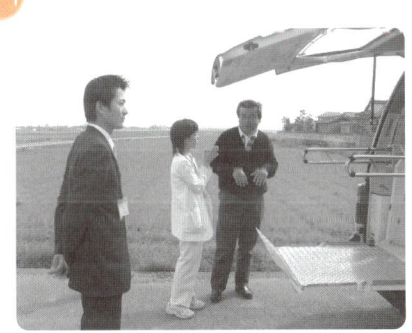

写真10-1

メンバー
本人・家族
ケアマネジャー
作業療法士
支援相談員
通所介護スタッフ
建築士

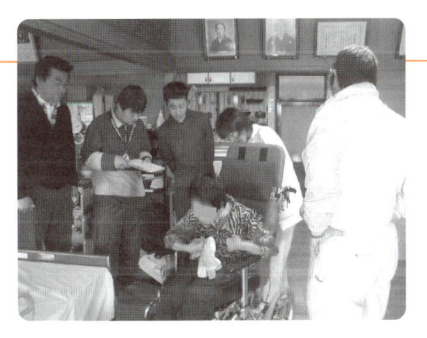

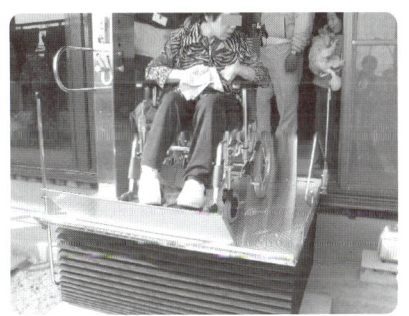

205

第11章 出かけよう！

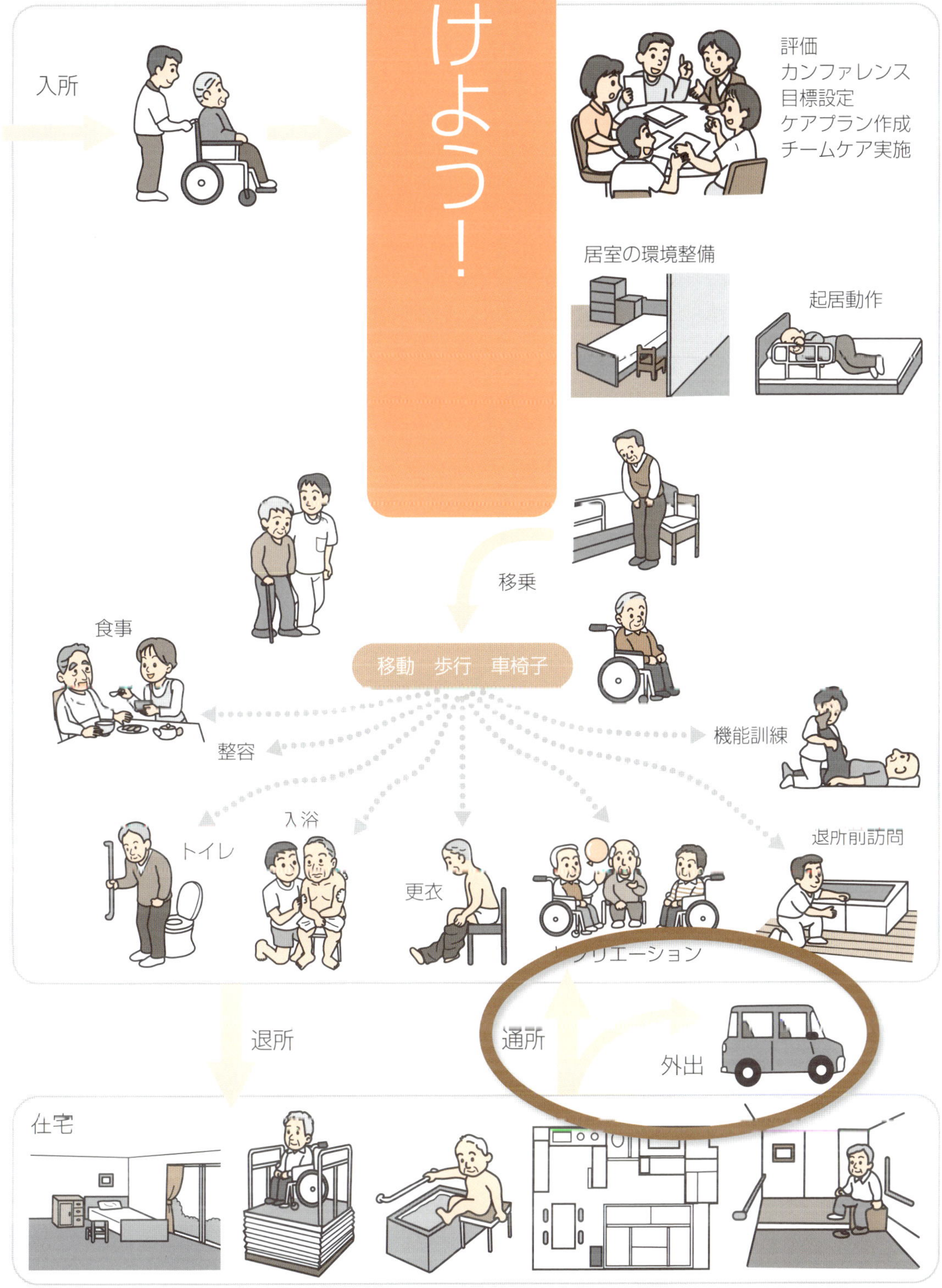

入所

評価
カンファレンス
目標設定
ケアプラン作成
チームケア実施

居室の環境整備

起居動作

移乗

移動　歩行　車椅子

食事

整容

機能訓練

トイレ

入浴

更衣

レクリエーション

退所前訪問

退所

通所

外出

住宅

在宅復帰後は自宅に閉じこもらずに、外出や通所サービスの利用で活動的な生活を送ることが重要です。

　図11-1を見てください。これは筆者らが開発したエイメス（A-MES）という特殊な機械で、Ｓさんの施設入所中と在宅復帰後の生活を測定したものです。この機械は１日の動作状態を連続で測定できます。Ｓさんがどの時間帯にどのくらいの時間寝ていたか、座っていたか、立っていたか、車椅子を動かしていたか、歩いていたかなどが分かります。問診の結果と合わせることで、生活の様子がよく分かります。

　図11-1はＳさんの朝から夕方までの約９時間の測定結果です。入所中はレクリエーションやリハビリで日中はベッドから離れている時間が長時間ありますが、在宅では日中ほとんどベッド上で過ごされていることがよく分かります。在宅復帰後にこのような状態が続くと、すぐに廃用症候群を起こし、寝たきりや認知症を引き起こします。

　これらを防止する方法の一つとして通所サービスや外出は非常に有効です。通所や外出を拒み閉じこもる理由としては、人と会いたくない、何もしたくないなどの精神・心理的要因のほか、玄関からの出入りが困難、車への乗り降りが大変なので迷惑をかけたくないなど介護上の問題も引き金となります。

　玄関については第10章で触れました。ここでは車への移乗方法を解説します。

図11-1　A-MES（エイメス）によるＳさんの活動評価　施設入所中と在宅復帰後の比較

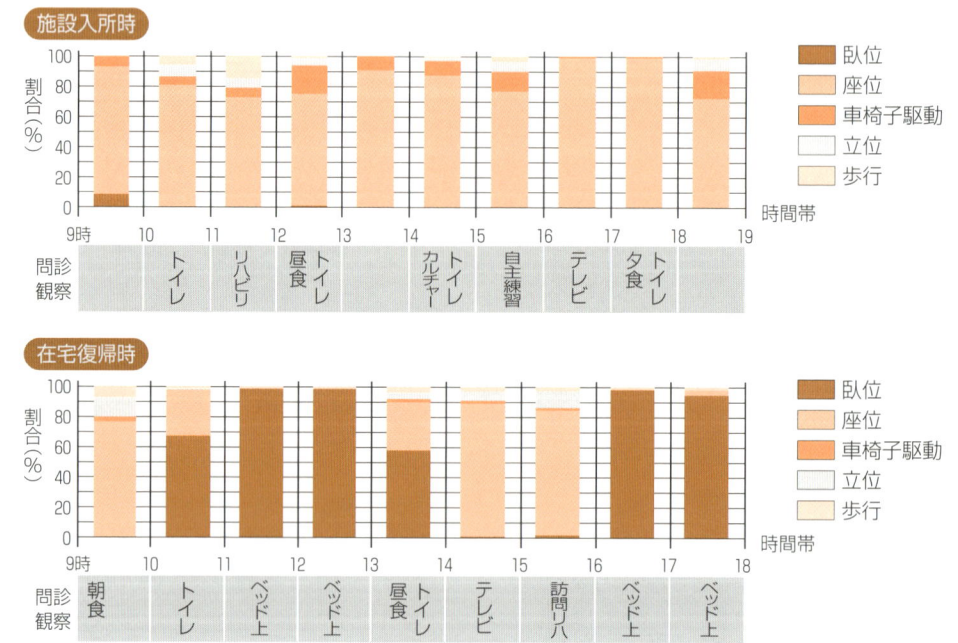

車への移乗

　車への移乗方法は利用者の心身機能、車椅子や杖などの福祉用具、使用している車のタイプ、介護者の心身機能等により異なります。また運転者としての移乗か同乗者としての移乗かでも違ってきます。現在は、福祉車両としてさまざまな移乗支援機能を付加したものが販売されています。大まかな心身機能との関係を図11-2に示します。

　ここでは一般車両への移乗について、立位を保つことが可能な方と困難な方とに分けて解説します。

図11-2　福祉車両分類表

			歩行レベル	立位保持レベル	座位保持支持なし	座位保持支持あり
一般車輌	助手席 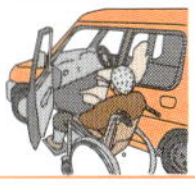		○	△	ー	ー
	中部座席 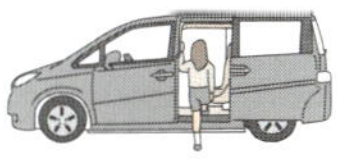		○	△	ー	ー
	後部座席 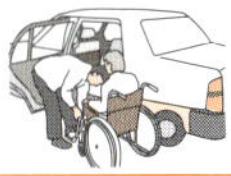		○	△	ー	ー
福祉車輌	回転シート 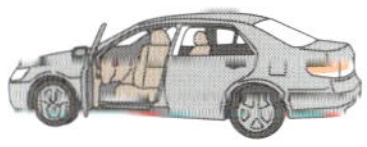		○	○	○	ー
	昇降シート	助手席 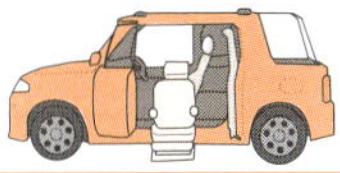	○	○	○	△
		センター 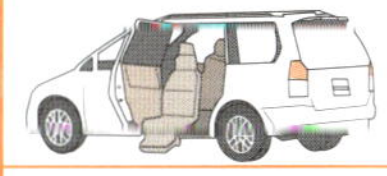	○	○	○	△
	車椅子式シート	昇降式 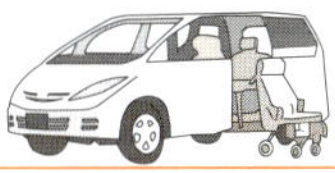	ー	ー	○	○
		スライド式 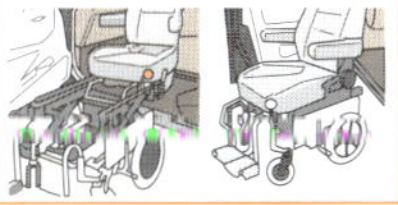	ー	ー	○	○
	車椅子搭載	スロープ 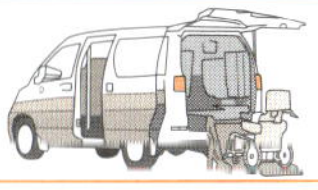	ー	ー	○	○
		リフト 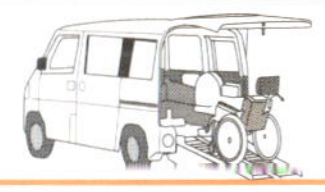	ー	ー	○	○

○適応、△条件により適応、ー適応外

(1) 立つことが可能な方の車への移乗

①車椅子から助手席への介助（図11-3）

　基本的な考え方は第4章の移乗と同じです。まず車椅子から助手席への移乗の場合を想定して解説します。

　介助者が車椅子と車のドアの間に立てるよう、空間を確保してドアを開けます。あらかじめドアのウインドウを一番下まで下げておきます。車椅子を近づけます。ベッドの場合と同様に、車椅子から立ち上がったときに可能な限り方向転換が少なくてすむよう（約15度）に着けます。

　車椅子のブレーキをかけ、車椅子のフットプレートから足を下ろし、プレートを跳ね上げます。肘掛けやフットレストが取り外せるタイプのものは取り外します。臀部を前へずらし車椅子の前方部分に腰掛け、次に臀部を反時計回りに回転

図11-3　車椅子から助手席への介助

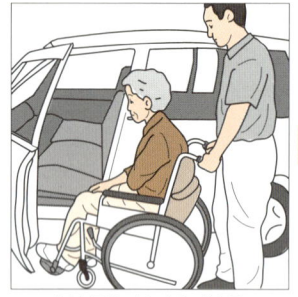

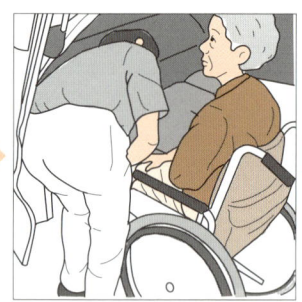

1　車椅子を車に近づける
2　足をフットプレートから下ろす（肘掛けが取れる車椅子であれば肘掛けを取る）
3　車のドアのウインドウを下ろす。図11-5の握りやすい場所を握る
7　車椅子を少し後方に下げる
8　足を車に乗せる
9　姿勢を整えたらシートベルトを装着する

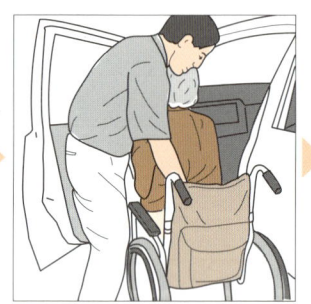

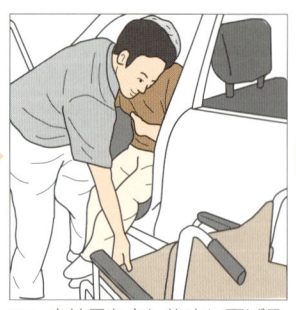

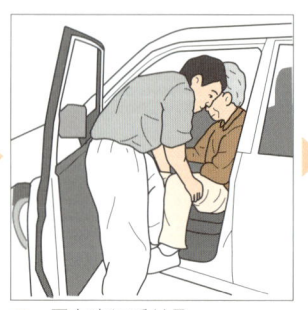

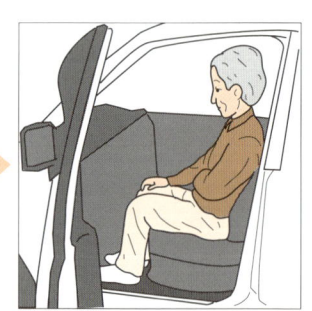

させ、できるだけ車の乗車口の方向に向かうようにします。足先は開けたドアのほうに向け、特に軸足となる右足は車に近づいた位置に置きます。右ハンドル車の助手席の場合は、本人の右手が使える方であれば、車の天井部にあるグリップ、あるいはウインドウを下げた状態のドアフレーム、ドアの取っ手、ボンネット部の手すり（車種によっては付いている）を握ります。ドア部のどこかを握る場合、介助者はドアが動かないよう固定します。

次に、お辞儀をしながら立ち上がります。いったん立ち上がり、乗車口天井部に頭を打たないように深く前屈して、臀部を助手席のシートに下ろします。体を十分前屈して座らないと、体が後方に倒れるので注意が必要です。右足を乗せ、次に左足を車に上げます。姿勢が崩れている場合は深く座り直します。車のシートは座角が強いものが多いので、深く座り直すときは体を前に曲げてから臀部を引かないと、より滑り座になってしまいます。最後にシートベルトを装着します。

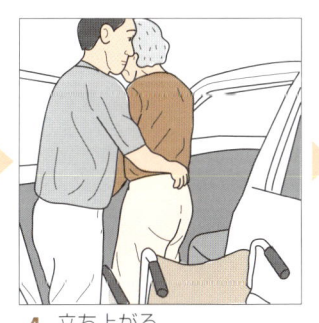

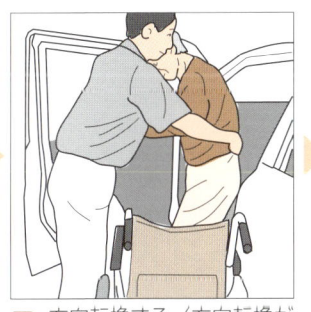

4　立ち上がる

5　方向転換する（方向転換が難しい場合は回転盤を利用すると楽にできる）

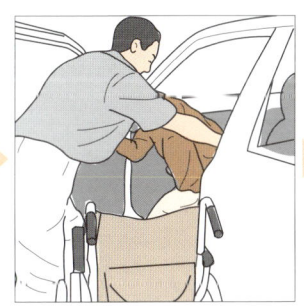

6　お辞儀をしながら座る

（　車への車椅子の着け方　）

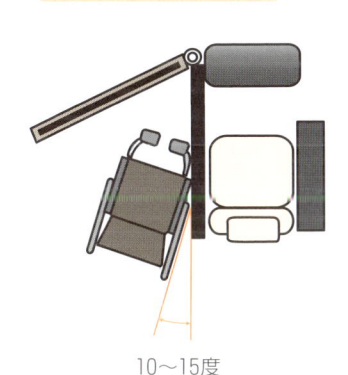

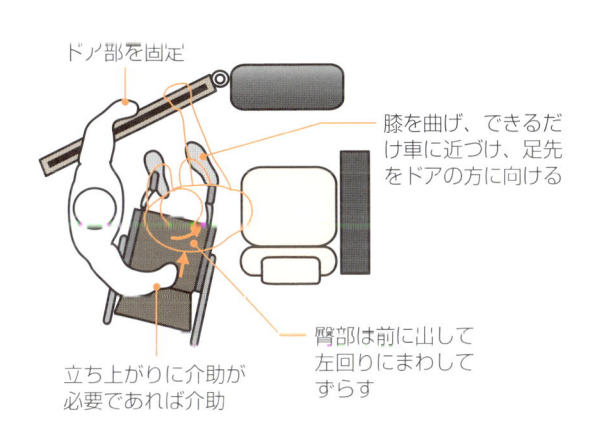

10〜15度

ドア部を固定

膝を曲げ、できるだけ車に近づけ、足先をドアの方に向ける

立ち上がりに介助が必要であれば介助

臀部は前に出して左回りにまわしてずらす

②助手席から車椅子への介助（図11-4）

　ドアを開け、ウインドウを下げます。車椅子を手の届く範囲で少し離して置きます。シートベルトを外し、体を回転しながら足を車から降ろします。この際、体が後方に倒れないように注意します。あらかじめ天井部のグリップをつかまえて行うとよいでしょう。車椅子を近づけて、乗車したときと同様に着けます。図11-5のドア部の握りやすいところを握り立ち上がります（天井部やダッシュボード部は、立ち上がる際の重心移動を邪魔しやすいので避ける）。車椅子に腰掛

図11-4　助手席から車椅子への介助

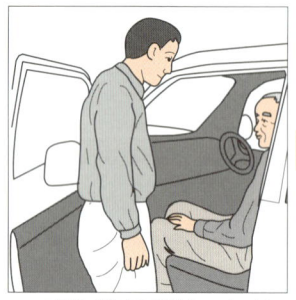

1　車のドアを開け、ウインドウを下げる

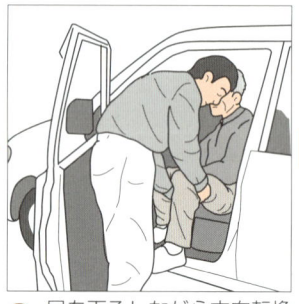

2　足を下ろしながら方向転換する

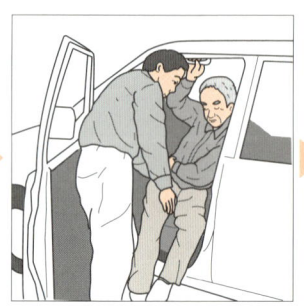

3　天井のグリップを握り、お尻を前にずらす

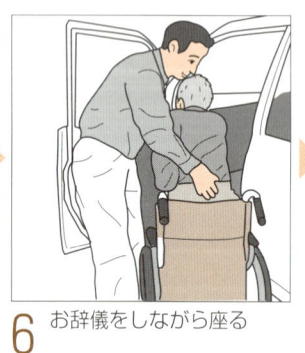

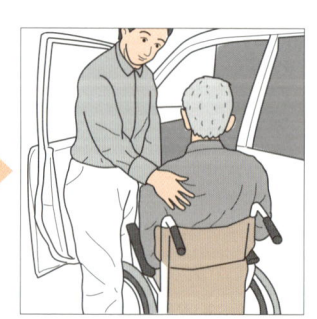

6　お辞儀をしながら座る

7　姿勢を整える

けます。

　このレベルの方は、座席に回転機能や回転スライディング機能が付いていると移乗が容易になります。ない場合でも、回転盤（布製だと座面にも利用可能）を利用することで楽になります。

　麻痺側の違いや、車と車椅子のシート高さの違いなどにより、車椅子から座席、座席から車椅子の移乗のしやすさに差が生じる場合もあります。助手席、後部座席の両サイドを試してみて最も移乗しやすい座席を決定してください。

4　ドア部を握り立ち上がりる

5　方向転換する

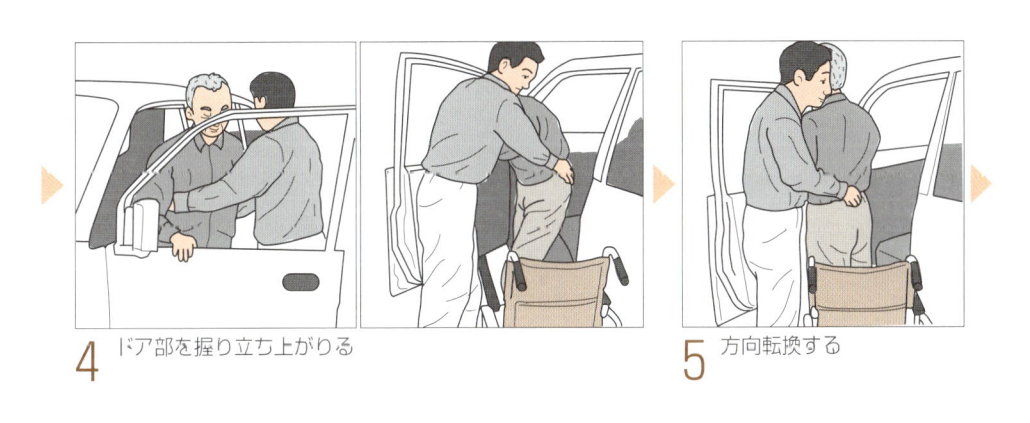

図11-5　車への移乗時に握れる箇所

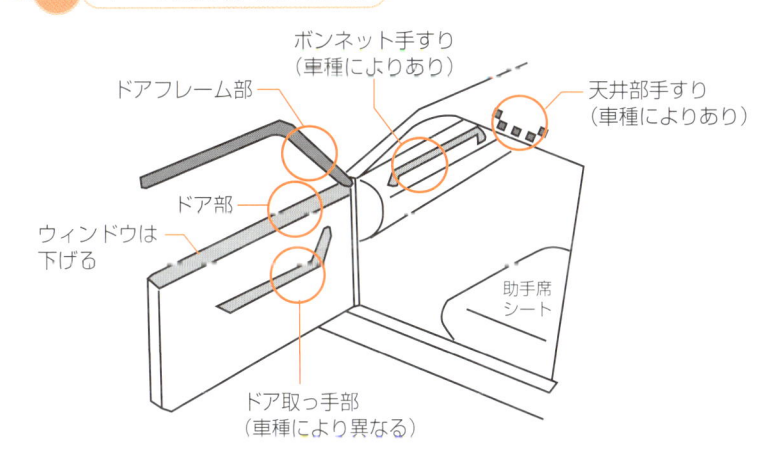

ボンネット手すり（車種によりあり）
ドアフレーム部
天井部手すり（車種によりあり）
ドア部
ウィンドウは下げる
助手席シート
ドア取っ手部（車種により異なる）

（2）立つことが困難な方の車への移乗

　立つことができない方を立たせて移乗させることは、事故の原因につながりやすくなります。福祉車両が利用できない場合でも、福祉用具を利用して安全な移乗に心がけてください。ここではトランスファーボードの利用で後方から介助する移乗方法を紹介します。

　車椅子は肘掛けの取れる車椅子が条件です。まずドアを開けウインドウを下げます。乗り移る側の肘掛けを外します。車のドア部、あるいは取り外していない

図11-6　トランスファーボード利用での移乗　車椅子→助手席

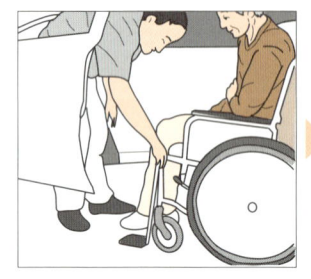

1　車椅子を車に近づけ、車椅子の肘掛けを外す（フットレストが外れるタイプのものであれば外す）

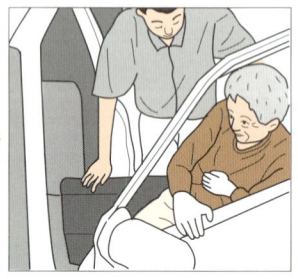

2　ドア側に体を傾け、スライディングボードを差し込む

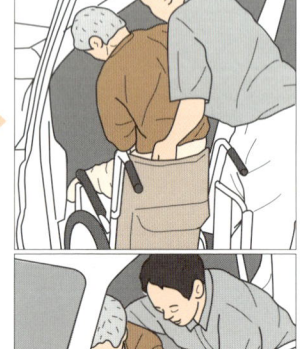

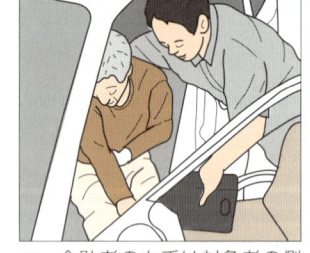

3　介助者の右手は対象者の側胸部を支持する。左手は骨盤のところを助手席のほうに押し、助手席へ移乗する

図11-7　トランスファーボード利用での移乗　助手席→車椅子

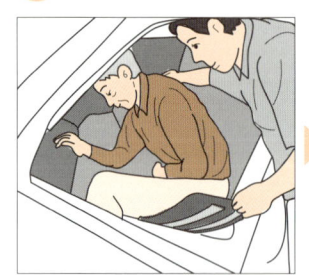

1　ドアを開け、車椅子を車に近づけ肘掛けを外す。運転席側へ体を傾け、スライディングボードを差し込む

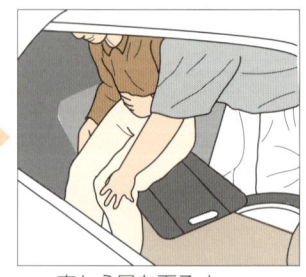

2　車から足を下ろす

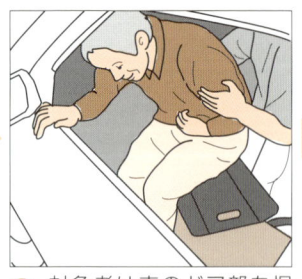

3　対象者は車のドア部を握り、介助者は左手で上腕部、側胸部を支持する。右手は対象者の右の骨盤部に置く

側の肘掛けを握り、体を傾けます。そこへスライディングボードを差し込みます（差し込んだ側の坐骨結節が乗る程度）。ボードの車側の先端が座席に適切に乗っていることを確認してください。本人には車のドア部を握ってもらいます。臀部の外側をやや押し込むように介助しながら座席へ誘導します。足を車に乗せます。体を運転席側に少し傾けて、ボードを抜き取ります。座席から車椅子へはこの逆の流れで移乗すればよいのです（図11-7）。

トランスファーボードの利用は、車椅子との高低差が大きいと困難な場合もあります。

車への車椅子の着け方

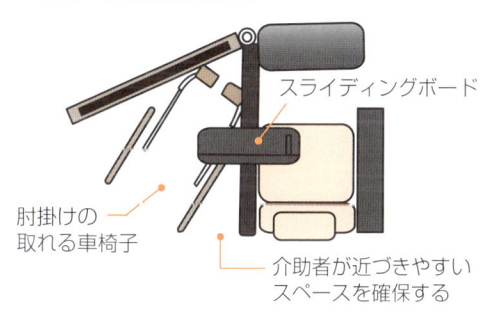

- スライディングボード
- 肘掛けの取れる車椅子
- 介助者が近づきやすいスペースを確保する

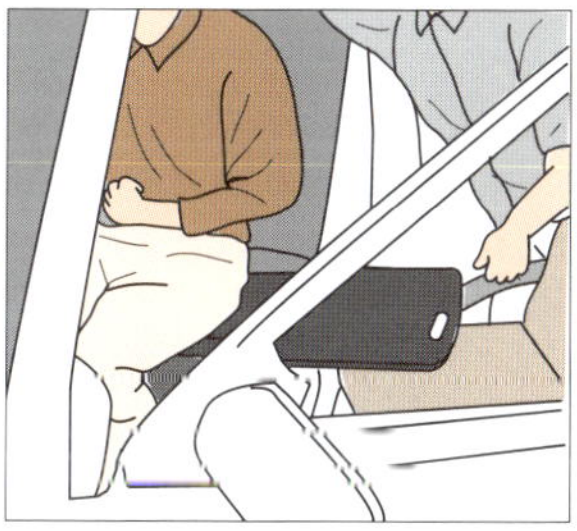

4 両足を車に上げる。介助者は側胸部を支持したまま、対象者の体を運転席側へ傾け、スライディングボードを抜き取る

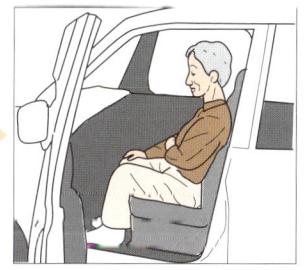

5 姿勢を整えたらシートベルトを装着する

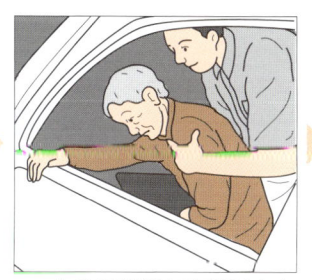

4 右の骨盤部を車椅子方向にゆっくり押す

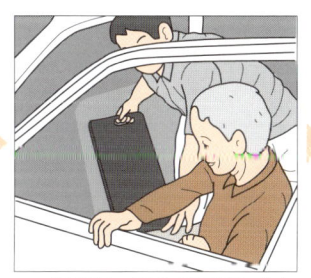

5 移乗後、車のドア側に体を傾け、スライディングボードを抜き取る

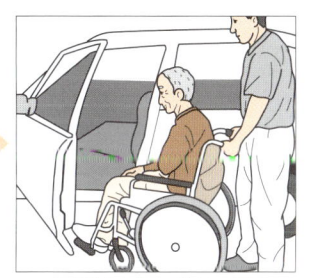

6 肘掛けを取り付け、足をフットプレートに上げ、姿勢を整える

第12章 楽しみながら観察力を向上させよう

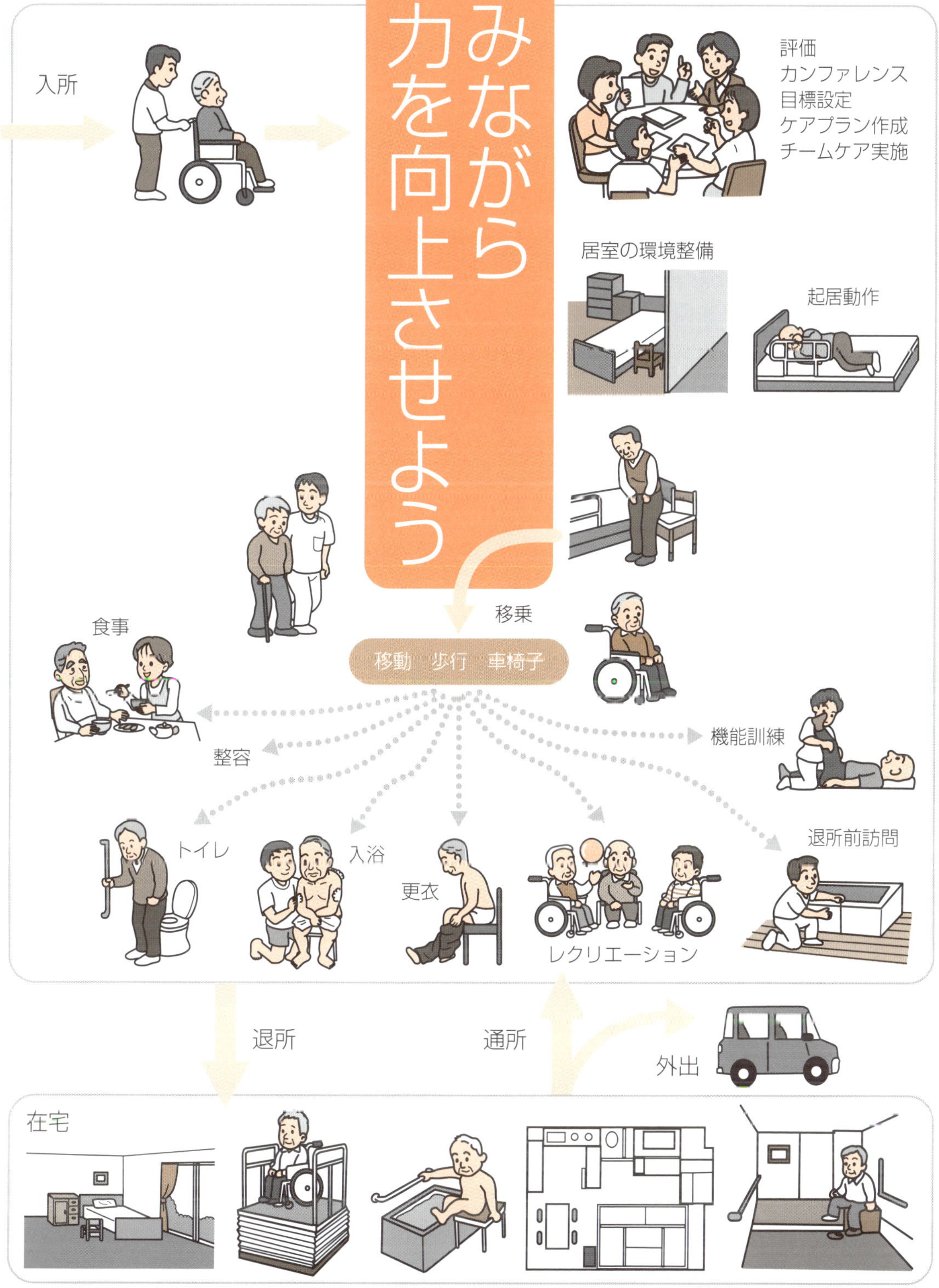

入所

評価
カンファレンス
目標設定
ケアプラン作成
チームケア実施

居室の環境整備

起居動作

移乗

移動　歩行　車椅子

食事

整容

機能訓練

トイレ

入浴

更衣

レクリエーション

退所前訪問

退所　通所　外出

在宅

リハビリテーション・ケアの現場において、スタッフの観察力、新しいものを創造していく力を育てていくことは、サービスの質の向上に不可欠です。清雅苑ではスタッフの教育も含めさまざまな取り組みを行っています。ここではその中から、アイデア保険制度及びグッドアイデアグランプリ（通称GIGP：ジップ）を紹介します。

スタッフの創造力を高める工夫

　私たちは日常のリハビリテーションやケア業務の中で、ケアプランに上がってくる課題に限らずさまざまなリハビリテーションニーズ、ケアニーズに遭遇しています。流れ作業的な業務の中では『見れども見えず、聞けども聞こえず』で、ニーズがあっても気付かない場合も少なくありません。またニーズに気付き「こんな工夫をしたらより改善できるのでは？」「こんなものを購入して用途転用したら使えるかも？」と解決のアイデアがひらめいたとしても、特にお金がかかる場合は「大した金額ではないけれど、もし失敗したら……」とブレーキがかかり、そのまま自分の中で呑みこんで、せっかくのアイデアも具体的に検討しないまま流してしまうこともあります。

　そこで清雅苑の施設スタッフと在宅スタッフ共同で始めたのがアイデア保険制度です。利用者の自立や生活の質の向上あるいは施設、在宅サービスの向上のため、自費で物品を購入してさまざまな工夫を試みたけれど、結果はうまくいかなかった場合を保険事故として保険金が降りる仕組みです。

　スタッフからは半年に1回保険料（経験年数×100円、役職は役職加算500円）を徴収しています。保険証も配布し、新人スタッフの保険制度への理解にも一役買っています。また成功したアイデアは、年度末にグッドアイデアグランプリと称してコンテストを開催し（写真12-1）、発案者のプレゼンテーションのもと、参加スタッフの投票でグランプリから第3位までを決定します。そして保険料の残金と施設長からの援助で、3位までは商品が出ます。さらに、出された全アイデアは冊子にしてまとめて、皆で閲覧できるようにしています（写真12-2）。

　この制度を始めて5年目に入りますが、スタッフの観察力は確実に上がりました。利用者の心身機能はもとより、生活環境に対する細かな部分までよく気付くようになってきています。またそこで上がってくる小さなニーズを放置せず、自分なりに解決方法をさぐる姿勢が非常に高まったと感じています。同時に、プレゼンテーションの能力も向上してきています。

第12章　楽しみながら観察力を向上させよう

以下に2005年度ノミネートされたアイデア（表12-1）の中から、入賞アイデアを紹介します。いずれもひらめきを形にしただけではなく、継続して生活の中で利用されたものです。

写真12-1 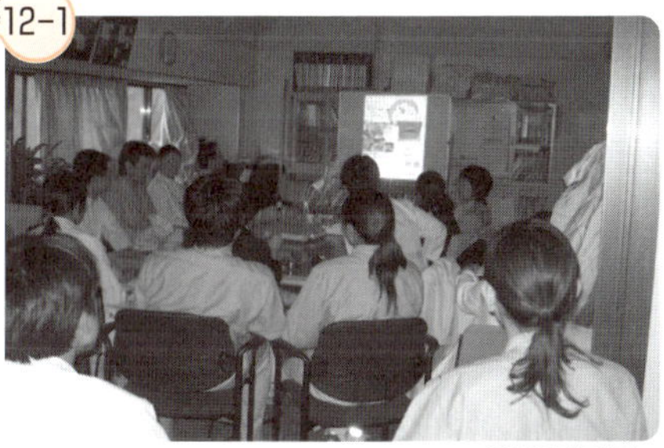
GIGP風景

写真12-2 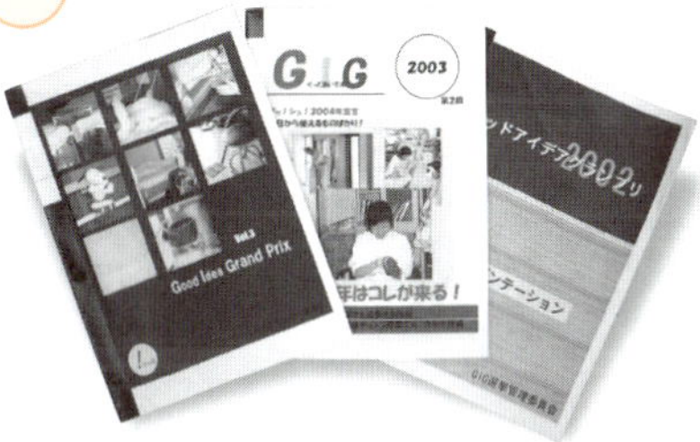
出されたアイデアは冊子にまとめ、閲覧可能

表12-1　GIGP2005　ノミネート作品

まちが円ポーチ	計算が苦手で、小銭の出し入れも苦手な利用者に、各種の小銭を整理でき、取り出しやすいポーチ
ぎゅっと入れてパッと取る簡易杖立て	第2位（本文参照）
エンジン全回	カギを回しやすいフォルダー
クルマイスツリー（車椅子釣りー）	浴室に車椅子で移動し、シャワー椅子に移乗した後、脱衣所に押し出した車椅子を入浴後に戻すロープ
しずっくん	利用者の尊厳に配慮したデザインのエプロン
Madame mitsukoのポンチョ	夜間排泄時の保温用ポンチョ
ビジュアルアナログ体操	難聴の利用者への、パソコンソフトを利用した体験パンフレット
忍者はぎっとりクン	掛け布団剥ぎ取り用の用具
ねがえーる	寝返りするとき、重い布団が邪魔にならないようにする用具
ひっかカール	ベッドサイドの杖フォルダー
尻あがーる	床から車椅子に上がるためのプッシュアップ台と臀部を乗せる台
蛇口チャン薔薇	蛇口の延長バー
糸立く鬼	リウマチの方の裁縫用糸立てバー
ぬくぬくぬすコール	コールを押せない利用者に対し、ぬいぐるみを利用したナースコール
加湿木	加湿用の植木鉢
小国フットプレート（痛み取る板）	小国杉を利用した、ポータブルトイレの補高台。消臭効果もあり
洋（よー）座れる	埋め込み式（這って移動される利用者）を使いやすくするトイレの便座
NICEPOTごーるどふぃんがー2004	片手で急須にお茶を入れやすくする台
移乗の助さん・駒さん	第1位（本文参照）
ストーリー・ト・ファイター	生活史を探る年表
光るんです	光で知らせるナースコール
パタンとゴルフ	簡易のパターゴルフセット
キッチンフットプレート	第3位（本文参照）

219

第1位は『移乗の助さん・駒さん』です。製作者は入所スタッフです。
　高次脳機能障害による注意障害のため、車椅子ブレーキのかけ忘れやフットプレートの跳ね上げを忘れることが多く、転倒リスクが高かった利用者に対し、利用者が好きな水戸黄門のテーマソングを利用して、トランスファー手順の替え歌を作成したものです。本人お気に入りの歌と一緒に動作実施することで習慣化し、一人で安全に移乗できるようになりました。
　第2位は『ぎゅっと入れてパッと取る簡易杖立て』（図12-1）です。製作者は通所スタッフです。
　杖歩行される方は、椅子に座って休憩するときなど、杖の置き場に困ります。いくつか市販されているものがありますが、丸テーブルだと落ちやすいなど一長一短あるようです。そこで、①簡単に杖を立てることができる、②簡単に杖をとることができる、③場所をとらない、④安価であることを目標に、簡易杖立てを作製しました。材料は、物干し竿の滑り止め、カーラー、滑り止め、針金、両面テープ、ビニールテープで簡単に作製できます。
　第3位は、『キッチンフットプレート』（図12-2）です。製作者は筆者です。これは、在宅のALSの利用者に作製したものです。この利用者は長時間の立位が困難で、椅子に腰掛けて調理を実施していました。キッチンでの移動は、上肢でシンクを握ってキャスター付きの椅子を動かしていました。症状の進行に伴い、移動の際、特に右下肢がついていけず、右下肢損傷のリスクがありました。使い慣れている椅子を使いたいとの本人の希望をかなえるため作製したものが本プレートです。1号機、2号機、3号機と試作品を作製し、問題点を修正して完成したものです。
　金属プレートを使用中の椅子に固定し、角度調整可能な右下肢用のプレートを作製しました。足を乗せる部分にはコルクを張り、見た目と肌触りを良くしました。また股関節の筋力が弱くプレートに乗った下肢が倒れるので、それを止めるベルトも取り付けました。その後、現在のバリアフリー住宅に転居するまでの3か月間、利用者の調理を毎日支えました。
　入賞しなかったアイデアも、現在実生活の中で使用されて好評です。またここでは紹介しませんでしたが、表中の『しずくくん』という介護用のエプロンは商品化に向けて動き出しています。
　従来の受け身の勉強会や実技指導も重要ですが、今回ご紹介した取り組みに限らず、日常業務の中でスタッフの観察力や創造力を刺激し、楽しみながらサービスの質の向上を図る仕掛けは職場に活気を与えます。ICFの健康の構成要素を思い出してください（第1章）。これは万人にあてはまる構図です。スタッフにとっても参加と活動の要素は生活に活気を与えるのです。

第12章　楽しみながら観察力を向上させよう

図12-1　ぎゅっと入れてパッと取る簡易杖立て

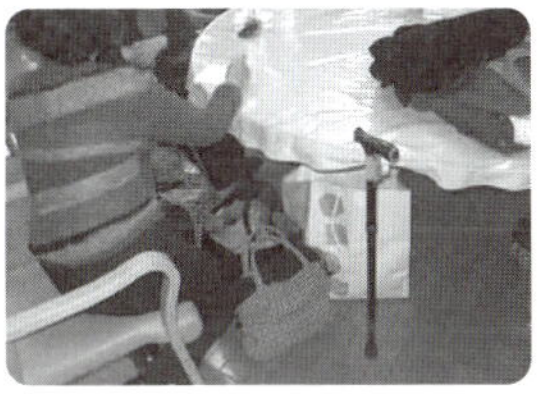

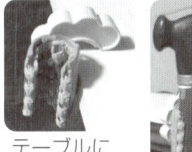

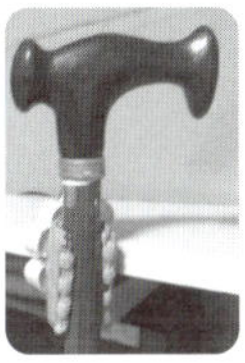

用意するもの

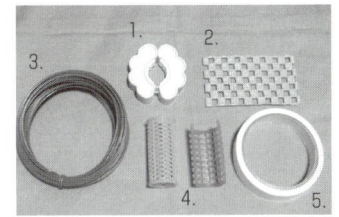

1. 物干しの滑り止め
2. 滑り止めシート
3. 針金
4. ヘアカーラー（半円のほうを使用）
5. 両面テープ

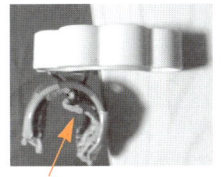

テーブルに装着

杖を押しつけるとしっかりホールド

緩ませるのがコツ

ヘアカーラーの半円の内側に両面テープを貼り、滑り止めを取り付け、ヘアカーラーの外側をビニールテープで補強後、針金で物干しの滑り止めに固定し完成

図12-2　キッチンフットプレート

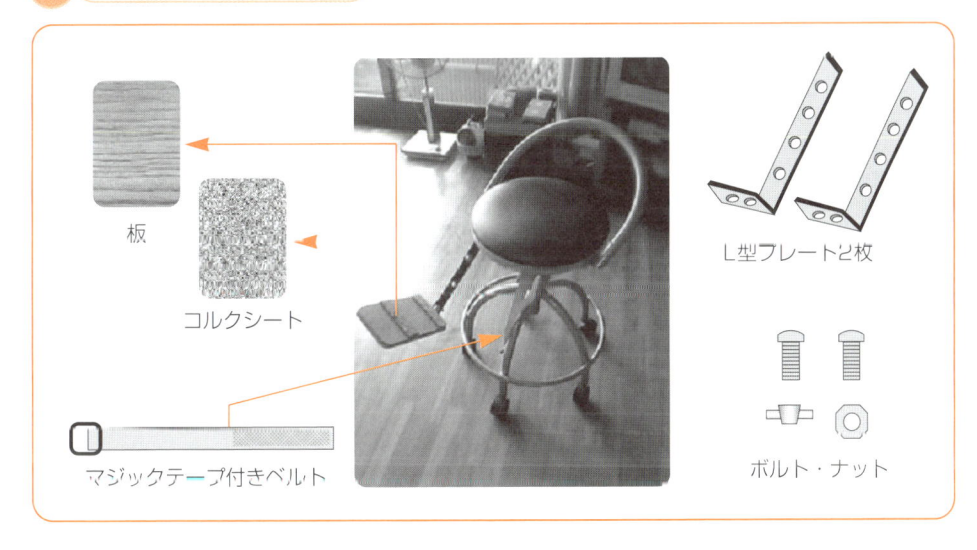

板
コルクシート
マジックテープ付きベルト
L型プレート2枚
ボルト・ナット

221

索引

あ

アームレスト	92、142
ICIDH	7
ICF	7
アイデア保険制度	218
足こぎ	97
移乗	68
移乗動作	141
椅子式リフト	180
移動用バー	25、62
衣服の着脱	199
ウェアリングオフ現象	60
運動負荷量	163
ALS上肢型	65
エイメス（A-MES）	208
栄養ケア・マネジメント	4
エロンゲートサイズ	187
応用歩行	110
起き上がり	52、57、62、63、64、66
オンアンドオフ現象	60

か

介護法パンフレット	205
介護老人保健施設	3
階段昇降	110
回転板	55、82
下肢運動	160
片手片足こぎ	98
片麻痺	141
体を洗う	198
簡易スロープ	180
関節拘縮	154
関節リウマチ	64
顔面の体操	157
起居動作	45
機能訓練	152、155、162
脚分離型のローバックシート	85
キャスター	92
居室の環境整備	31、36
筋力の低下	153
駆動輪	92
グループ活動	163
車椅子	91、180
車椅子からベッドへの移乗方法	83
車椅子シーティング	91、132
車椅子の介助方法	99
車椅子の着け方	70
車への移乗	210
頸部の体操	158
玄関	178

223

玄関ベンチ	180
懸吊式床走行リフト	144
更衣	149
勾配の緩和度	182
国際障害分類	7
国際生活機能分類	7
コップ	134

さ

座位移乗	85
在宅復帰	6、115、168、200
座位での移乗	74
座幅	102
座面	92、96
座面の奥行き	97
座面の傾き	130
座面のたるみ	102
参加	163
3動作歩行	108、109
シーツ風船	164
シート	92
シートユニット	92
ジェルクッション	103
式台	179
自助具	148

自走式	92
尺骨茎状突起	108
車軸	92
車輪	94
シャワー椅子	145、147、199
シャワーキャリー	196、197、199
重心線	69
住宅改修	173、176
住宅改修後	174
昇降式座椅子	180
昇降便座	139、187
上肢の体操	159
食事介助	120
食事環境	121
食事姿勢	128、129、131
人工骨頭置換	145、148
心肺機能の低下	154
スイングアウト	143
すくみ足	112
STRATIFYリスクマネジメントツール	118
スプーン	134
滑り止めシート	131
滑り止めマット	51、82、198
スライディングシート	50、51、62、86

索引

スライディングボード	76
すりつけ	187
スリングシート	85
スロープ	181
スロープ勾配	182
背上げ	128
背上げ調整	22
生活機能低下	8
生活機能低下改善	8
背もたれ	92、94、96、192
セルフケア	15
全介助	77
洗髪	198

た

体幹の体操	158
ターンテーブル付きシャワー椅子	146
ターンテーブル付きバスボード	146
台座式床走行リフト	144
大腿骨	108
大転子	109
大輪	92
タオル	38
立ち上がり	69、72
脱衣所	197

段差解消機	181
段差の上り方	100
段差の下り方	100
杖	107
杖による歩行	108
杖の高さ	108
杖歩行の介助	108
杖歩行の方法	108
低反発ウレタン	94、104
ティッピングレバー	92、99
手こぎ	96
転倒	113
転倒カンファレンス	31
トイレ	185
トイレ環境	139
トイレ内手すり	187
トイレ用吊り具	144
橈骨茎状突起	108
トータルコンタクト	93
ドライビングユニット	94
トランスファー	68

な

ナースコール	27、32、35、38
ナースコールタオル	32、34

ナースコールマット	33
ニーズの確認	170
2動作歩行	108
入浴介助	145
入浴支援	194
寝返り	45、57
脳機能の低下	154
脳血管性パーキンソン症候群	80

は

パーキンソン病	56、101、112、129、133、145
排泄	184、189
排泄環境	183
排泄動作	141
廃用症候群	153
バスボード	197
バックレスト	92
ハンドグリップ	92
ハンドリム	92
肘掛け	92、94
ヒッププロテクター	118
標準型車椅子	92
風船バレー	164
福祉用具	173

蓋	192
プッシュアップ台	86
プッシュアップ動作	85
フットプレート	92、131
フットレスト	92、94、142
ブリッジ	48、49
ブレーキ	92
ペーパーホルダー	141
ベッド	22、190
ベッド上の移動	47
ベッドから車椅子への移乗方法	84
ベッドからの立ち上がり	57
ヘッドギア	118
ベッド柵	25
ベッドに座る	73
便器	187
便座	187
ポータブルトイレ	25、188、190
歩行介助	109
歩行器	107
歩行支援用具	90、107
補高台	132
補高便座	139
骨の劣化	153

索 引

ま

摩擦	47
またぎ動作	147
マットレス	24、64
溝をまたぐ	110
ミニスロープ	187
モジュール式車椅子	92、103、104、132

や

床走行リフト	144
ユニホック	164
浴室	196
浴槽	198
浴槽台	148
浴槽への出入り	145

ら

力源	47
立位移乗	80
リハビリテーション	2
リハビリテーション・マネジメント	4
リハビリテーション実施計画書	4
レギュラーサイズ	187
レクリエーション	162
レッグレスト	92
連携	13
ローバックシート	85

おわりに

　リハビリテーションはPT、OT、STのリハビリ専門職だけが行うものではありません。提供される医療、看護、介護、機能訓練、日常生活の訓練・指導などすべてのサービスに、その理念と技術が生かされる必要があります。対象者に関わるすべての人が、リハビリテーションチームの一員としての認識をもつことが重要なのです。

　一昔前までは、チーム医療、チームケアと言われながら、PT、OT、STはそれぞれの機能訓練室で、看護師やケアスタッフは病棟や施設の居室で、医師は診察室でというように、異なった場所で、対象者を評価し専門的技術を提供していました。したがってカンファレンスを開催しても、チームの共通認識が得にくかった感があります。

　現在はさまざまな関連職種が同じ場所で対象者の評価を行い、治療やケアを提供する場面が多くなってきています。各職種の専門性を生かした役割分担は必要です。しかしながら、まだお互いの専門的視点の優れた部分を共有し、評価や技術に反映する取り組みが不足しています。つまり、専門性の山を高く積み上げていくための裾野を広くする必要があるのです。

　本書はすべてのケア項目を網羅したマニュアル本ではありません。日常的なケアをリハビリテーションの視点からみるヒントを、筆者の施設の取り組みや事例を交えながらその一部を解説したものです。　本書が、治療、リハビリ、ケアに関わる職種の裾野を広げるツールとして、読者の皆様の参考になれば幸いです。

　　　　　　　　　　　　　　　　　　　　　　　　　　平成18年7月
　　　　　　　　　　　　　　　　　　　　　　　　　　野尻晋一
　　　　　　　　　　　　　　　　　　　　　　　　　　山永裕明

監修者略歴

山永 裕明（やまなが ひろあき）

昭和51年鹿児島大学医学部卒業

現職　（医療法人社団寿量会）総合リハビリテーションセンター　センター長
　　　（同）熊本機能病院併設老人保健施設　清雅苑　施設長
　　　リハビリテーション専門医
　　　神経内科専門医
　　　介護支援専門員

著者略歴

野尻 晋一（のじり しんいち）

昭和57年九州リハビリテーション大学校卒業

現職　（医療法人社団寿量会）熊本機能病院　総合リハビリテーション部　副部長
　　　（同）熊本機能病院併設老人保健施設　清雅苑　副施設長
　　　全国訪問リハビリテーション研究会理事
　　　くまもと訪問リハビリテーション研究会会長
　　　理学療法士
　　　介護支援専門員

リハビリテーションからみた介護技術

2006年8月20日　初版発行
2020年3月31日　初版第6刷発行

監修者　山永裕明
著　者　野尻晋一
発行者　荘村明彦
発行所　中央法規出版株式会社
　　　　〒110-0016　東京都台東区台東3-29-1　中央法規ビル
　　　　営　　業　　TEL 03-3834-5817　FAX 03-3837-8037
　　　　取次・書店担当　TEL 03-3834-5815　FAX 03-3837-8035
　　　　http://www.chuohoki.co.jp/

本文デザイン　はせまみ
表紙デザイン　田中章子
本文イラスト　藤田侑巳
印刷・製本　　株式会社ルナテック

ISBN978-4-8058-2764-2

落丁本、乱丁本はお取り替えいたします。
定価はカバーに表示してあります。

本書のコピー、スキャン、デジタル化等の無断複製は、著作権法上での例外を除き禁じられています。また、本書を代行業者等の第三者に依頼してコピー、スキャン、デジタル化することは、たとえ個人や家庭内での利用であっても著作権法違反です。

本書の内容に関するご質問については、下記URLから「お問い合わせフォーム」にご入力いただきますようお願いいたします。
https://www.chuohoki.co.jp/contact/